TRAITÉ DES EFFETS ET DE L'USAGE DE LA SAIGNÉE,

Par M. QUESNAY, Médecin Consultant du Roy.

Nouvelle Edition de deux Traités de l'Auteur sur la Saignée, réunis, mis dans un nouvel ordre, & très-augmentés.

A PARIS,

Chez D'HOURY pere, Imprimeur-Libraire de Monseigneur le Duc d'ORLEANS, rue de la vieille Bouclerie.

M. DCC. L.

AVEC APPROBATION ET PRIVILEGE DU ROY.

A TRE'S-HAUT ET TRE'S-PUISSANT SEIGNEUR, FRANÇOIS-LOUIS DE NEUVILLE, DUC DE VILLEROY, ET DE RETZ,

PAIR DE FRANCE, CHEVALIER des Ordres du Roy, Capitaine de la premiere & plus ancienne Compagnie Françoise des Gardes de son Corps, Maréchal de Camp, Gouverneur & Lieutenant Général pour Sa Majesté de la Ville de Lyon, Province de Lyonnois, Forêt, Beaujollois, &c.

MONSEIGNEUR,

Vous m'avez permis de vous dédier le premier essai de ce

Traité; je n'avois d'autre titre alors que mon empreſſement à annoncer l'honneur que vous veniez de me faire, en m'appellant auprès de votre Perſonne; mais aujourd'hui mon devoir rend indiſpenſable l'hommage que je vous fais de cette ſeconde Edition. C'eſt ſous vos yeux que j'ai tenté de rendre, par de nouvelles recherches, cet Ouvrage plus utile; ſi j'ai été aſſez heureux pour réuſſir, je devrai cet avantage aux reſſources, aux facilités dont votre généroſité m'a prévenu dans mon travail; & vous m'y avez d'ailleurs puiſſamment encouragé par la ſa-

tisfaction qu'a paru vous donner mon application à l'étude d'un Art dont vous connoissez toute l'importance.

Ce ne sont pas, au reste, MONSEIGNEUR, *les seuls motifs qui me portent à vous offrir ce Traité : j'en ai d'autres encore qu'il me seroit bien flatteur de publier; mais j'en supprime le détail, par la crainte qu'on n'attribue à un sentiment d'amour propre ce qui ne seroit cependant que l'expression de ma reconnoissance. Je ne parlerai donc pas de ces bontés de préférence dont vous ne cessez de me combler, de ces témoignages précieux de confiance dont vous m'honorez, de ces marques d'estime que vous accordez à mes foibles efforts, & qui ont tant de charmes pour l'homme de Lettres. Des faveurs si distinguées & si constantes vous répondent,* MONSEIGNEUR, *de l'attachement inviolable, & du respect profond avec lesquels je suis,*

DE VOTRE GRANDEUR,

Le très-humble & très-obéissant Serviteur,
QUESNAY.

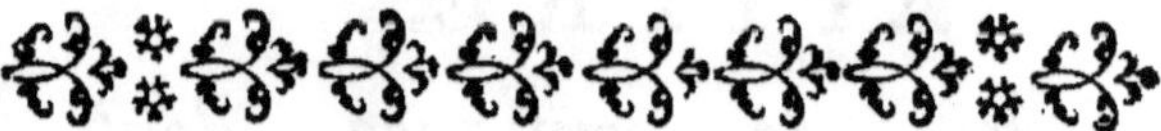

TABLE

DES

CHAPITRES ET SECTIONS de ce Volume.

a

Fin de la Table des Chapitres & des Sections contenus dans ce Volume.

APPROBATION.

J'AI lû par ordre de Monseigneur le Chancelier un Manuscrit intitulé, *Traité des Effets & de l'Usage de la Saignée*, par M. QUESNAY, Médecin Consultant du Roy, & je le crois très-propre à répondre à la réputation de l'Auteur. A Paris, le 20 Octobre 1749.

Signé, BRUHIER.

PRIVILEGE DU ROY.

LOUIS, par la grace de Dieu, Roy de France & de Navarre, à nos amés & féaux Conseillers, les Gens tenant nos Cours de Parlement, Maîtres des Requêtes ordinaires de notre Hôtel, Grand Conseil, Prevôt de Paris, Baillifs, Sénéchaux, leurs Lieutenans Civils, & autres nos Justiciers qu'il appartiendra, SALUT. Notre amé CHARLES-MAURICE D'HOURY pere, Imprimeur-Libraire à Paris, ancien Adjoint de sa Communauté, & seul Imprimeur-Libraire de notre très-cher & très-amé Oncle Louis Duc d'Orléans, Premier Prince de notre Sang, Nous a fait exposer qu'il désireroit faire imprimer & donner au Public un Ouvrage qui a pour titre, *Traité des Effets & de l'Usage de la Saignée*, par M. QUESNAY, s'il nous plaisoit lui accorder nos Lettres de Privilege pour ce nécessaires : A CES CAUSES, voulant favorablement traiter l'Exposant, Nous lui avons permis & permettons par ces Présentes, de faire imprimer ledit Ouvrage en un ou plusieurs volumes, & autant que bon lui semblera, & de le vendre, faire vendre & débiter partout notre Royaume, pendant le tems de six années consécutives, à compter du jour de la date des Présentes. Faisons défenses à tous Imprimeurs, Libraires, & autres personnes, de quelque qualité & condition qu'elles soient, d'en introduire d'impression étrangere dans aucun lieu de notre obéissance; comme aussi d'imprimer ou faire imprimer, vendre, faire vendre, débiter ni contrefaire ledit Ouvrage, ni d'en faire aucun Extrait, sous quelque prétexte que ce soit d'augmentation, correction, changement ou autres, sans la permission expresse & par écrit dudit Exposant, ou de ceux qui auront droit de lui, à peine de confiscation des Exemplaires contrefaits, de trois mille livres d'amende contre chacun des contrevenans, dont un tiers à nous, un tiers à l'Hôtel-Dieu de Paris, & l'autre tiers audit Exposant ou à celui qui aura droit de lui, & de tous dépens, dommages & intérêts; à la charge que ces Présentes seront enregistrées tout au long sur le Registre de la Communauté des Libraires & Imprimeurs de Paris, dans trois mois de la date d'icelle; que l'impression dudit Ouvrage sera faite dans notre Royaume, & non ailleurs, en bon papier & beaux caracteres, conformément à la feuille imprimée attachée pour modele sous le contrescel des Présentes, que l'Impétrant se conformera en tout aux Reglemens de la Librairie, & notamment à celui du 10 Avril 1725; qu'avant de l'exposer en vente, le Manuscrit qui aura servi de copie à l'impression dudit Ouvrage, sera remis dans le même état où l'approbation y aura été donnée ès mains de notre très-cher & féal Chevalier le sieur Daguesseau, Chancelier de France, Commandeur de nos Ordres, & qu'il en sera ensuite remis deux Exemplaires dans notre Bibliotheque publique, un dans celle de notre Château du Louvre, & un dans celle de notre très-cher & féal Chevalier le sieur Daguesseau, Chancelier de France, le tout à peine de nullité desdites Présentes: du contenu desquelles vous mandons & enjoignons de faire jouir ledit Exposant & ses ayans causes, pleinement & paisiblement, sans souffrir qu'il leur soit fait aucun trouble ou empêchement. Voulons que la copie des Présentes qui sera imprimée tout au long au commencement ou à la fin dudit Ouvrage, soit tenue pour dûement signifiée, & qu'aux copies collationnées par l'un de nos amés féaux Conseillers & Secretaires, foi soit ajoutée comme à l'original. Commandons au premier notre Huissier, ou Sergent sur ce requis, de faire pour l'exécution d'icelles tous actes requis & nécessaires, sans demander autre permission, & nonobstant clameur de Haro, Charte Normande, & Lettres à ce contraires; Car tel est notre plaisir. Donne' à Paris, le quatriéme jour du mois de Juillet, l'an de grace mil ſept cens cinquante, & de notre Regne le trente-cinquiéme. Par le Roy en ſon Conſeil.

SAINSON.

Regiſtré ſur le Regiſtre XII. de la Chambre Royale des Libraires-Imprimeurs de Paris, N°. 443. fol. 319, conformément aux anciens Reglemens confirmés par celui du 28 Février 1723. A Paris, le 7 Juillet 1750.

LE GRAS, Syndic.

TRAITE'

TRAITÉ DES EFFETS ET *DE L'USAGE* DE LA SAIGNÉE.

CHAPITRE PREMIER.

DES EFFETS DE LA SAIGNE'E.

LES effets de la Saignée se réduisent à deux classes, aux effets géneraux & primitifs, & aux effets particuliers qui répondent immédiatement aux indications que présentent les maladies contre

Effets géneraux de la saignée.

Effets particuliers.

lesquelles ce remede doit être employé.

Ces effets particuliers dépendent entierement des effets généraux; ainsi c'est par la connoissance de ceux-ci, qu'on peut regler avec intelligence l'usage de ceux-là, dans la cure des différentes maladies où l'on a recours à la Saignée.

Obscurités sur les effets de la saignée.

L'expérience a fait appercevoir en gros l'utilité de ce remede dans plusieurs maladies, sur-tout dans les maladies qu'on a appellé *maladies chaudes* ou *inflammatoires*; mais l'expérience est si équivoque sur les succès de ce même remede, plus ou moins répété dans la cure de ces maladies, diversement reglé selon leurs différens tems, & administré à différentes parties du corps, que les Praticiens pensent fort diversement dans tous ces différens cas; & tous reclament l'expérience pour appuyer leurs différentes opinions, & les différentes théories qu'ils se sont formées pour expliquer les effets de la Saignée, & pour établir leurs indications dans l'usage de ce remede.

Les lumieres de la Médecine mo-

L'Anatomie & la Physique du corps humain qui dévoilent peu à peu le mécanisme des maladies, & les loix de la distribution du sang dans toutes les parties du corps, ont découvert avec évidence beaucoup d'erreurs que l'expérience avoit suggérées, & favorisées pendant une longue suite de siécles ; l'observation journaliere des Praticiens ne servoit qu'à les confirmer de plus en plus dans ces erreurs : L'Expérience, qui nous conduit dans les routes ténébreuses de la pratique, est donc un guide infidele, que nous ne devons suivre qu'avec beaucoup de circonspection : Elle est cependant la source des connoissances, mais elle est aussi la mere des erreurs ; elle ne découvre ordinairement la vérité, que sous des apparences qui la déguisent : Ce n'est qu'en saisissant, en examinant rigoureusement tous les différens rapports, que les expériences de différens genres, & fort multipliées, laissent appercevoir entre les objets, qu'on peut dissiper les fausses idées que ces expériences elles-mêmes nous inspirent. Il faut donc bien distinguer la simple expérience, ou l'empyrisme, d'avec les diverses expériences multipliées, comparées, conciliées, développées,

derne peuvent répandre un nouveau jour sur les effets de la saignée.

Infidélité de l'expérience sur les succès de la saignée.

& exactement évaluées les unes par les autres, si nous voulons parvenir à des connoissances évidentes, qui puissent nous diriger sûrement dans l'exercice de notre Art.

Quels sont les effets généraux qu'on attribuë à la saignée.

On n'a eû sur les effets généraux & primitifs de la Saignée, que des idées fort vagues & fort obscures; c'est pourquoi on n'a pû établir aucune doctrine claire, sûre & précise sur l'usage de ce remede. Ces premiers effets, d'où dérivent tous ceux qu'il opere dans les maladies, sont, dit-on, d'évacuer, ou de désemplir les vaisseaux, de raffraîchir les humeurs par une espéce de ventilation & d'évaporation de la chaleur par l'ouverture de la Saignée, & de déplacer les humeurs d'une partie, en les attirant sur une autre.

L'évacuation.

Le premier de ces effets se manifeste de lui-même; on tire par la Saignée plusieurs onces de la masse du sang; on désemplit donc les vaisseaux à proportion de la quantité des humeurs qu'on évacuë: Cependant on s'est apperçû que les avantages de ce premier effet sont fort bornés, parce que dans beaucoup de cas, il ne peut pas remédier à la plénitude; par exemple, lorſque le corps eſt ſurchargé de graiſſe, & d'humeur pituiteuſe, il eſt inutile dans cette plénitude.

Le raffraîchiſſement des humeurs.

Le ſecond effet a été reconnu en quelque ſorte par l'expérience, parce qu'on s'eſt apperçû que ſouvent la Saignée affoibliſſoit la chaleur naturelle; mais on a remarqué en même-tems, que cet effet eſt preſque toujours très-inſuffiſant dans les cas où la chaleur eſt exceſſive : Que dans une fiévre, par exemple, qui dure pluſieurs ſemaines, la chaleur augmente malgré les Saignées abondantes que l'on fait au malade, enſorte qu'il ne paroît pas que l'on ſatisfaſſe amplement par ces nombreuſes ſaignées mêmes, à l'intention que l'on a de raffraîchir, dans les maladies que nos anciens Maîtres ont attribuées à un excès de chaleur.

On a même reconnu que ce remede n'avance point la guériſon de la plûpart de ces maladies, & que dans pluſieurs il eſt inutile, & ſouvent nuiſible. Ainſi cette propriété de raffraîchir, qu'on regarde comme un des principaux effets de la Saignée, ne ſemble point s'accorder dans pluſieurs cas avec l'expérience, ce qui a fait naître beaucoup de doutes ſur l'uſage de ce remede ; & ces doutes ont ſuggéré diverſes opinions, qui ont apporté beaucoup de variété dans la pratique ; mais on ne voit point parmi les différens partis que les Médecins ont pris, qu'il y en ait aucun qui ſoit fondé ſur des raiſons ſolides.

Erreur de la ventilation.

Les Modernes ont abandonné les idées des Anciens ſur la ventilation de la chaleur des humeurs par la Saignée : On comprend aſſez comment de telles idées ont pû ſe préſenter à l'eſprit de ces premiers Maîtres : Ils ſe ſont repréſentés l'ouverture de la Saignée, comme un ſoupirail par lequel la chaleur, qui eſt ſi active & ſi fugitive, pouvoit s'échapper, & par lequel un air frais pouvoit s'introduire dans les humeurs, & tempérer leur ardeur ; mais un peu de réflexion ſuffit pour diſſiper ces préjugés, en faiſant attention que la colonne du ſang qui ſort par cette ouverture, la remplit, s'oppoſe à l'accès de l'air, & ne laiſſe échapper d'autre chaleur, que celle du ſang qui s'écoule par cette même ouverture. Cependant cette ancienne opinion a trouvé tout récemment quelques partisans, qui croyent du moins que la saignée des arteres, est plus propre à raffraîchir & diminuer la raréfaction du sang, que celle des veines : Dans cette idée, ils ont tâché de déterminer les cas où l'artériotomie étoit préférable à la Phlébotomie. Une pareille doctrine surprend beaucoup, dans un tems où la rapidité du mouvement circulaire du sang dans les fiévres est si connuë, que l'on ne comprend pas comment on a pû s'imaginer, que le sang qui est distribué dans une multitude d'arteres, qui chacune en particulier le portent dans des veines qui leur répondent ; on ne comprend pas, dis-je, comment on a pû se persuader que le sang qui sort par une de ces arteres, peut plus diminuer la chaleur & la raréfaction de la masse du sang dans les autres arteres, que celui qui sort par une veine : L'obscurité de ces idées n'en imposera pas du moins à ceux qui ont quelque connoissance de l'œconomie animale.

Le déplacement des humeurs par la Saignée a été attribué à une révulsion, & à une dérivation, que l'on

Le déplacement des humeurs.

ne peut accorder avec les loix de la circulation du ſang ; ainſi l'explication de cet effet de la ſaignée, n'eſt encore fondée que ſur des conjectures hazardées, & d'autant moins probables, qu'elles répugnent manifeſtement aux connoiſſances les plus évidentes de la phyſique du corps humain. Les Modernes ont déja abandonné, par cette raiſon, une partie des idées ſur les prétendus effets de la révulſion & de la dérivation, qui paroiſſoient ſolidement établis par l'expérience de tous les Médecins qui ont paru avant la découverte de la circulation : Cependant l'autorité de cette expérience équivoque, n'a pas encore permis de ſecoüer entierement les préjugés ſur le déplacement, ou la dimotion des humeurs par la ſaignée, quoique ces préjugés que l'on conſerve, ſoient auſſi inſoutenables que ceux dont on s'eſt délivré, & que la même évidence qui a diſſipé ceux-ci, puiſſe également détruire ceux-là.

Cet effet n'éxiſte pas.

On ne peut donc pas par les idées que l'on a de la déplétion ou évacuation, de la dimotion, & de la propriété raffraîchiſſante de la ſaignée, parvenir à des connoiſſances

Doutes ſur ces trois effets.

certaines & exactes ſur les effets de ce remede dans les maladies. On eſt encore en quelque ſorte réduit à l'empyriſme ou à de fauſſes opinions, dans l'adminiſtrationd'un des plus grands ſecours de la Médecine; il paroît même qu'on ne l'employe qu'à l'imitation les uns des autres, dans une multitude de cas où, pour ainſi dire, l'uſage ſeul tient lieu de regle; mais cet uſage eſt différent dans les différens pays, ſelon les préjugés de chaque Nation.

Plus nous enviſageons cette conduite, plus nous ſommes ſurpris que les Maîtres de l'art, n'ayent pas fait de plus grands efforts pour parvenir à des connoiſſances qui puſſent les éclairer dans l'adminiſtration d'un remede, qui dans certains pays, eſt preſque toute la reſſource des Médecins, contre la plûpart des maladies, & qui dans d'autres eſt fort négligé. Cette diverſité de ſentimens inſpire néceſſairement à ceux qui exercent la Médecine avec beaucoup d'attentention, des doutes très-inquiétans ſur la pratique journaliere des Médecins dans une partie ſi eſſentielle. Il eſt donc aiſé de s'appercevoir combien il eſt important de faire de nouvelles recherches ſur cette matiere, en raſſemblant & examinant les connoiſſances que la phyſique du corps humain, & les obſervations les plus déciſives de la pratique de Médecine peuvent nous procurer, pour en tirer des lumieres capables de diſſiper, du moins en partie, l'obſcurité qui la couvre.

Effets généraux, ou primitifs de la ſaignée.

Les effets primitifs de la ſaignée, & d'où dépendent tous les autres que ce remede produit dans les maladies, nous ont parû ſe réduire à trois; à l'évacuation, à la ſpoliation, & à la dimotion. C'eſt dans ces trois effets, que nous devons chercher toute l'efficacité de la ſaignée. Il faut donc examiner leur étenduë, leur durée, & les changemens qu'ils peuvent cauſer dans l'œconomie animale, afin que les indications que l'on peut tirer de la nature, des cauſes, des ſymptômes, & des accidens des maladies, puiſſent nous marquer viſiblement les cas où nous devons recourir à la ſaignée, juſqu'où, dans chacun de ces cas, nous pouvons en étendre l'uſage, & quels ſont les avantages que ce remede peut procurer.

CHAPITRE II.

DE L'EVACUATION de la Saignée.

§. I.

De la proportion du calibre des vaiſſeaux, avec la qualité du liquide qu'ils contiennent.

DEPUIS la découverte de la circulation du ſang, la principale intention des Médecins dans l'uſage de la ſaignée, a été de déſemplir les vaiſſeaux ; ils ont regardé le corps humain, comme une machine hydraulique, dont les fonctions ne peuvent s'accomplir que par le mouvement progreſſif des liqueurs qui doivent parcourir continuellement ſes tuyaux : Ainſi la vie du corps ſemble ne conſiſter que dans la circulation, preſque toutes les maladies ſont attribuées à l'interception, ou au rallentiſſement, ou à la violence de ce mouvement, qui paroît empêché par la quantité, ou par l'épaiſ-

On a enviſagé mal-à-propos le corps, comme une machine hydraulique.

ſiſſement des liquides, ou redoutable par la rapidité de leur mouvement, ou par leur raréfaction; & les vûes des Médecins ſont d'accélerer ou de rallentir la circulation, en déſempliſſant les vaiſſeaux, & en délayant les humeurs; ces idées ont réduit la Médecine à une pratique fort ſimple, fort commode, fort claire, & très-facile à apprendre.

Fauſſes idées ſur l'évacuation.

La ſaignée qui paroît ſi propre à déſemplir les vaiſſeaux, eſt donc regardée comme un ſecours eſſentiel, pour faciliter le mouvement des humeurs. Il y a en effet des Médecins, qui ont tellement placé leur confiance dans la ſaignée, qu'ils répandent preſque tout le ſang de leurs malades, afin que les routes de la circulation ſoient plus libres, & que la force des ſolides ſoit ſupérieure à la maſſe des liquides. Nous n'examinerons pas préſentement, ſi ces vûes répondent aux indications que préſentent les maladies où l'on preſcrit ordinairement beaucoup de ſaignées; nous allons voir ſeulement ſi ce remede eſt auſſi avantageux qu'on le penſe, pour déſemplir les vaiſſeaux, & pour faciliter la circulation.

Il n'eſt pas douteux que l'on ne déſempliſſe les vaiſſeaux, à proportion de la quantité du liquide que l'on tire par la ſaignée; ainſi, lorſqu'on en tire une livre des vaiſſeaux d'un homme qui en a cent livres, on diminuë d'un centiéme la maſſe des liquides ; mais doit-on conclure delà que ſi on en tire dix livres, par le moyen de dix ou douze ſaignées que l'on fait en différens tems, cette maſſe ſe trouvera diminuée de $\frac{1}{10}$? Il eſt manifeſte qu'on ne peut admettre cette concluſion, qu'en ſuppoſant que le malade n'auroit pris aucun aliment, ou aucun liquide, qui, pendant le tems qui s'eſt écoulé entre les ſaignées, auroit repris, du moins en partie la place de celui qu'on a tiré. Or, cette ſuppoſition n'ayant pas lieu, on doit nier la conſéquence. En effet, les boüillons & la boiſſon que le malade prend apres chaque ſaignée, ſurpaſſe la quantité de liquide qu'on enleve chaque fois par une ſaignée. Il faudroit comparer lés évacuations qui ſe font par la voye des urines, des ſueurs, &c. avec la quantité du liquide que le malade a pris, pour juger de la quantité du

Erreur ſur la déplétion.

liquide qui se trouve de moins dans les vaisseaux après plusieurs saignées.

Pourquoi la déplétion des vaisseaux n'est pas possible.

Mais supposons que cette diminution de la masse des liquides fut considérable, pourroit-on conclure de-là que les vaisseaux en seroient moins pleins, & les liquides plus au large? Il faudroit être peu éclairé en Physique, pour tirer une telle conséquence; on ignoreroit au moins les effets de la pression de trente ou quarante mille livres d'air, qui comprime & resserre par tout, à proportion de ce poids, le corps de chaque homme, & qui réduit toujours le calibre des vaisseaux proportionnellement à la quantité des liquides qu'ils renferment. Ainsi, plus on diminue la masse des liquides, plus les vaisseaux sont resserrés, & plus ils deviennent étroits. La saignée ne procure donc, par l'évacuation, aucune déplétion ou aucun vuide qui mette les liquides plus à l'aise dans leurs vaisseaux.

La pression de l'air ne laisse point de vuide dans les vaisseaux.

Les bornes du volume de notre corps ne dépendent pas de notre corps même, mais de l'air extérieur dans lequel il est renfermé, & qui le comprime fortement dans toute sa surface, & de l'air qui est contenu dans nos liquides, qui tend avec beaucoup de force à se dilater, & qui, par cette force, s'oppose à la trop grande pression de celui qui agit sur nous exterieurement.

C'est l'action & la réaction de l'air extérieur & de l'air intérieur, qui retiennent le volume des corps des animaux dans les bornes qui lui conviennent. Sans la force de l'air intérieur qui résiste à celle de l'air extérieur, les vaisseaux seroient si resserrés, & les liquides si pressés, que l'action organique des uns, & le mouvement des autres ne pourroient plus s'exécuter; si au contraire le corps cessoit d'être comprimé par l'air extérieur son volume augmenteroit tellement par l'action de l'air intérieur, qu'aussitôt toutes les actions dans lesquelles consiste la vie, s'éteindroient entierement.

Le volume des vaisseaux dépend de la pression de l'air & de la colonne du liquide.

Tous ceux qui sont un peu instruits des connoissances Physiques, n'ignorent point ces vérités; elles sont démontrées par une multitude d'expériences décisives.

Mais cette action & réaction de

Action & réaction de l'air intérieur & extérieur sur les vaisseaux.

l'air intérieur & de l'air extérieur peuvent varier beaucoup, sans qu'il arrive de changement considérable dans la santé : Il y a des tems où l'air extérieur est beaucoup moins pésant, & alors il comprime beaucoup moins nos corps ; D'autres fois il est beaucoup plus pésant, & les comprime beaucoup plus. On a observé aussi dans la machine pneumatique, qu'on augmente beaucoup la pression de l'air sur les animaux, sans qu'ils en paroissent incommodés.

Les vaisseaux sont toujours pleins malgré les évacuations.

On peut donc conclure de-là que la saignée, qui en diminuant de la masse des liquides, diminue aussi la quantité de l'air intérieur, facilite l'effet de la compression de l'air extérieur, à proportion du liquide qu'on a évacué, que cette compression resserre les vaisseaux à proportion de la diminution de ce liquide, & que par conséquent l'évacuation que procure la saignée, ne fournit pas aux liquides dans les vaisseaux un plus grand espace qui puisse faciliter leur mouvement. Il paroît même que cette prétenduë déplétion que l'on a dessein d'obtenir par la saignée, ne seroit pas, si elle avoit lieu, aussi favorable qu'elle le paroît aux Médecins, puisque nous voyons qu'elle est réellement contraire aux loix de la nature.

De plus, il faut remarquer que si les indications qui obligent de recourir à la saignée, se tiroient de la plénitude, on pourroit y satisfaire également par les autres remedes évacuans, sur-tout par les purgatifs qui désempliroient beaucoup plus les vaisseaux que ne feroit la saignée. Or, ces remedes ne suppléent point dans les cas où la saignée est véritablement indiquée : Ce n'est donc pas à l'évacuation qu'elle produit, qu'on doit attribuer ses succès : Ainsi il faut abandonner ces idées chimériques qui nous font envisager, dans l'usage de la saignée, une déplétion pareille à celle qui peut se trouver dans des tuyaux assez solides pour résister à la compression de l'air qui pése sur tous les corps.

Les effets de la saignée ne dépendent pas de la déplétion.

Cessons donc de nous représenter le corps humain comme une machine hydraulique, où les tuyaux ne sont formés que pour conduire des liquides ; nos vaisseaux sont en même tems, & des canaux très-fléxibles, assujettis à la compression de l'air, & des machines très-actives qui forment les humeurs & qui les font circuler ; & nous ne devons jamais perdre de vûë leur action organique ni ses effets, dans la cure des maladies.

La saignée ne diminue point les liquides des vaisseaux renfermés dans le crâne.

Il résulte de ce qu'on vient de dire, une vérité qui mérite beaucoup d'attention, c'est que le cerveau n'est point susceptible d'une évacuation qui puisse diminuer la masse ou le volume des liquides ; parce que ce viscere est renfermé dans une boëtte osseuse qui résiste à la compression de l'air, & que par conséquent le poids de l'air ne peut agir sur les vaisseaux de cette partie. Cette compression ne peut donc les resserrer, lorsque la masse des liquides diminuë : Mais l'effet de cette même compression sur les autres vaisseaux du corps force les liquides qu'ils contiennent à se porter dans ceux du cerveau, & de remplir continuellement leur cavité, qui est toujours la même, parce qu'ils ne peuvent pas se dilater au-delà des bornes que le crâne leur prescrit ; & parce que le poids de l'air ne peut les resserrer,

& qu'il y entretient toujours la même quantité de liquide. Ils sont donc toujours aussi remplis, & aussi étendus dans tous les cas & dans tous les tems, que le crâne peut le permettre ; en sorte que le volume du cerveau est toujours le même, & remplit toujours entierement le crâne. Ainsi, on voit que dans les grandes évacuations, les vaisseaux de ce viscere doivent se trouver beaucoup plus chargés de liquides, que les autres vaisseaux du corps. Mais par ces grandes évacuations, l'action organique des vaisseaux du cerveau est affoiblie autant que celle des autres vaisseaux du corps; cependant la quantité des liquides est alors fort inégale dans ces différens vaisseaux. Nous examinerons dans la suite ce qu'on doit inférer de-là dans l'usage de la saignée.

Pléthore & action organique des vaisseaux à examiner par rapport à la saignée.

Cette théorie nous conduit à discuter deux questions importantes. 1°. Si les vaisseaux sont sujets par l'abondance des liquides à une trop grande plénitude; 2°. si l'affoiblissement de l'action organique des vaisseaux, causé par la saignée, préjudicie au mouvement de la circulation.

§. II.

De l'excès de plénitude des Vaisseaux.

Deux sortes de pléthore.

Les Anciens distinguoient deux sortes de plénitude ; sçavoir, une plénitude par rapport aux vaisseaux, qu'ils appelloient *plethora ad vasa*, & une plénitude par rapport aux forces, qu'il appelloient *plethora ad vires*, pour désigner dans ce dernier cas une sorte de plénitude, qui indépendamment d'un trop grand volume de liquides, peut s'opposer à l'action organique des vaisseaux & de toutes les parties du corps. C'est de la premiere espece de plénitude dont il s'agit présentement ; nous examinerons la derniere dans le Chapitre suivant.

La pléthore se distribue également.

Quoique les vaisseaux soient toujours exactement pleins, soit qu'ils contiennent beaucoup de liquides, soit qu'ils en contiennent peu, cette plénitude, telle qu'elle soit, se distribue proportionnellement dans tous les différens genres de vaisseaux du corps, parce que tous ces vaisseaux sont également pressés ou comprimés par une cause commune, & que par conséquent leur cavité se resserre ou s'étend par-tout proportionnellement au volume général des liquides qu'ils renferment. Cependant on peut demander s'ils peuvent se trouver trop remplis par une grande quantité de liquides, ou par une raréfaction excessive de ces liquides, qui pourroit les distendre ou les surcharger, & même les rompre; car enfin la faculté qu'ont les membranes des vaisseaux de s'étendre, & la force de l'action organique par laquelle ces vaisseaux entretiennent le mouvement des liquides, ont leurs bornes.

Les vaisseaux peuvent-ils se trouver trop pleins.

Il pourroit donc se trouver dans les vaisseaux une plus grande quantité de liquides qu'ils n'en doivent contenir, & alors l'usage de la saignée pourroit être très-utile par l'évacuation que ce remede procure.

Si la grande plénitude des vaisseaux sanguins est dangereuse.

Ce raisonnement semble, il est vrai, prouver la possibilité d'une telle plénitude; mais il s'en faut beaucoup qu'il en démontre la réalité; les bornes que la nature a prescrites aux vaisseaux s'étendent si loin, qu'il nous est très-difficile de déterminer la plénitude qui pourroit les excéder; car ce ne seroit en quelque sorte que par l'augmentation du volume du corps, que nous pourrions juger de celle des liquides qui rempliroient trop les vaisseaux; mais nous voyons tous les jours dans les hommes qui prennent plus d'embonpoint qu'ils n'en avoient ordinairement, que le volume du corps augmente beaucoup, & quelquefois-même en très-peu de tems, sans qu'il arrive aucun dérangement dans la santé.

Elle n'est pas dangereuse.

Les vaisseaux peuvent donc contenir une quantité extraordinaire de liquide, sans que cette plénitude s'oppose aux fonctions de l'œconomie animale. Nous avons d'ailleurs beaucoup d'autres faits dont nous parlerons dans la suite, qui nous assurent que les vaisseaux sont susceptibles d'une très-grande extension & d'une très-grande plénitude, sans que l'action de ces vaisseaux soit empêchée. On doit donc juger de-là que l'indication qu'on peut tirer de la plénitude pour la saignée doit être très-rare & très-difficile à saisir.

La plénitude des vaisseaux san-

On dira peut-être que dans l'embonpoint, l'augmentation des liquides arrive par une disposition naturelle, & qu'il peut se trouver des dispositions contraires, où une augmentation de liquide qui ne sera pas même remarquable, peut causer une plénitude excessive; mais quelle autre disposition peut-on supposer, que celle qui ne permettroit pas aux vaisseaux de se prêter à l'augmentation des liquides? Or, peut-on assigner ou connoître aucune constitution du corps, où la capacité des vaisseaux ne puisse pas s'étendre au-delà de son état ordinaire? Peut-on assurer, par exemple, qu'un corps qui a peu d'embonpoint, n'en puisse pas acquerir davantage? Or, si on ne peut pas l'assurer, on ne peut pas supposer non plus que la capacité de ses vaisseaux ne puisse pas s'étendre sans inconvéniens au-delà de son état ordinaire. On ne peut donc assigner avec certitude aucun cas où la quantité de liquides ne puisse augmenter sans causer du dérangement dans la santé.

guins en particulier n'est pas à craindre.

Mais on pourra objecter que l'embonpoint & l'augmentation du volume du corps ne prouvent pas que la capacité des vaisseaux sanguins puis-

La plénitude des vaisseaux sanguins est commune aux autres vaisseaux.

ſe s'étendre, & contenir une plus grande quantité de liquides qu'à l'ordinaire; car l'embonpoint conſiſte bien moins dans l'augmentation des liquides qui roulent dans les vaiſſeaux ſanguins, que dans celle des liquides qui ſont renfermés dans les autres vaiſſeaux, & ſurtout dans le tiſſu des graiſſes. En effet, on n'apperçoit pas que dans l'augmentation d'embonpoint, les veines ni les arteres augmentent de volume. Il n'eſt donc pas vrai que ce ſoit le plus ou le moins d'embonpoint qui regle l'état de la plénitude des vaiſſeaux ſanguins: Ainſi ces vaiſſeaux peuvent être ſujets à une plénitude particuliere, qui peut devenir exceſſive, ſans être remarquable par l'augmentation du volume du corps. Pour admettre cette opinion, il faudroit n'avoir aucune idée du ſyſtême des vaiſſeaux & de la communication qu'ils ont tous entre eux; car n'eſt-il pas certain que dans ce cas, les liquides qui ſe trouveroient de trop dans les vaiſſeaux ſanguins, & qui pourroient paſſer dans les autres, ſeroient pouſſés dans ceux-ci par l'action organique de ceux-là, & qu'ainſi qu'ainsi l'augmentation de ces liquides se trouveroit toujours distribuée dans les différens vaisseaux du corps, selon les loix de l'œconomie animale. Il est vrai qu'il n'y auroit que la partie la plus fluide de cet excès de liquide, qui pourroit passer des vaisseaux sanguins dans les autres vaisseaux, & que la partie la plus grossiere, c'est-à-dire, la partie rouge de la masse des humeurs, seroit retenue dans les vaisseaux sanguins, où elle pourroit se trouver en trop grande quantité, relativement à son véhicule ou à la partie la plus fluide, ce qui pourroit, comme on le remarquera ci--après, indiquer la saignée; mais toujours cette indication ne seroit pas prise de l'excès de plénitude des vaisseaux sanguins, on la tireroit seulement de la disproportion qu'il y auroit entre la partie rouge & son véhicule.

La pléthore de sang est différente de la plénitude.

Il y a une autre objection qui mérite plus d'attention; elle est fondée sur les ruptures des vaisseaux sanguins & sur les hémorrhagies que l'on observe journellement, & que l'on peut prévenir ou arrêter par la saignée. Ces faits paroissent, il est vrai, décider en faveur de la plénitude excessive;

La plénitude cause-t'elle la rupture des vaisseaux.

mais il y en a beaucoup d'autres qui ſemblent auſſi démontrer le contraire; or, ce ne peut être qu'après les avoir conciliés tous, qu'on peut être aſſuré des vérités qu'ils peuvent nous découvrir. La ſaignée prévient ou arrête les hémorrhagies: Or, eſt-ce préciſément en diminuant la plénitude qu'elle produit cet effet? Une telle queſtion pourroit paroître peu intéreſſante, ſi on conſidéroit ſimplement cet avantage de la ſaignée en lui-même, puiſqu'il ſuffit d'être aſſuré qu'on employe ce remede avec ſuccès dans la plûpart des hémorrhagies pour y avoir recours, ſans ſe mettre en peine comment il agit; car alors l'indication pour la ſaignée n'eſt pas difficile à ſaiſir, puiſque l'hémorrhagie elle-même la préſente. Mais dans le cas où il faut prévenir une hémorrhagie, ce n'eſt pas de l'hémorrhagie même que ſe tire l'indication. De plus, il y a beaucoup d'hémorrhagies, même des hémorrhagies fréquentes où la ſaignée ne convient pas: Ce ne ſont donc pas véritablement les hémorrhagies elles-mêmes qui marquent le beſoin de recourir à la ſaignée. Or, eſt-ce l'excès de plénitude

L'uſage de la ſaignée dans les hémorrhagies ne prouve pas la plénitude.

des vaiſſeaux ſanguins qui indique ce remede ? C'eſt préciſément de quoi il s'agit ici.

Quoiqu'il n'y ait pas de plénitude, la ſaignée peut être utile contre les hémorrhagies.

On preſcrit la ſaignée avec le même avantage, pour prévenir ou arrêter les hémorrhagies dans les cas où l'on ſoupçonne de la plénitude, & dans ceux où l'on n'en ſoupçonne point : Par exemple, il y a des perſonnes ſujettes à des hémorrhagies habituelles ſi fréquentes, qu'elles les plongent dans une eſpece de langueur par l'épuiſement qu'elles cauſent, & où on eſt obligé de recourir à la ſaignée pour prévenir ces hémorrhagies, ou pour les arrêter : Or, dans ce cas, la ſaignée occaſionne ordinairement une augmentation de liquide plus conſidérable que l'évacuation qui ſe fait par ce remede, parce qu'en affoibliſſant davantage l'action des vaiſſeaux, les humeurs cruës dominent, s'augmentent, & rempliſſent plus les vaiſſeaux, que la ſaignée ne les déſemplit. Ce n'eſt donc pas en diminuant les liquides, qu'on prévient ou qu'on arrête alors les hémorrhagies ; il faut donc chercher dans l'uſage de ce remede d'autres effets, par leſquels il procure cet avantage. Mais toujours

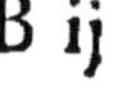

faut-il conclure de-là que ces hémorrhagies ne ſont pas cauſées par la plénitude des vaiſſeaux, puiſqu'on les ſupprime en occaſionnant une plus grande plénitude; ainſi ces hémorrhagies, & la ſaignée qu'on employe pour y remédier, ne prouvent rien par rapport à la plénitude.

Comment la ſaignée peut être utile contre les hémorrhagies.

On conçoit cependant que dans les perſonnes où les liquides abondent, l'évacuation de la ſaignée peut contribuer au ſuccès de ce remede dans les hémorrhagies; parce que beaucoup de ſaignées faites promptement enlevent beaucoup de liquides qui ne seront pas refournis en ſi peu de tems par les boiſſons & les alimens: Alors les vaiſſeaux ſont reſſerrés, l'ouverture par laquelle le ſang de l'hémorrhagie s'écoule, ſe trouve auſſi fort rétrécie, & le ſang ne pourra plus y paſſer, du moins en auſſi grande quantité qu'auparavant; l'affoibliſſement ſoudain cauſé par la ſaignée peut d'ailleurs y contribuer au moins autant que le reſſerrement des vaiſſeaux, parce qu'il occaſionne un changement ſubit dans l'action de ces vaiſſeaux, qui ſuſpend le retour des ſucs qui y répareroient alors l'évacuation.

Mais on ne peut pas conclure de ce dernier effet de la ſaignée, que l'hémorrhagie elle-même ſoit arrivée, parce que les vaiſſeaux étoient trop pleins ; ce qui eſt en effet d'autant plus douteux, que le ſuccès de la ſaignée, dans le cas même où nous les ſuppoſons bien fournis de liquides, ne doit pas être attribué à la ſimple évacuation ; car ſi l'évacuation ſuffiſoit, on pourroit en procurer une par d'autres remedes, qui ſeroit plus ſuivie & plus conſidérable ; mais on eſt convaincu par l'expérience que cette évacuation n'auroit pas le même avantage qu'on obtient par la ſaignée. Ainſi ce n'eſt pas préciſément la plénitude que l'on doit envisager dans la cure des hémorrhagies : Or, ſi les indications pour l'uſage de la ſaignée dans les hémorrhagies, ne ſe tirent pas de la plénitude des vaiſſeaux, le ſuccès de la ſaignée dans ces hémorrhagies ne doit pas nous induire à penſer que ces hémorrhagies arrivent par une plénitude exceſſive qui rompt les vaiſſeaux, à cauſe de l'extrême diſtenſion qu'elle produit.

Quoique la plûpart des hémorrhagies arrivent par une ouverture qui ſe

Cauſes des hémorrhagies.

fait aux vaiſſeaux, on ne doit pas regarder cette ouverture comme une ſimple rupture d'une artere ou d'une veine; c'eſt ce qu'on ne penſe pas du moins à l'égard des hémorrhagies qui arrivent dans les fiévres malignes par le ſpaſme des ſolides, ou par l'acrimonie & la diſſolution des humeurs. On eſt très-perſuadé auſſi que dans les hémorrhagies habituelles, il y a indépendamment d'aucun excès de plénitude, quelque vice dans les liquides, ou dans les vaiſſeaux où elles arrivent, qui en ſont les cauſes. Or, ne peut-il pas y avoir de même, ſoit dans les liquides, ſoit dans les vaiſſeaux, quelque vice qui nous ſoit inconnu, & qui occaſionne les autres hémorrhagies. On eſt d'autant plus fondé à le croire, qu'il y a mille faits qui nous aſſurent que quelquefois nos vaiſſeaux éprouvent des extenſions extraordinaires auxquelles ils réſiſtent, & qui nous apprennent que la ſimple plénitude ne ſuffit pas pour cauſer les hémorrhagies. Ainſi les hémorrhagies ne prouvent point cette prétenduë plénitude ſi redoutée par les Praticiens, qu'ils l'ont preſque toujours en vûe dans l'uſage de la ſaignée.

Outtre la plénitude excessive qu'on attribue à une trop grande quantité de liquides, on en envisage une autre; c'est celle qui est produite par la raréfaction des humeurs dans les fiévres violentes, où le volume des liquides, qui est fort augmenté par cette raréfaction, oblige de recourir à la saignée, pour prévenir les engorgemens & la rupture des vaisseaux; parce qu'en diminuant la masse des liquides, il est à présumer qu'on diminue aussi leur volume. Or, il n'est pas douteux que nos humeurs sont fort raréfiées par la chaleur d'une fiévre considérable; on doit donc reconnoître cette espece de plénitude qui peut être fort dangereuse, & recourir à la saignée, pour diminuer la quantité des liquides, & prévenir les mauvais effets de cette plénitude. Cette conséquence n'est exacte qu'en supposant que c'est en diminuant la quantité des liquides qu'on s'oppose à cette même plénitude; mais si c'étoit en réprimant la raréfaction même, que la saignée diminuât le volume de ces liquides, on devroit avoir une autre idée de l'opération de ce remede. Or, nous verrons dans l'examen des au-

Plénitude de raréfaction.

tres effets primitifs de la ſaignée, que c'eſt moins en diminuant la quantité des liquides, qu'en s'oppoſant à la raréfaction qu'elle peut, dans le cas dont il s'agit, diminuer leur volume; ainſi on appercevra que ce n'eſt pas ſimplement par l'évacuation procurée par la ſaignée, que ce remede eſt indiqué dans la raréfaction des humeurs.

En effet, cette évacuation ſeroit inſuffiſante en pareil cas; 1°. parce que la partie des liquides qu'on enleve à différentes repriſes dans le courant d'une fiévre, eſt refournie à peu près à meſure qu'elle eſt évacuée par la grande quantité de boiſſon & de boüillons qu'on fait prendre au malade; 2°. parce qu'une ſi petite diminution des liquides diminueroit peu leur volume, & la force raréfiante reſtant toujours la même, la ſaignée ſeroit peu utile. Ainſi c'eſt cette force qu'il faut avoir en vûe, & non la quantité des liquides: Ce n'eſt donc pas ſimplement dans l'idée d'évacuer, qu'on doit avoir recours à la ſaignée contre la raréfaction des humeurs.

La plénitude de de raréfaction eſt-elle dangereuſe ?

Mais la plénitude que cauſe cette raréfaction eſt-elle auſſi dangereuſe qu'on le penſe? Mille cauſes n'occaſionnent-elles pas des raréfactions dans nos humeurs au moins auſſi conſidérables que celle que la fiévre produit, ſans que ces raréfactions cauſent aucun déſordre; telle eſt par exemple celle que cauſent les exercices violens, entr'autres les courſes fréquentes des coureurs; cependant les vaiſſeaux ſe dilatent alors tellement, que ces coureurs ſont obligés de détacher le col & les poignets de leur chemiſe qui deviendroient beaucoup trop étroits, & qui ſans cette précaution gêneroient fort la circulation. En effet, lorſqu'on fait attention à la dilatation dont les vaiſſeaux ſont capables, & aux cauſes uniformes de la circulation, il eſt difficile de ſe perſuader que cette ſorte de plénitude puiſſe rompre ni engorger les vaiſſeaux, s'il n'y a pas d'autres cauſes qui occaſionnent ou produiſent ces accidens.

Réſultat.

Il réſulte de tout ce détail, 1°. que la ſaignée ne produit aucune déplétion ou aucun vuide dans les vaiſſeaux, parce que ces vaiſſeaux ſe reſſerrent à proportion de l'évacuation de la ſaignée; 2°. que le cerveau ne participe point à cette évacuation; 3°. que les connoiſſances de la Phyſique du corps humain ne nous portent point à admettre de plénitude qui puiſſe excéder la capacité ni l'action des vaiſſeaux, où la circulation n'eſt point interceptée ou gênée. D'où il s'enſuit que la plénitude préſente rarement par elle-même des indications pour la ſaignée, & que les effets de ce remede conſidéré ſimplement comme évacuant, ſe réduiſent à un reſſerrement proportionné à la diminution du volume des liquides, de ſorte que les vaiſſeaux ſe trouvent toujours auſſi pleins après la ſaignée, qu'ils l'étoient auparavant.

Doit-on procurer le reſſerrement des vaiſſeaux par la ſaignée.

Mais ce reſſerrement ne peut-il pas avoir par lui-même quelque avantage? Il ſemble qu'on doit le préſumer, car lorſque l'air eſt peu péſant, & que par conſéquent les vaiſſeaux ſont fort dilatés par les liquides, nous ſommes débiles & peu agiles. La plénitude qui dilateroit beaucoup nos vaiſſeaux, ne pourroit-elle pas produire le même effet? On pourroit donc par la ſaignée qui procureroit un reſſerrement, remédier à cet état qui eſt ſi peu favorable aux fonctions du corps? Pour en juger, il faut comparer les effets de la ſaignée avec ceux de l'air sur notre corps. Nous ne remarquons bien sensiblement les effets de la diminution de la pésanteur de l'air, que lorsque cette diminution est extrême, c'est-à-dire, lorsqu'elle est environ d'un quart moins que sa plus grande pésanteur : Or, la dilatation des vaisseaux augmente à proportion, sans qu'il arrive ni rupture ni aucun autre accident. Supposons donc une plénitude capable de causer une telle dilatation, & voyons ce qu'on pourroit obtenir de quelques saignées dans un pareil cas. Il est aisé d'appercevoir qu'elles n'y produiroient pas un effet fort remarquable; puisque 15 ou 16 saignées même pourroient tout au plus retrancher $\frac{1}{10}$ des liquides, & que d'ailleurs cette évacuation nous jetteroit dans une foiblesse extrême : Or ces saignées excessives qui paroissent encore insuffisantes pour dissiper une telle plénitude, causeroient un mal beaucoup plus grand que celui auquel on voudroit remédier : Il ne paroît donc pas que le resserrement des vaisseaux occasionné par la saignée puisse procurer aucun avantage remarquable. Ainsi on ne peut supposer aucune plénitude, qui par elle-même indique la ſaignée, pour obtenir le reſſerrement des vaiſſeaux que ce remede peut procurer. Il faut donc rechercher dans la ſaignée d'autres effets que l'évacuation, auxquels on puiſſe rapporter les avantages qu'elle peut produire dans la cure des maladies.

CHAPITRE III.

DE LA SPOLIATION.

§. I.

Ce que c'eſt que la Spoliation.

Les effets de a ſaignée ont ne autre au e que la éplétion.

PLUS j'ai examiné les effets de l'évacuation de la ſaignée, plus j'ai reconnu qu'il eſt impoſſible d'attribuer à ce remede aucun des principaux effets, qu'il produit dans la cure des maladies ; car peut-on comprendre en enviſageant ſimplement l'évacuation qu'il procure, pourquoi, par exemple, une ſeule ſaignée où l'on ne tirera pas $\frac{1}{150}$ des liquides, peut cauſer des effets fort ſenſibles,

& durables dans certains ſujets, & dans certaines circonſtances ; juſques-là que *Sydenham* a obſervé que dans une extrême pléthore où l'on eſt accablé, abbatu, & preſque hors d'état de pouvoir remuer les membres, une ſaignée de quelques onces de ſang, lui a quelquefois ſuffi pour diſſiper tous les effets de cette ſorte de pléthore, que les Médecins ont appellé *plethora ad vires* ? Pourquoi lorſque l'on ouvre un corps mort après neuf ou dix ſaignées, on lui trouve les chairs toutes décolorées, quoiqu'on ne lui ait enlevé qu'une aſſez petite partie de la maſſe de ſes humeurs ? Pourquoi la ſaignée affoiblit-elle beaucoup plus que les autres évacuations ? Pourquoi les autres genres d'évacuations ne peuvent-ils point ſuppléer à la ſaignée ? Pourquoi la ſaignée eſt-elle un remede ſi prompt, & ſi efficace dans les maladies qui dépendent de la quantité du ſang, tandis qu'elle ſoulage ſi lentement & ſi peu dans les autres maladies ? Pourquoi eſt-elle inutile, & même nuiſible, dans les maladies où les vaiſſeaux ſont ſurchargés d'humeurs aqueuſes, âcres, ou viſqueuſes ?

D'où peuvent dépendre les effets de la saignée.

Tous ces phénomênes si remarquables & si connus, ont dû toujours jetter une obscurité impénétrable dans l'esprit des Médecins, qui n'envisagent que l'évacuation dans l'administration de la saignée ; car il est évident que bornés à cette idée, ils ne peuvent pas prescrire ce remede avec intelligence, dans la diversité des cas où ils y ont recours. Il n'y a donc que l'empyrisme, ou l'imitation, qui puisse les guider dans l'administration d'un remede si efficace ; ainsi on ne doit pas être surpris de ce qu'ils ont, sur son usage, des opinions si discordantes. Il n'y a qu'une théorie évidente, qui puisse dissiper les erreurs que suggere l'expérience, qui puisse éclairer celle-ci & la réduire à sa juste valeur, qui puisse concilier les Médecins, & porter la certitude & la lumiere dans l'exercice de la Médecine. Il ne faut pas se borner aux idées que les objets présentent au premier aspect : L'évacuation, qui est l'effet le plus remarquable de la saignée, a trop borné l'attention des Praticiens sur ce remede, dont ils n'ont pas assez envisagé & démêlé les différens effets, pour en découvrir la véritable cause, qui consiste précisément dans la seule évacuation de la partie rouge de la masse des humeurs : Evacuation qui est proportionnellement beaucoup plus grande que celle des autres humeurs, ce qui change la proportion qu'il y avoit entre ces différentes humeurs par rapport à leur quantité ; c'est ce changement que nous avons appellé *spoliation*.

Effets primitifs de la saignée.

Ce terme a déja paru un peu étranger à la matiere que nous traitons ; mais je n'ai pû exprimer exactement mon idée par aucun de ceux qui ont été employés pour distinguer les principaux effets que l'on attribuë à la saignée ; car celui que j'appelle ici *spoliation*, a été si peu connu, & si peu remarqué, qu'il n'a été désigné par aucun nom. Ainsi il falloit en introduire un, pour signifier une chose qui n'avoit pas encore été développée, ni énoncée distinctement.

Pourquoi on lui a donné le nom de spoliation.

J'entens donc par spoliation, *une diminution de quelques-unes des humeurs qui, à proportion, sont enlevées par la saignée, en plus grande quantité que les autres.*

Ce que c'est que spoliation.

Il est facile de concevoir que les

Les preuv de la spolia

tion par la saignée.

sucs, qui, à cause du volume de leurs molécules, ne peuvent parcourir d'autres routes que les vaisseaux sanguins, sont enlevés par la saignée en plus grande quantité, que ceux qui se distribuent dans divers genres de vaisseaux où la saignée ne se pratique point; car il est évident que ce sont les vaisseaux que l'on ouvre, qui fournissent les liquides que la saignée enleve, & que ce n'est que dans la suite, que les autres vaisseaux participent à l'évacuation qui s'est faite.

Les vaisseaux sanguins fournissent d'abord toute l'évacuation de la saignée.

Cette évacuation se fait si promptement, qu'elle est finie avant que le déplacement successif qu'elle cause dans les liquides, puisse s'étendre au-delà des vaisseaux sanguins. Le sang, poussé dans la veine ouverte par l'action du cœur & des arteres, coule avec plus de force vers l'ouverture, & est plus à portée que les humeurs renfermées dans les autres vaisseaux, de s'échapper par cette ouverture; ainsi ce sont les vaisseaux sanguins qui fournissent le liquide qui s'écoule par la saignée.

La spoliation se fait par la saignée dans les vaisseaux sanguins.

Mais parmi les humeurs qui se trouvent dans les vaisseaux sanguins, il y en a qui sont bornées à les parcourir,

& il y en a de ces vaiſſeaux qui paſſent dans d'autres, & qui reviennent dans les vaiſſeaux ſanguins: Ainſi toutes ces différentes humeurs qui ſe trouvent dans les vaiſſeaux ſanguins, contribuent à l'évacuation de la ſaignée; la ſaignée enleve donc une partie de celles qui peuvent parcourir différens genres de vaiſſeaux, & une partie de celles qui ne circulent que dans les vaiſſeaux ſanguins; d'où il s'enſuit que ce qui a été enlevé des premieres, peut être rendu aux vaiſſeaux ſanguins par les autres vaiſſeaux; mais il n'en eſt pas de même de ce qui a été enlevé des dernieres, c'eſt-à-dire, de celles qui n'appartiennent qu'aux vaiſſeaux ſanguins, car il ne peut point leur être reſtitué par d'autres vaiſſeaux. Cette perte ne peut donc être réparée que par les nouvelles humeurs de même genre qui ſe forment journellement. Ainſi, juſqu'à ce que cette réparation ſoit complette, il ſe trouvera toujours dans les vaiſſeaux ſanguins, de la diſproportion entre ces humeurs & les autres.

§. II.

Quelles sont les humeurs dont la masse du sang est dépouillée par la Saignée.

Distribution des différentes humeurs dans les différens genres de vaisseaux.

Les différens genres de vaisseaux destinés à conduire différens genres d'humeurs, ont leur calibre dans leurs ramifications les plus déliées, proportionné aux molécules de l'humeur particuliere que chacun d'eux doit admettre ; cependant les autres liqueurs, dont les parties sont plus subtiles, peuvent y couler aussi pour arriver aux vaisseaux plus déliés, qui sont destinés à les recevoir ; de maniere que tous ces différens genres de vaisseaux, communiquent tous les uns avec les autres, & reçoivent les uns des autres la liqueur qui doit les parcourir.

Les vaisseaux sanguins forment le premier ordre de ces différens genres de vaisseaux, & le calibre des vaisseaux de différens ordres diminuë par gradation, d'un genre de vaisseaux à l'autre, en sorte que les vaisseaux sanguins admettent par l'étenduë de leur calibre, non-seulement toutes les différentes humeurs qui paſſent dans les autres, mais encore toutes celles dont les molécules ont un volume, qui ne leur permet pas de paſſer dans aucun autre genre de vaiſſeaux.

Le ſang eſt de toutes les humeurs, celle dont les molécules ſont les plus groſſieres, il eſt par conſéquent borné à parcourir les vaiſſeaux ſanguins. Nous ignorons s'il n'y en a pas quelques autres, qui par le volume de leurs molécules, ſoient aſſujetties à la même loi; telle ſeroit peut-être la partie la plus groſſiere des ſucs chyleux : Dans une telle incertitude nous ne devons nous livrer à aucune conjecture. Mais nous ſçavons au moins, que le ſang ne peut parcourir que les vaiſſeaux ſanguins, & que c'eſt par conſéquent dans la diminution de cette humeur, que conſiſte la ſpoliation, que nous pouvons attribuer sûrement à la ſaignée.

La ſpoliation par la ſaignée conſiſte dans le retranchement du ſang.

§. III.

Etenduë de la Spoliation.

On ne peut connoître l'étenduë, ou la quantité de cette ſpoliation,

Recherches ſur l'étenduë de la ſpoliation.

qu'en déterminant le rapport de la quantité du ſang, avec celle des autres humeurs.

Proportions entre les différens vaiſſeaux.

Pour découvrir en quelle proportion le ſang & les autres ſucs ſont entr'eux par leur quantité, il faut conſidérer d'abord, celle qu'il y a entre les vaiſſeaux ſanguins, & les vaiſſeaux exanguins, c'eſt-à-dire, entre les vaiſſeaux qui contiennent le ſang, & ceux qui n'en contiennent point, & qui ſont remplis d'autres ſucs de différens genres. Les vaiſſeaux ſanguins ſont les arteres, les veines, & les fibres muſculeuſes. Les vaiſſeaux exanguins ſont les vaiſſeaux lymphatiques, le tiſſu cellulaire des graiſſes, les fibres oſſeuſes, les vaiſſeaux ou tuyaux ſécrétoires & excrétoires, les petits vaiſſeaux qui forment les premieres trames du tiſſu de nos parties, &c.

Parmi ces vaiſſeaux, il y a le tiſſu cellulaire des graiſſes, qui forme avec les ſucs qu'il contient, plus de la moitié du poids d'un corps qui eſt dans un embonpoint médiocre. Les parties oſſeuſes remplies de leurs ſucs, en forment au moins le demi-quart; ainſi les autres vaiſſeaux, tant ſanguins qu'exanguins, parmi leſquels nous comprenons les vaisseaux du tissu cérébral forment le reste, mais de ce reste, les vaisseaux sanguins seuls en paroissent former au moins les deux tiers; ensorte que dans un corps qui pése 120 liv. les vaisseaux sanguins, & la masse des liquides qu'ils contiennent, peuvent être évalués au moins à 30 livres.

Proportion entre les liquides & les solides.

Il faut à présent examiner en quelle proportion la masse générale des liquides, peut être avec celle des solides qui les contiennent.

Dans les os.

Les parties solides les plus pésantes, sont celles qui forment les os. On a jugé par le poids des os bien desséchés, que leur substance solide, ne fait au plus que le tiers de leur poids, & que par conséquent, les sucs forment les deux autres tiers; mais parmi ces sucs, il y en a qui sont renfermés dans les vaisseaux sanguins des membranes qui tapissent les cavités des os, & de celles qui forment le tissu médullaire de ces mêmes parties; ainsi les propres sucs des os & de leur moëlle, peuvent être réduits à la moitié du poids des os, c'est-à-dire, à peu près à 8 livres dans un homme qui pése 120 livres.

Dans les graisses.

Le rapport des sucs renfermés dans

le tissu cellulaire des graisses, avec la substance solide de ce tissu, est fort différent de celui que nous venons de remarquer dans les os ; car ce tissu dépouillé de ses sucs, se réduit presqu'à rien ; ainsi les sucs qu'il contient peuvent être évalués au moins à 55 livres.

Dans les petits tuyaux exanguins.

Les sucs renfermés dans les vaisseaux exanguins paroissent surpasser au moins de six fois, la substance solide de ces vaisseaux ; ainsi ces sucs vont à plus de 12 livres.

Dans les vaisseaux sanguins.

La masse des humeurs contenuës dans les vaisseaux sanguins, paroît aller à proportion beaucoup plus loin, parce que la capacité de ces vaisseaux est beaucoup plus grande ; ainsi la masse des liquides contenuë dans les vaisseaux sanguins, peut être évaluée à peu près à 27 livres. Tous ceux qui se sont appliqués à chercher & à déterminer ces différens rapports entre les parties solides du corps, & les liquides qu'elles renferment, en ont fourni des preuves qui les démontrent à peu près telles, que nous venons de les exposer ; leurs travaux que l'on peut consulter, nous dispensent d'entrer ici dans le détail de ces preuves. Il réſulte de cette expoſition, qu'un corps qui péſe 120 livres, auroit plus de 100 livres de liquides, & n'auroit pas 20 livres de ſubſtance ſolide.

Si un corps péſe plus que nous ne l'avons ſuppoſé, les quantités des liquides ſurpaſſeront encore plus celles des ſolides; ſi au contraire il péſe moins, la quantité des liquides dominera moins, parce que dans un corps parvenu à ſon dernier dégré d'accroiſſement en hauteur, il n'y a que les liquides qui peuvent augmenter ou diminuer. Cette augmentation & cette diminution varient en effet beaucoup dans les animaux, ainſi on ne peut établir aucune proportion conſtante entre les liquides & les ſolides; il ſuffit d'en déterminer à peu près une, pour juger des autres, ſelon les différens dégrés d'embonpoint des corps.

Proportion du ſang avec les autres humeurs.

Il reſte à examiner la quantité du ſang, & ſa proportion avec les autres humeurs. Pour déterminer à peu près la quantité du ſang, il faut examiner dans quelle proportion il ſe trouve avec les autres humeurs qui circulent avec lui dans les vaiſſeaux ſanguins;

on peut en juger par le *coagulum* qui ſe forme dans les vaſes qui contiennent le liquide qu'on a tiré par une ſaignée faite à un homme qui eſt en ſanté ; ce *coagulum* réunit toute la partie rouge, qui ſe ſépare des autres humeurs, lorſqu'elle ſe réfroidit. Si la maſſe qu'elle forme ne contenoit que du ſang, il ſeroit aiſé de juger de la quantité de cette humeur, & de ſa proportion avec celle des autres ; mais il y a toujours une partie, plus ou moins conſidérable de ces dernieres, qui ſe fige avec le ſang, & qui reſte confonduë avec lui, & quelquefois même toutes les humeurs ſe réuniſſent, & forment toutes enſemble le *coagulum* ; ce qui arrive ſur-tout en hyver, lorſque l'évacuation de la ſaignée ſe fait lentement, parce que dans ces circonſtances, le froid fige le ſang preſqu'à meſure qu'il ſort de la veine, & avant que les autres humeurs puiſſent ſe ſéparer ; mais lorſque le ſang eſt moins expoſé au froid, & que la ſaignée ſe fait promptement, elles s'en ſéparent en ſi grande quantité, qu'elles forment un fluide où nâge le *coagulum*, & ſi on attend l'eſpace d'un jour à examiner ces différentes humeurs,

meurs, le fluide ſe trouvera beaucoup plus augmenté, & le *coagulum* aura diminué à proportion ; mais ſi elles reſtent pluſieurs jours dans un endroit où la chaleur domine, le *coagulum* diminuera encore beaucoup plus, parce qu'il tombe en diſſolution, par la pourriture qui s'en empare.

Rapport du ſang avec ſon *coagulum*, après la ſaignée.

Il faut donc avoir égard à tous ces cas, pour juger de la quantité du ſang, par le *coagulum* où il ſe trouve réuni. Le tems le plus convenable pour l'examiner, eſt environ vingt-quatre heures après la ſaignée, lorſque le froid ne ſe ſera pas oppoſé à la ſéparation des autres humeurs, & que la ſaignée ſera faite promptement. Cependant nous ne préſumons pas que le *coagulum*, dans ce cas même, ne ſoit formé ſimplement que de ſang ; nous penſons au contraire, que les molécules du ſang ne ſe joignent enſemble, que par l'entremiſe de ſucs glaireux ou glutineux qui s'attachent à ces molécules, & les tiennent enſemble, lorſqu'elles perdent leur fluidité par la privation de la chaleur qu'elles recevoient de l'action organique des vaiſſeaux. En effet, nous voyons que dans certaines maladies qui portent la diſſolution dans les ſucs ; le ſang ne ſe coagule point ; le *coagulum* n'eſt donc jamais formé ſimplement des molécules du ſang. Mais lorſque la maſſe des humeurs eſt bien conditionnée, & que celles qui devoient ſe ſéparer du *coagulum*, s'en ſont ſéparées effectivement, à la réſerve de celles qui ſont reſtées adhérentes aux molécules du ſang, & qui les uniſſent enſemble, alors le *coagulum* paroît réduit à ces mêmes molécules & à ces humeurs qui forment leur liaiſon : D'où on peut préſumer que ce *coagulum* eſt, du moins en grande partie, compoſé de la partie rouge, car il eſt d'un rouge très-foncé ; & il paroît qu'environ une pareille quantité d'autres humeurs peut ſuffire pour en former la liaiſon.

Le ſang, proprement dit, ne forme pas la moitié du *coagulum*.

C'eſt avec toutes ces attentions qu'on tâche de découvrir par le volume du *coagulum*, la proportion du ſang avec les autres humeurs qu'on tire par la ſaignée, pour rapporter cette même proportion à la maſſe des humeurs qui circulent dans les vaiſſeaux ſanguins. Le volume du *coagulum* varie ſelon les tempéramens des perſonnes que l'on ſaigne par précaution, & qui jouiſſent d'une bonne ſanté ;

ainsi on a pris un milieu entre ces différens états, & on a évalué le *coagulum*, environ à la moitié des liquides qu'on tire par une saignée ; mais, comme on vient de le remarquer, ce *coagulum* n'est pas entierement formé de partie rouge ; ceux qui l'ont délayé dans de l'eau, afin de séparer la partie rouge des autres humeurs qui lui sont adhérentes, & qui se sont épaissies avec elles, ont trouvé par la filtration à travers le papier gris, que les autres sucs du *coagulum* excedent la partie rouge qui reste sur le filtre. Nous avons remarqué que la quantité de cette partie rouge doit même varier beaucoup, par rapport à celle des humeurs qui peuvent se coaguler avec cette partie rouge, selon les différentes circonstances qui contribuent à la coagulation de ces humeurs ; ensorte qu'on peut découvrir par l'expérience précédente, une grande variété par rapport à la quantité de la partie rouge, & à celle de ces humeurs retenuës dans le *coagulum* avec cette partie rouge ; ainsi il faut que dans le cas même où ce *coagulum* n'est que la moitié de l'évacuation de la saignée, la partie rouge n'en forme

Sur 100 livres de liquides dans un corps, il n'y a qu'environ 5 livres de sang.

qu'environ le quart & demi. En supposant donc que la masse des liquides renfermés dans les vaisseaux sanguins soit de 27 livres, il y aura à peu près 5 livres de sang, c'est-à-dire, environ un cinquiéme de toute la masse du sang, ou des liquides renfermés dans les vaisseaux sanguins; ensorte que sur 100 livres de liquides qu'il y aura dans un corps, il y aura 95 livres de sucs différens du sang; ainsi le sang ne formera guere que la vingtiéme partie de la masse totale des humeurs.

Combien la saignée enleve plus de sang que des autres liqueurs.

Il s'ensuit de-là, que si on tiroit par une saignée seize onces de liquide, & que cette saignée n'enlevât de partie rouge, que dans la même proportion qu'elle a avec la masse totale des autres humeurs, l'évacuation du sang ne seroit pas d'une once, & celle des autres humeurs seroit de plus de 15 onces. Mais il arrive au contraire que dans une telle saignée, l'évacuation du sang est d'environ trois onces, & que celle des autres humeurs est à peu près de treize onces, ensorte qu'on tire environ le $\frac{1}{27}$ de la quantité du sang qui se trouve dans le corps, & qu'on ne tire pas $\frac{1}{100}$ de la masse totale des autres humeurs; ainsi la saignée enleve à proportion, presque quatre fois autant de sang, que des autres humeurs.

Gradation de l'étenduë de la spoliation, dans les saignées multipliées.

Or si on multiplioit les saignées jusqu'à évacuer un quart du sang, ce qui paroît que l'on pourroit faire en onze ou douze saignées ordinaires faites très-promptement, quelle seroit l'étenduë de la spoliation, que causeroit ensuite une autre saignée qui évacueroit neuf ou dix onces de liquide ? Il semble qu'elle doit être beaucoup plus petite, parce qu'elle enleveroit $\frac{1}{4}$ moins de sang, que n'auroit fait la premiere saignée, & qu'elle évacueroit plus à proportion des autres humeurs; parce que ces humeurs sont refournies par celles qui passent des autres vaisseaux dans les vaisseaux sanguins, & que d'ailleurs la masse totale de ces humeurs se répare aussi par les bouillons, & la boisson que prend le malade; ainsi la diminution du sang doit être d'environ un quart moins grande par cette derniere saignée, que par la premiere; elle a dû à peu près diminuer à proportion dans chacune des saignées faites entre la premiere & la derniere. Il n'est pas nécessaire d'entrer dans un plus grand détail ſur ces gradations de la diminution du ſang, à chacune de ces ſaignées qui ſe ſuccedent ; il ſuffit d'appercevoir à peu près le progrés de la ſpoliation, dans les ſaignées multipliées.

La ſpoliation ſt proporonnée au ombre des ıignées.

Quoique la ſaignée qui ſuccede enleve un peu moins de ſang que la précédente, le progrès de la ſpoliation avance, pour ainſi dire, doublement, parce que la partie rouge du ſang que l'on tire, n'a pas le tems de ſe réparer entre les ſaignées, & que les autres liquides viennent à peu près reprendre ſa place dans les vaiſſeaux ſanguins ; ainſi la diſproportion augmente en même-tems, & par ce ſurcroît de liquide, & par la diminution de cette partie rouge. Ainſi lorſqu'on enleve en ſept ou huit ſaignées une livre de ſang, la ſpoliation ſera telle que la partie rouge ſera diminuée de $\frac{1}{5}$, & que la maſſe des autres liquides renfermés dans les vaiſſeaux ſanguins ſeroit augmentée de $\frac{1}{23}$, enſorte que le ſang qui étoit à ſon véhicule, comme 5 à 22, ne ſera plus à ce même véhicule, que comme 4 à 23. Si on tiroit en trois ou quatre ſaignées ſeulement une demi-livre de ſang, ce véhicule augmenteroit à proportion; alors le ſang ſeroit à ce véhicule, comme 4 $\frac{1}{2}$ à 22 $\frac{1}{2}$; ainſi la ſpoliation garderoit dans ces deux cas la même proportion, en raiſon de la quantité du ſang enlevé par différens nombres de ſaignées.

§. IV.

De la durée de la Spoliation.

La ſpoliation dure autant de tems que la nature en employe pour reproduire le ſang qui a été enlevé par la ſaignée. Or, nous avons remarqué ailleurs *, que le ſang eſt long-tems à ſe former, ainſi la ſpoliation n'eſt pas un effet qui paſſe promptement, ſur-tout celle qui eſt cauſée par des ſaignées abondantes ; mais celle que produit une ſeule ſaignée, doit être beaucoup moins durable, parce que l'humeur que la nature a deja préparée pour former du ſang, peut ſuffire pour réparer en peu de tems, du moins une partie de celui qui a été évacué ; cependant, comme elle ne prépare que ſucceſſivement toute cette humeur qui peut le réparer en entier, & qu'el-

La ſpoliation eſt un effet fort durable de la ſaignée.

* Œconomie animale, Tome 3.

le n'en prépare toujours qu'à peu près ce qu'il en faut, pour refournir le ſang qui ſe détruit journellement par l'action continuelle & ordinaire des vaiſſeaux, elle doit être long-tems à réparer parfaitement celui qui a été enlevé par d'autres cauſes. C'eſt pourquoi une ſaignée que l'on fait uniquement pour remédier à la pléthore du ſang, ſuffit ſeule ordinairement, pour faire diſparoître pendant très-long-tems les incommodités occaſionnées par cette pléthore; & ſi les perſonnes ſujettes à cette ſorte de pléthore, ne ſe livroient pas à l'intempérance dans l'uſage des alimens, l'effet de la ſpoliation d'une ſaignée perſiſteroit beaucoup plus long-tems; ainſi on doit enviſager la ſpoliation que cauſent les ſaignées, comme un effet fort durable.

L'évacuation des ſucs blancs ſe répare promptement.

On ne doit pas penſer de même de la diminution des autres humeurs qui eſt cauſée par la ſaignée; parce que non-ſeulement elle eſt peu conſidérable, par rapport à la quantité de ces humeurs, mais encore parce que cette diminution ſe répare promptement, par tous les ſucs qui ſont fournis par les alimens, qui ſur le champ, ſe réunissent à la masse de ces humeurs ; si ces sucs ne réparent pas aussi-tôt la diminution que la partie de ces mêmes humeurs renfermées dans les vaisseaux sanguins a souffert, celles qui sont contenuës dans les autres vaisseaux la réparent d'abord, en participant toutes à cette diminution, & alors cette même diminution distribuée dans tous les vaisseaux, doit être regardée comme incapable de produire aucun effet remarquable.

§. V.

Des effets de la Spoliation.

Effets de la spoliation dans l'œconomie animale.

Nous ne considererons ici que les effets que produit la spoliation dans l'œconomie animale, pour qu'on puisse en faire, quand il le faudra, l'application aux maladies, selon leur nature, leurs causes, leurs symptômes & leurs accidens.

La force de l'action des vaisseaux dépend de la partie rouge de nos humeurs.

Pour connoître ces effets, il faut se rappeller 1°. que c'est principalement par le sang, que s'exécute l'action des muscles, & que les vaisseaux sanguins peuvent être regardés eux-mêmes comme des muscles, dont l'action, surtout celle des arteres, produit la chaleur naturelle, qui forme & qui détruit continuellement les humeurs. Or, l'expérience nous a appris que quand il y a trop grande quantité de sang, l'action des muscles se fait plus difficilement, & que plus il est en petite quantité, plus alors cette action est affoiblie, & plus aussi celle des arteres est débile, mais en même tems plus prompte; d'où il s'ensuit 1°. que dans la pléthore sanguine, ou *plethora ad vires*, la spoliation rend l'action des muscles plus libre & plus facile. Dans cette pléthore, l'action des membres est comme empêchée, & ils satisfont difficilement à leurs fonctions ordinaires, & on remarque en effet, qu'une saignée suffit pour dissiper cette indisposition. Or, si la trop grande quantité de sang apporte un obstacle si remarquable à l'action des muscles & des membres du corps, il n'est pas douteux qu'elle n'oppose le même obstacle à l'action des arteres, des veines, & des autres parties sanguines: Ainsi l'action alternative de contraction & de dilatation des arteres, ne peut dans ce cas s'exécuter qu'imparfaitement. On doit penser de même

L'excès de cette partie rouge gêne l'action des vaisseaux.

Plethora ad vires.

Effets de la saignée dans cette pléthore.

Inconvéniens de cette même pléthore.

de celle des veines, & des vaisseaux sécrétoires & excrétoires ; la circulation est alors fort rallentie, la chaleur naturelle est languissante, la formation & la coction des humeurs ne se font qu'imparfaitement, les sécrétions & les excrétions sont incomplettes, les récrémens sont insuffisans par leur quantité, & par leur qualité, les sucs excrémenteux sont en partie retenus dans la masse des humeurs, ce qui cause quelquefois une espece d'anasarque, mais plus souvent la fiévre, & même d'autres accidens plus fâcheux, & entr'autres des hémorrhagies, des inflammations, l'apoplexie, &c. qu'on peut prévenir par une diminution de deux ou trois onces de la partie rouge de la masse des humeurs.

La saignée en est le remede.

Dans cette pléthore, la masse des humeurs qui circule dans les vaisseaux sanguins, étant trop garnie des globules du sang, qui sont les parties les plus grossieres de nos humeurs, elle coule avec peine dans les fibres musculeuses, & les engorge en quelque sorte, ce qui empêche, du moins en partie, l'action à laquelle elles sont destinées.

Les arteres qui portent le sang aux

Commen la pléthore

sanguine gêne l'action les vaisseaux.

Organisation des vaisseaux sanguins.

muscles des parties du corps, ont elles-mêmes dans leurs membranes des arteres & des veines, dont les membranes ont aussi leurs arteres & leurs veines, & peut-être que les membranes de ces dernieres ont encore des arteres & des veines; car nous ne sçavons jusqu'où va cette gradation d'arteres, placées successivement les unes dans les membranes des autres. Toute artere a une action organique, qui s'exécute par des fibres musculeuses, dans lesquelles coule continuellement un fluide garni de globules de sang, qui leur est apporté par des arteres, & qui de ces fibres, passe dans des veines pour continuer sa circulation, ce qui sembleroit exiger une gradation infinie d'arteres & de veines; car les arteres du dernier ordre, qu'on supposeroit, devroient avoir pour satisfaire à leur action de systole & diastole, la même organisation que les autres arteres; mais cette gradation infinie d'arteres sanguines est impossible, parce que les globules du sang ont une grosseur déterminée, qui exige de la part des vaisseaux qui les reçoivent, un calibre où elles puissent se mouvoir; ainsi cette même gradation ne peut pas s'étendre jusqu'à des vaisseaux, qui n'auroient pas une capacité suffisante pour admettre ces globules.

Cependant les arteres sanguines du dernier ordre, ont comme les autres arteres, une action organique, sans quoi elles ne seroient pas des arteres, puisqu'elles n'en auroient pas les fonctions; elles doivent donc avoir une organisation pareille à celle des autres arteres. Si les arteres de leurs membranes ne peuvent pas être des arteres sanguines, il y a apparemment pour elles une humeur analogue au sang, mais dont les globules sont plus petits ; tels sont ceux de la lymphe : Peut-être y a-t-il aussi une gradation d'arteres lymphatiques, ou enfin ces arteres dégénerent-elles peu à peu en une espece de vaisseaux différens des arteres.

Comment la saignée rétablit l'agilité des vaisseaux empêchée par la pléthore sanguine.

Or il est aisé, lorsqu'on fait attention à cette structure des arteres, d'entrevoir tous les mauvais effets que la pléthore sanguine peut causer ; car le liquide qui coule dans les fibres musculeuses, & dans les vaisseaux sanguins des tuniques des arteres, étant trop chargé de globules de ſang, & par conſéquent trop épais, il ne peut y couler que difficilement. Ces tuniques ne peuvent ſatisfaire qu'imparfaitement à leur action, & ces mêmes tuniques n'ont plus leur flexibilité ordinaire, ni la même facilité à ſe dilater ou à s'étendre; elles ſont dans une contrainte qui les tient dans une ſorte de reſſerrement qui diminuë le calibre des arteres, ſur-tout des arteres capillaires; la circulation qui eſt peu aidée alors par l'action de ces arteres, s'y fait difficilement. Si la pléthore ſanguine eſt fort conſidérable, le liquide pourra s'arrêter en quelques endroits, dans les plus petits vaiſſeaux ſanguins des tuniques des arteres, & les engorger. Cet engorgement, ſur-tout s'il ſe fait dans les tuniques des petites arteres & dans les arteres mêmes, pourra fermer le paſſage du ſang dans ces arteres; le ſang arrêté s'y accumulant de plus en plus, l'engorgement pourra y occaſionner une inflammation, qui s'étendra auſſi de plus en plus, par l'embarras qui s'augmentera de proche en proche, & s'oppoſera au cours du ſang dans les petites arteres voiſines qu'il pour-

C'eſt ſur les tuniques mêmes que la ſaignée agit.

ra comprimer : Mais cette ſorte d'inflammation pourra céder facilement à la ſaignée, qui en diminuant la quantité du ſang, rendra beaucoup plus fluide la maſſe des humeurs qui coule dans les arteres, parce que cette fluidité qui pénétrera juſqu'à l'embarras, diſſipera peu à peu l'engorgement. Delà vient apparemment ce genre d'inflammations qui ne réſiſtent point à la ſaignée, à la différence de beaucoup d'autres, qui, comme nous le remarquerons ailleurs, ne cédent point à ce remede.

Les ſaignée multipliées affoibliſſent l'action des arteres.

2°. La vigueur, ou la force du jeu des muſcles & des arteres, dépend d'une quantité ſuffiſante de ſang dans la maſſe des humeurs, qui circule dans les vaiſſeaux ſanguins ; ainſi, plus on diminuë cette quantité du ſang par les ſaignées, plus on affoiblit l'action des arteres, & plus auſſi leurs tuniques deviennent flexibles & capables de dilatation & d'extenſion. Ainſi les ſaignées abondantes doivent, par la grande ſpoliation qu'elles produiſent, diminuer beaucoup les forces du corps, & celles de l'action des arteres. Cet affoibliſſement effraye les Médecins en certains cas, & les prévient contre les fréquentes ſaignées, ce qui les fait tomber dans un excès oppoſé à la pratique d'autres Médecins, qui preſcrivent ſans connoiſſance d'abondantes ſaignées dans beaucoup de maladies où elles ne peuvent être que très-nuiſibles par la foibleſſe exceſſive dans laquelle elles jettent les malades.

Ces ſaignées diminuent la chaleur naturelle.

C'eſt cette action des arteres qui cauſe la chaleur naturelle; la ſaignée doit donc, en affoibliſſant cette action, diminuer auſſi la chaleur de nos humeurs; mais il n'y a que les ſaignées fort multipliées qui puiſſent produire amplement cet effet; car les premieres ſaignées que l'on fait, peuvent au contraire, en donnant plus d'agilité aux vaiſſeaux, augmenter la chaleur, ce qui eſt même avantageux, lorſque l'action des arteres eſt gênée par la pléthore ſanguine, & que la chaleur que cauſe cette action eſt trop débile; car c'eſt la chaleur naturelle qui forme & perfectionne les humeurs, & lorſqu'elle eſt trop foible, la crudité doit dominer dans tous les ſucs, & rendre toutes les opérations de l'œconomie animale fort languiſſantes & fort

Cas où la ſaignée peut l'augmenter.

imparfaites. Lorſqu'au contraire elle eſt exceſſive; elle détruit beaucoup les humeurs, entr'autres la graiſſe & le ſang, & forme beaucoup d'humeur bilieuſe excrémenteuſe. Les ſaignées en la modérant, s'oppoſent du moins en partie à la production de cet excrément, qui, s'il n'eſt pas rejetté par la voye des excrétions à meſure qu'il ſe forme, devient bientôt nuiſible, à cauſe de l'acrimonie qu'il acquiert par la chaleur. La ſaignée peut, dans ce cas, être employée utilement.

Cas où elle peut être utile pour la modérer.

Cet avantage qu'a la ſaignée de modérer la chaleur, a fait tomber les Médecins dans une erreur pernicieuſe, ſurtout dans la cure des fiévres qui ne peuvent ſe détruire que par elles-mêmes. Cette erreur conſiſte en ce qu'ils regardent la chaleur ou la fiévre même comme une indication pour la ſaignée, & qu'ils multiplient la ſaignée à proportion que la fiévre augmente; ainſi en voulant s'oppoſer à la fiévre, ils s'oppoſent à ſa guériſon. La fiévre eſt une action des arteres qui corrige & dompte enfin la cauſe même qui excite cette action; il faut donc ne pas trop affoiblir cette

Erreurs des Praticiens ſur l'uſage de la ſaignée dans la fiévre.

action, c'est-à-dire, la fiévre, qui peut elle seule vaincre sa cause & se guérir elle-même. Les anciens Médecins qui connoissoient mieux que nous le méchanisme de la guérison de ce genre de maladies, étoient très-attentifs à ne pas affoiblir ni troubler cette opération de la nature, à laquelle l'art ne peut point suppléer; les vrais Médecins de nos jours, tels que les Sydenham, les Boerhaave, les Fréderic Hoffman, les Van-Swieten, les Rega, les Gorter, &c. se sont assurés par leur propre expérience de la vérité de cette doctrine, & l'observent très-régulierement dans leur pratique, & la recommandent beaucoup dans leurs écrits. Mais les anciens Médecins l'ont trop étendue; c'est pourquoi leur théorie sur les crises ne s'accorde pas en tout avec l'expérience. Il n'y a que quelques genres de fiévres qui se terminent véritablement par la coction & par les crises, & c'est dans ces fiévres qu'on doit surtout respecter les opérations de la nature. Il y a divers autres genres de fiévres où la nature est si troublée ou si empêchée dans ses opérations, ou si lésée en elle-même, qu'elle ne peut

Toutes les fiévres ne sont pas susceptibles de coction ni de crise.

ſuffire ſeule pour ſa délivrance ; mais ordinairement ce n'eſt pas alors par des ſaignées multipliées, que l'art peut lui procurer des ſecours victorieux, & ſouvent elles ne ſervent même qu'à l'affoiblir & accélérer ſa défaite. Ce n'eſt pas ici le lieu où nous puiſſions entrer dans le détail de ces points importans de pratique. Nous les examinerons dans un autre ouvrage avec toute l'attention qui nous ſera poſſible : Mais toujours eſt-il certain que la ſaignée n'eſt ordinairement indiquée dans les fiévres, que pour apporter une grande liberté & une grande facilité dans le jeu des arteres & dans l'action organique de tous les ſecrétoires, & non pour affoiblir & ſubjuguer les forces de la nature, dont les opérations ſont toute notre reſſource dans ces maladies.

Uſage de la ſaignée dans le ſpaſme des vaiſſeaux.

L'affoibliſſement de l'action des membranes des arteres, & le relâchement de ces membranes que l'on obtient par la ſaignée, rend ces mêmes membranes moins ſuſceptibles d'irritation, ſurtout de cette irritation qui y cauſe une eſpece de contraction ſpaſmodique qu'on remarque facilement par l'état du pouls qui alors eſt dur & concentré. Mais il faut faire attention que quand l'acrimonie des humeurs, ou plûtôt des ſubſtances hétérogênes mêlées avec les humeurs, eſt fort conſidérable, cette même eſpece d'irritation qu'elle cauſe ne cede pas à la ſaignée, c'eſt ce qu'on obſerve dans toutes les grandes irritations; car nous voyons que dans les fiévres malignes où l'on a prodigué les ſaignées, le reſſerrement & les mouvemens convulſifs des arteres continuent malgré toutes ces ſaignées. Ainſi on s'obſtineroit en vain à combattre ces accidens par des ſaignées, qui d'ailleurs pourroient être très-préjudiciables aux malades; les Médecins doivent donc recourir à d'autres remedes, dans ces grandes irritations. Nous remarquons auſſi que la ſaignée par la même raiſon, ne réuſſit point dans les inflammations qui ſont cauſées par une grande acrimonie des humeurs. Cette obſervation qui eſt très-importante, mérite beaucoup d'attention dans l'uſage de ce remede.

Les ſaignées multipliées augmentent la vîteſſe du pouls.

3°. La grande fluidité des humeurs renfermées dans les vaiſſeaux ſanguins, qui eſt produite par une grande ſpoliation, ne facilite pas ſeulement l'action des vaisseaux, mais elle la rend aussi beaucoup plus prompte; c'est ce qu'on remarque dans les personnes qui ont supporté de grandes hémorrhagies ou un grand nombre de saignees; car leur pouls est pendant longtems aussi fréquent que s'ils avoient la fiévre. La masse des humeurs qui circule dans les vaisseaux sanguins, coule alors si facilement dans les fibres musculeuses des membranes des arteres, qu'elle échappe trop facilement à ces fibres pendant leur action, en sorte que cette action ne peut être que très-précipitée & momentanée; de-là vient qu'elle est si fréquente; mais comme elle est en quelque sorte plus incomplette & plus débile, elle n'excite pas une chaleur fort considérable. Cependant cette grande agilité des arteres peut contribuer beaucoup dans les fiévres où l'on a fort multiplié les saignées, à augmenter la vîtesse du pouls; d'où l'on pourroit conclure, en n'ayant égard qu'à cette vîtesse, que les grandes saignées augmenteroient la fiévre au lieu de la modérer. Le pouls est en effet si susceptible de vîtesse après une grande

Les grandes saignées ne diminuent pas le mouvement de la fiévre.

ſpoliation, que ſi une perſonne fort affoiblie par une grande hémorrhagie faiſoit un exercice peu conſidérable, & qu'on examinât enſuite ſon pouls, on le trouveroit auſſi fréquent que dans une grande fiévre; ainſi la cauſe d'une fiévre qui accélere l'action des arteres, trouve dans les fébricitans qui ont ſupporté beaucoup de ſaignées, une diſpoſition qui rend ſon effet beaucoup plus conſidérable; d'où il s'enſuit que ceux qui perſiſtent à preſcrire des ſaignées pour modérer la vîteſſe du pouls, agiſſent directement contre l'intention qu'ils ſe propoſent. *

Les effets primitifs de la faignée ſe bornent aux vaiſſeaux ſanguins.

On doit s'appercevoir par tout ce que nous venons de remarquer, que les effets de la ſpoliation ſe bornent aux vaiſſeaux ſanguins; ainſi ce ne peut être que par ſes effets ſur ce genre de vaiſſeaux, qu'elle peut être utile dans les maladies. Or, comme les effets de la ſaignée dépendent preſque tous de la ſpoliation, en ſorte que ce ſont les changemens que la ſaignée produit dans les vaiſſeaux ſanguins & dans la maſſe des humeurs

* *Qui ſanguinem ſæpiùs mittunt, ad febres aptiores ſunt.* Apud Bonet, Polyalth. p. 173.

qu'ils renferment, qu'on doit envisager dans l'adminiſtration de ce remede, & qu'on ne doit point le preſcrire dans les maladies dont le méchaniſme de la guériſon n'a aucun rapport avec ſes effets ſur ces vaiſſeaux.

Fauſſes idées ſur les effets de la ſaignée.

Les Praticiens qui ſont peu inſtruits de la nature de nos humeurs & des altérations dont elles ſont ſuſceptibles dans les vaiſſeaux, leur attribuent des vices qui n'exiſtent que dans l'imagination de ces Médecins privés de connoiſſances, & réduits aux fictions; tels ſont ceux qui tirent leurs indications dans la cure des maladies, de la coagulation du ſang, de l'acrimonie du ſang & de la lymphe, du défaut de baume dans le ſang, &c. & qui ſaignent, parce qu'ils croyent que *la maladie eſt dans le ſang*, ou qui n'enviſagent continuellement & ſans diſcernement que des ruptures de vaiſſeaux, des engorgemens, ou inflammations à prévenir, étendant l'uſage de la ſaignée beaucoup au-delà de ſes véritables bornes. Nous ne nous arrêterons point à ces idées meurtrieres, parce que nous les avons combattues ailleurs, & parce que les ſeules lumieres de la Phyſique du corps humain, & les recherches que l'on a faites par l'ouverture des corps de ceux qui meurent de maladies qui ſemblent le plus favoriſer de telles opinions, ſuffiſent pour diſſiper ces erreurs funeſtes.

La ſaignée n'eſt pas indiquée dans l'infection des humeurs.

Les cauſes des maladies qui conſiſtent dans les impuretés répanduës dans la maſſe des humeurs, ne doivent pas non plus nous engager à recourir à la ſaignée pour les enlever par ce genre d'évacuation, parce qu'on ne pourroit tout au plus en enlever qu'à proportion de la quantité des humeurs que l'on évacuë. Or quel ſuccès pourroit-on eſpérer des ſaignées, mêmes les plus abondantes, qui évacueroient à peine $\frac{1}{15}$ de la maſſe des humeurs, & qui débiliteroient exceſſivement toutes les opérations de l'œconomie animale?

CHAPITRE

CHAPITRE IV.

DES EFFETS de la Spoliation sur les différens tempéramens.

§. I.

Sur le tempérament ſanguin.

Pourquoi la ſaignée convient aux ſanguins.

LA Saignée eſt le remede ſpécial de ceux où le tempérament ſanguin domine; l'action ample & vigoureuſe des arteres forme une grande quantité de ſang qui donne beaucoup de force à ces vaiſſeaux tant qu'il ne ſurabonde point.

Conſtitution du tempérament ſanguin.

Il eſt certain que la maſſe du ſang n'eſt pas également garnie de parties rouges dans tous les hommes. Il ne faut que des yeux pour ſe convaincre de cette vérité. Il y a donc des perſonnes où il ſe forme plus de ſang que dans d'autres, de même qu'il y en a qui ſont très-fournies de graiſſe, & d'autres qui en ont fort peu; on sçait d'ailleurs que cette variété ne dépend point de la quantité des alimens que prennent les uns & les autres; mais que c'est un effet des différens tempéramens dont nous avons parlé.

Il est sujet à la pléthore sanguine. Pourquoi?

Le sang est le plus grossier de tous nos sucs.

Cette partie rouge formée de molécules qui surpassent de beaucoup en grosseur, & même en densité tous les autres genres de molécules qui composent les autres humeurs, doit, selon sa quantité, diminuer plus ou moins la fluidité de la masse du sang, & la rendre plus ou moins propre à couler dans les plus petits tuyaux qu'elle doit parcourir; mais parmi ces petits tuyaux, il n'y en a point, où les changemens qui arrivent à la masse du sang, par rapport à sa consistance, doivent produire des effets aussi prompts & aussi sensibles que dans les fibres musculeuses sanguines, où non-seulement cette masse d'humeurs doit avoir son passage, mais où elle doit encore se mouvoir avec une grande facilité; car c'est de-là que dépend l'agilité des parties organiques du corps; aussi le premier effet de la pléthore sanguine est-il de gêner nos mouvemens, & de mettre les parties musculeuses dans une sorte d'impuissance à satisfaire comme il faut à leurs exercices.

Effets de la pléthore sanguine dans les fibres musculeuses.

L'aisance de la circulation est donc plus nécessaire dans ces fibres qu'ailleurs ; elle peut cependant y manquer plûtôt que dans les autres vaisseaux, où la masse du sang circule, parce que ces fibres sont de tous les canaux sanguins les plus étroits, les moins composés & les moins capables d'action organique, n'étant eux-mêmes que des parties de l'organisation des vaisseaux sanguins. Ainsi la circulation doit bientôt se rallentir dans les vaisseaux sanguins, lorsque les fibres motrices de leurs parois sont elles-mêmes empêchées par un sang qui n'y coule pas assez librement ; c'est donc toujours par ces fibres que commence le rallentissement général de la circulation qui est causé par la pléthore sanguine.

De-là vient que quand il se trouve une trop grande quantité de sang, l'action organique de toutes les parties du corps est rallentie & empêchée. Le tempérament sanguin, où il s'en forme plus que dans les autres tempéramens, eſt le plus expoſé à la pléthore ſanguine, nommée par les Anciens, *plethora ad vires*, parce qu'elle appéſantit le corps, qu'elle gêne l'action des membres, qu'elle cauſe une eſpece de ſentiment de laſſitude qui n'eſt point occaſionné par la fatigue : Et lorſque cette pléthore empêche l'action des filtres & s'oppoſe aux excrétions, elle produit une fiévre qui ordinairement dure environ un jour, ce qui lui a fait donner le nom de *fiévre éphémere*; l'action violente des vaiſſeaux, & la grande chaleur qu'elle cauſe, agiſſent alors beaucoup ſur les humeurs, & détruiſent aſſez de la partie rouge pour diminuer la pléthore, en ſorte que cette fiévre devient par-là un remede contre elle-même & contre ſa cauſe. Mais la ſaignée en eſt un qui peut la prévenir & qui eſt beaucoup plus prompt & moins déſagréable. D'ailleurs elle met ceux qui ſe trouvent dans cette pléthore en ſûreté contre d'autres accidens plus fâcheux, tels que les hémorrhagies qui arrivent par contraction des vaiſſeaux, les inflammations, l'apopléxie, l'élaboration défectueuſe des humeurs,

La pléthore ſanguine cauſe quelquefois la fiévre éphémere. Pourquoi ?

les enflures ou inflammations œdémateuses occasionnées par le rallentissement de la circulation ; tous accidens qu'on peut prévenir par une seule saignée. Ainsi la saignée est pour les sanguins un remede de précaution, auquel il est important d'avoir recours lorsqu'on soupçonne de la pléthore.

Différence entre la pléthore sanguine & l'obésité.

Mais on ne doit pas confondre cette pléthore avec l'embonpoint qui est ordinaire aux sanguins, & qui souvent va même jusqu'à l'*obésité* dans les sanguins pituiteux ; car une saignée ne peut rien contre cette espece de plénitude qui ne seroit pas diminuée de $\frac{1}{300}$ par l'évacuation qu'on obtiendroit par ce remede ; & si on avoit recours à beaucoup de saignées pour avoir une plus grande évacuation, on augmenteroit la disposition du corps par laquelle les pituiteux sanguins sont exposés à l'obésité ; ainsi les saignées leur seroient fort désavantageuses. Ce n'est donc précisément que dans les cas où la spoliation peut être utile, qu'on doit recourir à la saignée, surtout lorsqu'on ne la prescrit que par précaution, & pour epargner à ceux qui en ont be-

besoin, une abstinence ou une diéte rigoureuse de plusieurs jours, qui pourroit aussi dissiper la pléthore sanguine.

Signes équivoques de la pléthore sanguine.

On juge communément de cette pléthore par le volume des veines ou par l'amplitude du pouls; mais ce signe est très-équivoque, parce que le volume des veines & des arteres augmente plus par la raréfaction des humeurs que par cette pléthore; car la pléthore, au contraire, comme nous l'avons remarqué, retient les tuniques de ces vaisseaux dans une sorte de contrainte qui empêche leur dilatation. L'augmentation du volume des vaisseaux, qu'on appelle vulgairement plénitude du pouls, doit marquer au contraire qu'il n'y a pas de pléthore, particulierement lorsqu'on observe de la souplesse dans les vaisseaux, & que le jeu des arteres est fort étendu & fort libre; car on doit juger alors que les tuniques de ces mêmes vaisseaux ne sont ni contraintes ni embarrassées, qu'elles se dilatent facilement, & qu'elles sont par conséquent dans l'état le plus favorable à la santé; puisqu'elles ont, outre la force convenable pour l'élaboration des sucs

& la vigueur du corps, l'aiſance de s'étendre & de ſe mouvoir avec liberté, pour agir convenablement ſur les liquides.

Signes vrais de cette pléthore.

La pléthore ſanguine ſe fait connoître dans ceux qui ont un tempérament ſanguin par un pouls qui eſt un peu concentré, lent, un peu dur, & dont les vibrations ſont peu déployées ou peu étenduës, & lorſque ceux de ce tempérament tombent dans une eſpece d'accablement & d'impuiſſance d'agir, qu'ils ont un ſentiment de laſſitude, qu'ils ſont plus dominés que de coutume par le ſommeil, qu'ils ſentent une roideur ou une peine à ployer les membres, & qu'ils ont le coloris d'un rouge plus foncé qu'à l'ordinaire. Il n'eſt pas néceſſaire d'attendre que ces ſymptômes ſoient parvenus à un haut dégré pour ſe déterminer à la ſaignée; la prudence veut au contraire qu'auſſitôt qu'ils ſe font un peu remarquer, on ait recours à ce remede, parce qu'il peut alors prévenir des accidens fâcheux, & que les ſanguins le ſupportent facilement. On doit même être attentif à l'habitude que pluſieurs ont contractée, de ſe faire ſaigner par

Saignée d'habitude à qui elles conviennent.

précaution dans certains tems de l'année ; car il seroit imprudent de réformer cet usage dans ceux qui sont exposés par leur température à la pléthore dont il s'agit ; mais une telle habitude ne doit pas former une regle pour tous les différens sujets qui s'y assujettissent, à l'imitation les uns des autres, sans avoir consulté leur tempérament ; car dans les tempéramens où la masse des fluides est peu garnie de partie rouge, la pléthore sanguine n'est pas à craindre, & la saignée peut être désavantageuse, surtout dans les personnes où l'action des vaisseaux n'est pas suffisante pour procurer aux humeurs une coction parfaite, & où les récrémens & les excrémens ne peuvent acquerir les qualités nécessaires aux uns, pour satisfaire parfaitement aux usages auxquels ils sont destinés ; & aux autres, pour avoir avec les organes excrétoires le dégré d'affinité qui peut procurer régulierement leur évacuation ; ainsi cette crudité entretient une cacochymie qui occasionne différentes maladies, & qui ne peut qu'être augmentée par l'usage de la saignée. Les Médecins doivent donc être attentifs aux différens tem-

A qui elles ne conviennent pas.

péramens, pour juger de l'utilité ou de l'inutilité des ſaignées de précaution.

Si on eſt obligé de preſcrire la ſaignée aux ſanguins dans l'état de ſanté, on doit penſer que dans les maladies qui leur arrivent, & où il eſt néceſſaire de dégarnir beaucoup la maſſe des humeurs de ſa partie rouge, il faut, pour y parvenir, multiplier davantage les ſaignées dans ce tempérament que dans les autres, parce que le ſang y abonde plus. Ainſi on doit encore alors dans l'uſage de la ſaignée, avoir égard au tempérament des malades pour ſe conduire avec diſcernement dans l'adminiſtration de ce remede.

Les ſanguins doivent être plus ſaignés dans leurs maladies que les autres.

§. II.

Sur le tempérament bilieux.

La ſaignée peut être favorable à ceux de ce tempérament pour modérer l'action trop prompte & trop vigoureuſe des arteres. Cette action produit une chaleur conſidérable qui agit puiſſamment ſur les liquides, & qui produit beaucoup d'humeur bilieuſe fort active, & dont les effets feroient

La ſaignée peut convenir aux bilieux. Pourquoi ?

à craindre, si elle n'étoit pas réguliérement expulsée ou entraînée hors des routes de la circulation de la masse du sang; car en restant trop longtems sous l'action des arteres, elle acquerreroit une acrimonie qui la rendroit nuisible. C'est surtout l'humeur bilieuse excrémenteuse retenuë dans la masse du sang, qui dans le tempérament bilieux peut devenir promptement très-âcre & très-irritante, & qui par ces mauvaises qualités peut causer des inflammations, des fiévres, des diarrhées, des dissenteries, &c. Delà vient que les anciens Médecins la regardoient comme la cause des fiévres tierces, des fiévres ardentes, des inflammations érésipélateuses, & d'autres maladies occasionnées par une matiere fort âcre, ou, pour parler leur langage, une matiere fort chaude qui excite violemment le jeu des arteres, ou qui fronce les extrêmités capillaires de ces vaisseaux.

Maladies des bilieux.

Cependant il paroît qu'on ne doit pas penser comme ont fait les Anciens, que cette humeur soit la cause générale de ces maladies; il y a lieu de douter au contraire, qu'elle soit aussi malfaisante qu'ils l'ont imagi-

L'humeur bilieuse n'est pas aussi nuisible que les Anciens l'ont pensé.

né; il n'eſt pas vraiſemblable qu'elle ſoit retenuë aſſez longtems dans la maſſe du ſang pour s'y pervertir à ce dégré par la chaleur ordinaire que produit l'action des arteres; car la nature a établi pour toutes les humeurs formées par les opérations de l'œconomie animale, des iſſuës, pour être evacuées auſſi-tôt qu'elles dégénerent en excrémens; auſſi voyons-nous dans les plus violentes fiévres, où une chaleur exceſſive produit une grande quantité de bile excrémenteuſe, que cette humeur eſt preſque toujours continuellement évacuée par la voye des urines à meſure qu'elle eſt formée. Ainſi cette même humeur qui eſt produite plus abondamment dans le tempérament bilieux que dans les autres, doit être évacuée d'autant plus régulierement, que les excrétoires deſtinés à cette évacuation doivent ſatisfaire à leur fonction, conformément à l'ordre naturel de ce tempérament. Ainſi il faut que quelques cauſes ou quelques circonſtances particulieres dérangent cet ordre, lorſque l'humeur bilieuſe eſt retenuë & devient malfaiſante.

L'humeur bilieuſe excrémenteuſe

est expulsée par différentes voyes, par le canal intestinal, par la voye de la transpiration, & par celle des urines; mais l'évacuation de cette humeur par la transpiration est plus exposée que les autres à être interceptée par différentes causes. Si l'humeur est retenue vers la surface de la peau, & qu'elle y séjourne, elle peut y causer une irritation capable d'y occasionner en quelque endroit une inflammation qui ensuite s'opposera aussi à la transpiration dans toute la partie de la peau qu'elle occupe, & cette interception continuée contribuera beaucoup au progrès de l'inflammation; mais si l'humeur dont l'évacuation est supprimée, rentre dans la masse du sang, & y reste confondue, elle pourra exciter une fiévre qui durera plus ou moins longtems, selon que les mauvaises qualités qu'elle aura acquises s'opposeront plus ou moins à son évacuation; si elle se sépare de la masse du sang, & se fixe à quelque partie, elle pourra y exciter une inflammation, comme il arrive, par exemple, lorsqu'une transpiration abondante provoquée par un grand exercice du corps est supprimée tout-

Effets du défaut de transpiration de la bile excrémenteuse.

à-coup par le froid, & cause une inflammation de poitrine. La bile qui est retenuë dans la vésicule du fiel peut, soit par le croupissement ou par quelque autre cause, se dépraver & devenir fort nuisible; mais dans tous ces cas, la saignée de précaution n'est pas indiquée pour éviter les causes qui occasionnent ces désordres.

Effets de la bile retenuë dans la vésicule du fiel.

Dans quelles circonstances la saignée peut-elle donc être favorable aux bilieux? C'est lorsque l'action des vaisseaux cause une chaleur trop dominante, parce que cette action agit avec trop de force sur la masse du sang. Or, cet excès de force dépend des globules du sang, dont la masse des humeurs se trouve fort garnie; ainsi la saignée peut remédier à cette sorte d'intempérie, en diminuant la quantité du sang. Par cette spoliation, on relâche les membranes des arteres, on les rend plus flexibles, & on diminuë la vigueur de leur action; mais en même-tems, on les rend plus agiles, leurs vibrations se font plus facilement, & plus promptement: Or, si cette augmentation de vîtesse devenoit plus considérable que la diminution de la

Cas où la saignée convient aux bilieux.

force du jeu des arteres, la ſaignée, ſi on la bornoit là, augmenteroit l'intempérie, au lieu de la diminuer; parce que l'action de ces vaiſſeaux qui ſeroit peu affoiblie, & qui ſeroit devenuë plus fréquente, pourroit exciter plus de chaleur qu'auparavant; c'eſt pourquoi les Anciens redoutoient la ſaignée dans le tempérament bilieux, ils regardoient le ſang, comme le frein de la bile, & ils craignoient même d'occaſionner la fiévre par l'uſage de ce remede; ce qui peut arriver en effet, lorſque l'intempérie aura produit une humeur bilieuſe fort active; car les membranes des arteres devenant plus agiles par la ſaignée, elles deviennent auſſi plus ſuſceptibles d'activité qui peut être ſuſcitée par l'irritation de la bile: Or, dans ces diſpoſitions, la vîteſſe de l'action de ces vaiſſeaux peut devenir ſi conſidérable, qu'elle cauſe, comme ils l'ont obſervé, une fiévre fort vive, ou une grande augmentation de fiévre, dans ceux qui ont déja la fiévre; mais on peut prévenir cet effet, en tirant aſſez de ſang pour diminuer la force du jeu des arteres, & faciliter les ſécrétions des ſucs bilieux, en ſecondant la ſai-

Les Anciens craignoient la ſaignée dans le tempérament bilieux. Pourquoi?

Induction qu'on en doit tirer.

gnée par un régime relâchant & raffraîchissant. Le petit-lait est ici un remede excellent, c'est un apozême naturel, qui contient le sel tartareux le moins huileux & le plus fixe des sucs des plantes dont se forme le lait; il tempere l'activité & l'acrimonie de la bile excrémenteuse, & facilite l'excrétion de cette humeur; le lait de beurre, *lac ebutyratum*, le lait bien écrêmé, c'est-à-dire, le lait qu'on laisse coaguler, & dont on ôte la crême qui s'éleve dessus, ont à peu près les mêmes propriétés. On peut aussi faire usage des eaux minérales acidules; les fruits, entr'autres les fruits aigrelets, le cidre, la limonade, le bain, &c. conviennent de même beaucoup aux bilieux.

Il ne fau[t] pas tant sai[-]gner les bi[-]lieux que le[s] sanguins, dans leurs maladies.

On doit juger de-là, que dans les fiévres qui arrivent à ceux de ce tempérament, les saignées un peu abondantes doivent être très-utiles; mais il n'est pas nécessaire de les multiplier autant que dans le tempérament sanguin, où la masse des humeurs est beaucoup plus fournie de sang. Dans le tempérament bilieux, elle est au contraire fort fluide; aussi un petit nombre de saignées affoiblissent-elles ordinairement beaucoup les personnes de ce tempérament.

§. III.

Sur le tempérament mélancholique.

Conſtitution du tempérament bilieux.

On a remarqué (*a*) que dans le tempérament mélancholique, les vaiſſeaux ſont ſerrés, rigides, que les vibrations des arteres ſont lentes & peu étenduës, que le ſang y eſt aſſez abondant, que la bile y eſt peu active, que la pituite, ou la partie aqueuſe y eſt en petite quantité, que les ſucs gélatineux y abondent, que les parties des ſucs chyleux qui forment les humeurs, ſe dégagent, & ſe ſéparent difficilement, que la chaleur eſt médiocre, que la coction des humeurs ſe fait fort lentement, que les récrémens diſſolvans ſont peu actifs, que les digeſtions ſe font difficilement, que la circulation eſt lente, que l'agitation des molécules des humeurs eſt peu conſidérable, que la bile ſe filtre difficilement par le foye, que la maſſe des humeurs retient beaucoup des impuretés excrémenteuſes, parce que les ſucs excrémen-

(*a*) Eſſay Phyſique de l'Auteur ſur l'œconomie animale.

teux ſont long-tems à ſe former, & à ſe dégager, & que leur excrétion ne ſe fait pas facilement.

Effets de l'intempérie mélancholique.

Si ces diſpoſitions deviennent exceſſives, elles entretiennent dans les humeurs une liaiſon, & une ténacité qui les rend peu coulantes ; la dépuration de leurs parties excrémenteuſes ne ſe fait que fort imparfaitement ; le ſang qui s'y trouve en aſſez grande quantité, y eſt plus crud & plus groſſier que dans les tempéramens précédens ; il coule difficilement dans les fibres ſanguines, il gêne l'action des parties organiques, il circule avec une lenteur extrême dans la veine-porte, & dans tous les viſceres où cette veine ſe diſtribuë. La ſaignée paroît fort avantageuſe alors, en enlevant une portion du ſang : Par cette ſpoliation elle rend la maſſe des humeurs plus coulante.*

Mais la foibleſſe du jeu des arteres, demande beaucoup de retenuë dans

* *Venæ ſectio ſanguinis melancolici eſt calefactans & humectans.* Valer. Martinius, lib. 2. *de ſanguinis educt.* pag. 36.

Sanguis melancolicus longè plus evacuandus, quàm bilioſus & pituitoſus, & plus bilioſus quàm pituitoſus. Ibid. pag. 31.

Circonſpection ſur l'uſage de la ſaignée dans cette intempérie.

l'uſage de ce remede, parce qu'il augmente, lorſqu'on en abuſe, toutes les diſpoſitions qui favoriſent la crudité & la viſcoſité des humeurs, en débilitant le jeu des arteres; cependant, lorſque le ſang donne trop de conſiſtance à la maſſe des humeurs, & qu'il gêne l'action organique des vaiſſeaux, la ſpoliation que cauſe la ſaignée devient utile, en facilitant l'action des parties organiques. On peut même ne la pas tant épargner dans les fiévres aiguës des mélancholiques, parce que l'action des vaiſſeaux fort excitée par la cauſe de la maladie, devient aſſez forte, pour qu'on puiſſe recourir à la ſaignée, autant qu'il convient, pour faciliter toutes les opérations de la nature.

Cas où ce remede eſt indiqué.

La ſaignée ne ſuffit pas ſeule dans cette intempérie.

Dans l'intempérie mélancholique, l'imperfection des humeurs a plus de part que l'abondance du ſang, aux mauvaiſes diſpoſitions auſquelles on a à remédier; ainſi on conçoit facilement que la ſaignée n'eſt pas ſuffiſante pour remédier aux indiſpoſitions qui dépendent de cette intempérie.

Le ſang qui circule trop lentement, ſéjourne dans la veine-porte,

& dans les viſceres où s'étendent les ramifications de cette veine. Tels ſont la ratte, le foye, la matrice, les inteſtins, &c. ils cauſent quelquefois dans ces ramifications des varices, où ce ſang chargé d'impuretés excrémenteuſes, croupit, ſe déprave, & cauſe dans ces vaiſſeaux, des irritations qui importunent le genre nerveux, & cauſent des langueurs, un mal-aiſe & des dérangemens, qui par la communication des nerfs, s'étendent à différens viſceres, & en troublent les fonctions; d'où naiſſent des oppreſſions, des gonflemens de la ratte, du foye, de la matrice, des coliques hyſtériques, des hémorrhoïdes, des mouvemens ſpaſmodiques, connus ſous le nom de *vapeurs* ou d'affections hyſtériques & hypochondriaques.

Maladies des mélancoliques.

Les digeſtions ſe font avec peine, parce que les diſſolvans ſont peu actifs & peu abondans, les alimens ſéjournant trop long-tems dans l'eſtomach, les mouvemens ſpontanés s'en emparent; d'où naiſſent des aigreurs, des vents, des rots, des rapports, des gonflemens d'eſtomach, des matieres lentes, glaireuſes, quel-

Vices de digeſtions dans les mélancoliques.

Différens genres de crudités dans l'eſtomach.

quefois insipides, quelquefois aigres; quelquefois ameres, quelquefois vitrées, quelquefois jaunes, quelquefois poracées ou d'un vert foncé, quelquefois ærugineuses, ou d'un vert clair, selon les différentes parties des alimens, soit acescentes, soit muqueuses, soit grasses, qui forment les matieres qui s'accumulent, & se dépravent dans l'estomach.

Autres causes de ces indispositions.

Nous devons remarquer cependant, que ces dernieres indispositions ne dépendent pas toujours d'une intempérie mélancholique; les excès fréquens dans le manger, débilitent souvent l'estomach, à un dégré où il satisfait si mal à ses fonctions, que les digestions ne se font que fort imparfaitement, & produisent les incommodités dont nous venons de parler, & qu'on ne peut prévenir alors, que par un régime très-mesuré.

Deux sortes d'intempérie mélancolique.

Il faut observer encore, que l'intempérie mélancholique ne dépend pas toujours d'un tempérament mélancholique primitif & dominant;

L'une primitive, l'autre aquisitive.

une trop grande application à l'étude & à la méditation, les idées tristes dominantes, sur lesquelles on réfléchit continuellement, font languir les fonctions du corps, & jettent dans une espece d'intempérie mélancholique, qui produit une partie des désordres qui naissent des dispositions excessives du tempérament mélancholique.

Ces deux intempéries offrent des indications différentes.

Il est nécessaire de distinguer ces deux sortes d'intempéries, parce que dans la cure de celle qui ne dépend pas d'un tempérament mélancholique dominant, il faut avoir égard au propre tempérament des sujets que l'on traite, & à la cause qui a fait naître cette intempérie, en recommandant sur-tout l'exercice du corps, pour interrompre l'application de l'esprit, & tâcher de déterminer le malade à une diversion continuelle d'idées passageres, qui puissent récréer & occuper l'esprit sans l'appliquer.

Autres indispositions du tempérament mélancolique primitif.

La vraie intempérie mélancholique a encore d'autres inconvéniens que ceux que je viens de détailler; la liaison & la tenacité des humeurs, les disposent à s'arrêter, & à se fixer dans les petits vaisseaux, sur-tout dans ceux qui sont destinés aux filtrations: De-là vient que les mélancholiques sont sujets dans leur jeunesse, aux obs-

Diſpoſition au ſchirre & aux écroüelles.

tructions des glandes, & aux tumeurs glanduleuſes, qu'on appelle vulgairement *tumeurs froides*, parce qu'elles ſont peu capables d'inflammation & de ſuppuration purulente : Les humeurs qui les forment étant cruës, chargées de ſucs gélatineux & muqueux, ſont peu ſuſceptibles d'une dépravation qui les rendent aſſez irritantes, pour attirer une inflammation dans la partie où elles ſont arrêtées ; elles peuvent même, ſur-tout lorſqu'elles ſont fort muqueuſes, y reſter long-tems ſans qu'il leur arrive aucun changement remarquable. Cependant elles ſe dépravent quelquefois, au point de cauſer une ſuppuration ſanieuſe ; mais comme elles ſont en partie ſuſceptibles de fermentation, & peu diſpoſées à la pourriture, cette ſuppuration, quoiqu'ordinairement fort longue & fort rébelle, a peu de malignité ; ce n'eſt que lorſqu'il s'y trouve beaucoup de lymphe, qu'elles peuvent parvenir à un dégré de pourriture capable de produire des écrouelles malignes & chancreuſes.

Aux obſtructions.

On a auſſi à redouter les obſtructions & les embarras du foye, & des viſceres du bas-ventre dans les mélancholiques.

Mais tous ces différens accidens, n'offrent aucune indication pour la saignée, parce que la crudité & la ténacité des humeurs, la lenteur de la circulation, l'imperfection des récrémens dissolvans, l'insuffisance de l'action des vaisseaux en sont le principe. Les Anciens avoient recours à des remedes un peu stimulans, dissolvans, & apéritifs, dont les sels suffisamment fournis d'huile mucilagineuse, se mêlent facilement aux humeurs, & sollicitent doucement les organes des sécrétions, à satisfaire à leurs fonctions; c'est pourquoi ils ont désigné ces remedes sous les noms de *desopilatoires*, *hépatiques*, *spléniques*, *expectoraux*, &c. & ils les distinguoient selon leur dégré d'activité, & les prescrivoient avec discernement dans les différens cas, selon qu'ils craignoient plus ou moins d'échauffer: Il y en a qui sont légérement apéritifs & tempérans, tels sont *le petit lait*, *le bain*, *les eaux ferrugineuses*, *la pimprenelle*, *les capillaires*, *le polypode*, *la lampsane*, *le cerfeuil*, *la pariétaire*, *la cuscute*, *la bourroche*, *la buglose*, *la racine de scorsonaire*, *la pulmonaire*, *l'hépatique*, *la chicorée*, *le pissenlit*, &c. De tels

Inutilité de la saignée dans ces cas.

Premier genre de remedes qui y sont propres.

remedes conviennent dans l'intempérie mélancholique atrabilaire, c'est-à-dire, dans celle où il y a non-seulement de la ténacité, mais aussi une acrimonie bilieuse dans les humeurs. Ces remedes peu actifs doivent, à la vérité, être pris abondamment, assiduement & longtems ; c'est pourquoi les Médecins doivent les ordonner sous la forme la plus commode & la moins désagréable qu'il est possible pour en faciliter l'usage.

Second genre de remedes.

D'autres sont un peu plus actifs, comme *le rapontic*, *la patience sauvage*, *la racine d'oseille*, *l'éréſimum*, *la filipendule*, *la racine de fougere mâle*, *l'aigremoine*, *le chamœdris*, *la verveine*, *l'eupatoire*, *le tartre vitriolé*, *l'arcanum duplicatum*, *le sel polychreste*, *le sel cathartique amer*, *le mars*, *le tartre martial*, *les sels essentiels ou tartareux* qu'on extrait par infusion ou par trituration, des plantes dont nous venons de parler ; ces sels sont préférables aux plantes mêmes, parce qu'on peut en rendre l'usage très-facile pour les malades ; ce second ordre de remedes doit être employé, lorsque la viscosité ou ténacité empêche les filtrations, qu'elle peut

peut causer ou qu'elle cause en effet des opilations, & qu'il y a peu d'acrimonie dans les humeurs.

Lorsque la viscosité des humeurs tient en partie de la crudité pituiteuse, qu'on ne craint point d'échauffer ni d'exciter de l'acrimonie dans les humeurs, & que l'action des solides est trop débile, on peut recourir à des remedes qui sont encore plus actifs; tels sont les plantes fort ameres, & les plantes âcres qui agissent par leur sel tartareux, comme *la fumeterre*, *la gentiane*, *le kinkina*, *la grande & la petite centaurée*, *l'aristoloche*, *l'enula-campana*, *la grande chélidoine*, *l'écorce de frêne*, *de caprier*, *de tamaris*, *ou les sels de ces plantes*, *le tartre martial*, *le vitriol de Mars*, *&c.* Si l'état des humeurs occasionne des congestions qui disposent les malades au scorbut, on joindra à ces différens remedes les plantes âcres anti-scorbutiques, comme *le cresson*, *la capucine*, *le cochlearia*, *le raifort sauvage*, *la roquette*, &c.

Troisiéme genre de remedes.

Les Anciens ont compris sous le nom d'*atrabile*, différentes humeurs âcres & ténaces qui s'évacuent par le vomissement ou par la voye des sel-

Idée des Anciens sur l'atrabile.

les, & qui pendant leur séjour dans les premieres voyes, causent par leur acrimonie divers accidens, comme des ardeurs d'estomach, des coliques, des diarrhées, des tenesmes, &c. Le nom d'*atrabile* convient particulierement à la bile qui est fort ténace, qui séjourne trop longtems dans la vésicule du fiel, & qui par son séjour se déprave, prend une couleur jaune très-foncée, souvent brune & verdâtre, & devient fort irritante; sa couleur & sa ténacité les ont portés à l'attribuer avec quelque raison à l'intempérie mélancholique.

Ce que c'est que l'attrabile.

Pour juger de la nature de l'acrimonie que cette humeur peut acquerir en croupissant, il faut faire attention à l'espece de dépravation dont la bile est susceptible, & on comprendra alors que cette espece d'acrimonie doit être rance & en partie alkaline, & qu'elle est causée par un mouvement imparfait de pourriture; la bile contient deux parties, son huile & son sel tartareux subtilisé; l'une devient rance ou très-vive par son acide qui se dégage, l'autre tend à l'alkalisation en se dégarnissant de sa partie aqueuse qui lui étoit adhérente, en ſorte que la partie ſaline devient fort âcre. Ces deux acrimonies, ſurtout l'acrimonie rance, rendent cette humeur fort irritante: L'indication qu'elle préſente eſt l'évacuation; mais avant que d'y ſatisfaire, la ténacité & l'acrimonie exigent des précautions; il faut délayer & adoucir cette humeur; une boiſſon abondante de petit lait chargé d'un peu de ſel végétal ou de quelque autre ſel tartareux un peu aigrelet peut ſatisfaire à ces intentions; les apoſêmes faits avec les plantes légérement ameres & tempérantes peuvent remplir les mêmes vûes; ſi l'acrimonie eſt plus conſidérable que la ténacité, on peut recourir aux boiſſons légérement aigrelettes, faites avec les pulpes d'oranges, de citron ou de limon, &c: Il faut preſſer l'uſage de ces remedes pour pouvoir enlever au plûtôt l'humeur âcre par la voye des ſelles ou du vomiſſement; mais le vomiſſement procuré par le tartre ſtibié pris en lavage eſt préférable à toute autre évacuation, parce que les contractions qu'il procure dans la véſicule du fiel expriment la bile qui y ſéjourne, & procu-

Indications à remplir.

rent une évacuation plus complette, plus sûre & plus prompte.

Fausse atrabile.

Les autres matieres comprises mal-à-propos sous le nom d'*atrabile*, sont des sucs gras, visqueux, retenus dans l'estomach où ils se dépravent par leur séjour; plus ils tiennent de la nature de l'huile grasse, plus leur dépravation approche de celle de la bile; c'est pourquoi on confond ordinairement avec la bile, ce genre de sucs dépravés. On doit en effet tenir à peu près la même conduite, pour en procurer l'évacuation. S'ils sont au contraire de la nature des huiles mucilagineuses, ils fermentent & s'aigrissent; mais pour peu qu'il s'y trouve de matieres grasses, cette fermentation tient toujours un peu de la rancité ou de l'amer, & alors leur acrimonie devient très-vive; de l'eau chaude bûe abondamment suffit ordinairement pour les préparer à l'évacuation. Toute matiere vicieuse qui réside dans l'estomach n'exige pas tant de préparations que l'*atrabile*, parce qu'elle est plus à portée d'être enlevée par le vomissement & par les selles qu'on procure par le tartre stibié pris en lavage. Ces fortes de matieres ont été attribuées aussi à l'intempérie mélancholique ; en effet, elles en dépendent souvent ; car les récrémens dissolvans étant fort imparfaits dans cette intempérie, ils agissent trop foiblement sur les sucs gras & visqueux, & alors ces sucs s'accumulent dans l'estomach & dans les premieres voyes, & s'y dépravent. Ainsi en remédiant à l'intempérie mélancholique, on prévient ces amas de matieres, qui par leur croupissement dégénerent en fausses humeurs attrabilaires de diverses especes.

Indications que fournit la fausse atrabile.

Lorsque ces crudités ont été causées par une intempérance habituelle, ou occasionnées par une vie trop sédentaire, ou par une application trop continuelle à l'étude, il faut, après qu'elles sont évacuées, empêcher par un régime ou une maniere de vivre convenable, qu'elles ne se reproduisent.

Autres indications.

Quand ces matieres causent des irritations qui font appréhender quelques dispositions inflammatoires, il faut avoir recours à la saignée avant que d'entreprendre de les évacuer, & on doit même la répéter quand ces irritations sont un peu considérables,

Cas où la saignée peut être utile.

ſurtout ſi le tempérament eſt bilieux mélancholique, ou mélancholique ſanguin.

§. IV.

Sur le tempérament pituiteux.

La ſaignée eſt nuiſible aux pituiteux ; pourquoi ?

On apperçoit aſſez que la ſpoliation que procure la ſaignée ne peut être que nuiſible dans le tempérament pituiteux, & beaucoup plus encore lorſque les diſpoſitions de ce tempérament ſont exceſſives ; ce ne peut être que dans une fiévre conſidérable, ou dans d'autres maladies inflammatoires, que les pituiteux peuvent avoir beſoin de ce remede ; mais toujours eſt-il beaucoup moins néceſſaire alors dans ce tempérament froid & humide, que dans les tempéramens chauds, parce que dans les pituiteux, la maſſe du ſang eſt déja en partie dans l'état où on auroit intention de la réduire par la ſaignée. Ainſi le Médecin doit être attentif à ce tempérament dans la cure des maladies qui indiquent le plus l'uſage de ce remede, pour ne pas tomber dans un excès déſavantageux aux malades.

Intempérie pituiteuſe.

L'intempérie pituiteuſe doit moins

être attribuée à la ſurabondance de la partie aqueuſe qui forme le véhicule des humeurs, qu'à celle qui entre en trop grande quantité dans la compoſition de ces humeurs mêmes, & les rend cruës & glutineuſes; en ſorte que toutes celles qui ſont les plus ſuſceptibles de cette viſcoſité aqueuſe, dominent tellement ſur toutes les autres, qu'en s'alliant avec le véhicule où elles nâgent, elles lui communiquent leur caractere mucilagineux, & rendent ce véhicule fort relâchant, ce qui augmente dans les parties ſolides deux diſpoſitions dominantes, qui conſtituent le tempérament pituiteux; ſçavoir, une grande ſoupleſſe dans ces parties, & la débilité de leur action organique; ainſi les liquides & les ſolides contribuent alors réciproquement à former l'intempérie pituiteuſe, où les forces du corps ſont languiſſantes, les ſucs blancs ſurabondans, fort cruds & fort mucilagineux. La partie rouge des humeurs y eſt en trop petite quantité, fort détrempée & peu perfectionnée par la coction; l'humeur bilieuſe s'y forme très-lentement & très-imparfaitement; les récrémens diſſolvans y ſont trop

Effets de cette intempérie.

peu actifs, ils ne peuvent satisfaire à leur usage dans la digestion, les sucs muqueux y sont trop abondans, & conservent trop du caractere mucilagineux & relâchant; la partie saline des sucs excrémenteux qui doit exciter l'action des sécrétoires, & hâter les filtrations, est trop enveloppée, la masse des humeurs reste surchargée des sucs qui devroient être expulsés. Ainsi dans cette intempérie, tout est défectueux ou insuffisant du côté des solides, imparfaite du côté des liquides, & dans des dispositions entierement opposées à l'usage de la saignée. *

Indication que fournit cette intempérie.

Il faut donc recourir à des remedes capables de ranimer l'action trop languissante des solides; provoquer l'évacuation des humeurs surabondantes, procurer l'élaboration & la coction de celles qui sont trop cruës; trop aqueuses, trop glutineuses, & trop peu actives, & qui inondent la masse du sang. C'est dans ces inten-

* Si autem cruditas magnitudinem cacochymiam morbi efficiat, tunc omninò à V. S. abstinendum, cujus meminit *Galenus* inquiens, *ac nihil prohibeat eorum, quæ de secandâ venâ retulimus sicuti vel crudi humoris copia.* Valer. Martinius, de sang. educt. L. 3. pag. 54.

tions qu'on ordonne les plantes fort diurétiques, comme les *racines d'eringium, de bruſcus, de chauſſe-trape, de fenouil, de rave, de bardane, &c. le ſel lixiviel ou alkali fixe des plantes, les plantes diaphorétiques, telles que ſont la ſquine, la ſalſepareille, le ſaſſafras, le guayac, &c. les purgatifs hydragogues, comme le jalap, le mécoacam, la brione, &c.* enfin les plantes ſtimulantes ou propres à exciter le jeu des vaiſſeaux, afin qu'il puiſſe accélérer la coction des humeurs, dont la crudité eſt exceſſive dans l'intempérie pituiteuſe; telles ſont les plantes aromatiques chargées de ſel eſſentiel, comme *l'abſinthe, les marrubes, l'ageratum, le ſcordium, la matricaire, le lierre de terre, &c. leur ſel tiré par infuſion ou trituration, l'uſage du caffé, du chocolat, les alimens épicés, le vin,* & autres remedes de même genre,

Le vulgaire confond avec la pituite l'humeur ſéreuſe, claire & ſalée que pluſieurs perſonnes rendent quelquefois abondamment par la voye de la ſalive : Ceux qui ſont ſujets à cette évacuation ſe croyent fort pituiteux; mais on ne doit pas confon-

Diſtinction de la pituite avec le *ſerum ſalſum.*

E v

dre cette humeur aqueuſe & ſalée avec la pituite cruë, lente & preſqu'inſipide dont nous avons parlé ; ceux qui ſont incommodés de cette ſéroſité claire & abondante qu'ils rejettent par la bouche, ſont la plûpart d'un tempérament fort oppoſé au tempérament pituiteux.. L'humeur qui s'échappe par cette voye eſt une humeur excrémenteuſe qui devroit être expulſée par la voye des urines ou des ſueurs, & qui, faute d'avoir une affinité convenable avec les filtres qui doivent la recevoir, ſe trouvent en avoir davantage avec ceux de la ſalive ; ce dérangement dans les ſécrétions eſt fort ordinaire dans le tempérament mélancholique. Il faut tâcher de rétablir l'ordre des filtrations par des remedes apéritifs dont nous avons parlé dans l'article précédent.

Pourquoi on confond ſouvent l'intempérie mélancholique avec la pituiteuſe.

Ce tempérament mélancholique trompe en pluſieurs manieres le vulgaire dans la diſtinction des tempéramens ; car nous avons remarqué qu'il s'amaſſe ſouvent dans l'eſtomach des mélancholiques, des matieres ténaces qui ſe dépravent & deviennent ameres, ce qui fait croire à ceux qui ſont ſujets à ces amas, qu'ils ſont fort bilieux. Nous avons obſervé auſſi qu'il s'accumule dans leur eſtomach un autre genre de matieres viſqueuſes qui ſont ſuſceptibles de fermentation acide, leſquelles approchent beaucoup de la nature des matieres viſqueuſes qui s'amaſſent dans l'eſtomach des pituiteux, & s'y aigriſſent, que les Anciens ont appellé pituite acide, & qui ſe diſtingue des précédentes en ce qu'elles ſont plus cruës, moins ténaces, & que leur acidité eſt moins vive; c'eſt pourquoi les Anciens les regardoient comme fort cruës & froides, au lieu que, ſelon eux, l'autre étoit fort chaude, ainſi qu'ils l'expriment fort clairement par ces termes, *eò acidior fit quò aduſtior.* La pituite acide qui s'accumule dans l'eſtomach s'oppoſe beaucoup aux digeſtions, elle relâche & affoiblit l'eſtomach, elle énerve les ſucs diſſolvans, elle communique ſon mouvement de fermentation aux alimens qui ſéjournent dans ce viſcere.

Crudités pituiteuſes dans l'eſtomach.

Crudités pituiteuſes, acides.

Il y a une autre ſorte de pituite viſqueuſe & épaiſſe que les Anciens ont appellée pituite vitrée, parce qu'elle a une couleur claire comme le verre;

Pituite vitrée.

elle s'amasse quelquefois en très-grande quantité dans l'estomach & dans les intestins, mais elle est moins susceptible de dépravation que la précédente; c'est pourquoi elle reste insipide; il paroît qu'elle est principalement formée des sucs muqueux qui sont fort cruds & surabondans dans le tempérament pituiteux: C'est ce genre de pituite qui fournit la matiere des crachats abondans, glutineux, épais & insipides que rendent les pituiteux.

Indications [q]ue fournis[se]nt les cru[di]tés pitui[te]uses dans [l'e]stomach.

Lorsque l'estomach & les intestins sont surchargés de pituite acide ou de pituite vitrée, il faut les évacuer au plûtôt, à cause des dérangemens qu'elles apportent dans les digestions; mais il faut ensuite rétablir les fonctions de l'estomach par les stomachiques chauds, telles sont *le poivre*, *la gentiane*, *l'absinthe*, *le kinkina*, *les baumes de la Mecque & du Pérou*, *la thériaque*, *l'opiat de Salomon*, *l'extrait de genievre*, *&c.* Nous sommes entrés ici dans des détails qui paroissent étrangers à la saignée, mais ils sont nécessaires pour donner des idées complettes des différentes dispositions vicieuses qui dépendent des différentes intempéries, & pour mieux faire connoître celles qui indiquent la saignée, & celles qui s'opposent à l'usage de ce remede, & on voit en même tems combien les vices de la digestion, qui est une des principales opérations de l'œconomie animale, dépendent des intempéries du corps, & combien on doit être attentif à ces intempéries pour y remédier avec discernement.

CHAPITRE V.

DES EFFETS de la Spoliation sur les différens sexes.

Différence entre les constitutions des deux sexes.

QUOIQUE les hommes & les femmes soient assujettis les uns & les autres aux mêmes genres de tempéramens & aux mêmes intempéries, on a observé à cet égard une différence qui peut mériter quelque attention. Les femmes ont en général une constitution plus débile que les hommes, & par cette constitution, tous les différens tempéramens ten-

La constitution des femmes tend au tempérament pituiteux.

dent toujours plus ou moins dans celles-ci vers le tempérament pituiteux; ainſi ces tempéramens, ſurtout le ſanguin & le bilieux ne ſe trouvent pas à un ſi haut dégré dans les femmes que dans les hommes. D'où il ſembleroit qu'elles ne devroient pas ſupporter des ſaignées auſſi fréquentes ni auſſi abondantes que celles que l'on peut preſcrire aux hommes ſelon leurs différens tempéramens. Cependant il y a dans les femmes une diſpoſition générale, qui paroît contredire cette induction. L'évacuation périodique du ſang qu'elles perdent tous les mois, depuis l'âge de puberté juſqu'à celui où finit leur fécondité, ne prouve-t'elle pas qu'il ſe forme plus de ſang dans les femmes que dans les hommes, & que par conſéquent le tempérament ſanguin domine plus dans celles-là que dans ceux-ci? D'où l'on pourroit conclure auſſi que les femmes ſont plus vigoureuſes, & plus fortes que les hommes. Mais l'obſervation détruit toutes ces conſéquences; auſſi ne ſont-elles établies que ſur un principe équivoque.

Les ſaignées conviennent-elles plus aux femmes qu'aux hommes?

Raiſons priſes de l'évacuation menſtruelle.

Les femmes, il eſt vrai, ont une évacuation périodique de ſang, c'eſt-à-dire, d'une petite portion de la masſe du ſang, & non pas uniquement de la partie rouge de cette maſſe : Or, pour conclure de-là que les femmes ont plus de ſang que les hommes, il faudroit être aſſuré que cette évacuation arrive, parce que la maſſe du ſang eſt plus fournie chez elles de partie rouge que dans les hommes, c'eſt ce qu'on ne prouvera pas; cette même évacuation ne ſe fait-elle pas au contraire, afin que la maſſe du ſang ſe trouve toujours moins fournie de partie rouge dans celles-là que dans ceux-ci? La conſtitution des femmes plus débile que celle des hommes, nous prouve déja que leur ſang, proprement dit, ſe forme plus lentement, & en moindre quantité, & que le tempérament ſanguin domine moins dans les femmes que dans les hommes; & elles ont de plus, l'évacuation dont nous avons parlé, qui entraîne encore chaque mois une portion de cette humeur, ce qui dégarnit d'autant la maſſe du ſang de ſa partie rouge; ainſi cette partie rouge doit donc par ces deux raiſons, être beaucoup moins abondante dans les femmes, que dans les hommes.

Elles ne favoriſent pas la ſaignée.

Les femmes abondent plus en sucs chyleux qu'en sang, pourquoi?

Cette disposition est conforme aux vûes de la nature ; les femmes ont besoin de beaucoup de sucs chyleux ou laiteux pour la nourriture de l'enfant pendant la grossesse, & pour l'allaiter après l'accouchement : Ainsi leur constitution doit renfermer les dispositions convenables pour ménager ces sucs, c'est-à-dire, pour ne les pas changer promptement en d'autres humeurs.

Cependant lorsque les femmes ne sont ni grosses, ni nourrices, ces mêmes sucs doivent se convertir en sang, & en d'autres humeurs ; mais ce changement ne se fait pas si promptement que dans les hommes, parce que l'action des vaisseaux est moins vigoureuse, & qu'elle est maintenue dans cet état, par une évacuation qui se fait régulierement tous les mois, & qui dépouille chaque fois la masse des humeurs, d'une portion de sa partie rouge ; ce qui entretient toujours dans les femmes, suivant leurs différens tempéramens, cette disposition qui retarde la destruction des sucs chyleux ou laiteux.

Raisons prises de la cessation des regles.

Mais lorsque le tems de la fécondité des femmes n'est pas encore arrivé,

& lorſqu'il eſt paſſé, la nature ne garde pas les mêmes précautions; dans le tems de l'accroiſſement des filles, les vaiſſeaux croiſſent par le moyen des liquides mêmes qui les étendent; & par la force de l'action organique de ces vaiſſeaux, qui mettent ces mêmes liquides en mouvement; ainſi la nature ne retranche rien alors de la partie rouge des humeurs, parce qu'elle eſt utile pour aider à l'accroiſſement. Quand le tems de la fécondité des femmes eſt paſſé, les ſucs chyleux ne doivent plus avoir d'autres uſages préciſément, que pour la production des humeurs qui ſont propres à ces femmes, ſimplement pour leur conſervation individuelle; ainſi la diſpotion des ſolides pour l'entretien des ſucs chyleux, deſtinés dans le tems de la fécondité, à la nourriture des enfans pendant les groſſeſſes, & après la naiſſance de ces enfans, cette diſpoſition, dis-je, peut varier quand ce tems eſt paſſé, il n'eſt plus beſoin que ces ſucs chyleux ſoient ſurabondans, le ſang peut ſe former alors plus promptement, & reſter dans les vaiſſeaux pour rendre leur action plus vigoureuſe, ſur-tout dans un âge où cette action commence par elle-même à devenir plus languissante ; d'ailleurs, dans cet âge, les fonctions de l'estomach sont moins expéditives, on est plus modéré sur la quantité des alimens que l'on prend, ensorte que les sucs chyleux, le sang, & les autres humeurs ne se produisent plus en assez grande quantité, pour entretenir comme auparavant, une évacuation périodique. Ainsi dans tous ces différens âges, le sang se trouve toujours dans une proportion convenable dans la masse des humeurs.

La crainte des ulceres à la matrice les favorisent.

Cependant nous ne nous conformons pas à cette œconomie naturelle, nous craignons que la nature n'ait pas prévû à tous les dérangemens qui peuvent naître de la cessation d'une évacuation ordinaire ; nous croyons devoir y suppléer, du moins pendant quelques années, par le moyen de la saignée, même dans les femmes qui jouissent d'une bonne santé, & même sans avoir égard à leurs différens tempéramens. Quelques exemples funestes d'ulceres à la matrice, ou de quelques-autres maladies arrivées après la perte des regles, nous font attribuer ces dérangemens au sang qui n'a plus ſon écoulement ordinaire, Nous connoiſſons ſi peu les cauſes qui font naître ces maladies, nous ſommes même ſi peu attentifs à la nature de ces mêmes maladies, & aux humeurs qui les forment, que nous n'héſitons point à les imputer à un changement ſenſible arrivé dans l'œconomie animale, c'eſt-à-dire, à la ſuppreſſion des regles; & dans cette idée, nous mettons toute notre confiance dans la ſaignée, pour prévenir de telles maladies.

Nous comprenons difficilement cependant, comment les femmes de la campagne qui négligent ce remede, n'y ſont pas plus, & même y ſont moins expoſées que les Dames & les Bourgeoiſes à qui les Médecins preſcrivent de fréquentes ſaignées. Nous croyons en trouver la raiſon dans l'exercice, ou dans les travaux des femmes de la campagne, ce qui les rend, à ce qu'on penſe, moins ſujettes à la pléthore ſanguine, & on croit même avoir remarqué, que ces femmes ont dans le tems de leurs regles, des évacuations de ſang moins conſidérables que celles qui habitent les Villes, & qui ſe donnent peu d'exercice. Cette remar-

Obſervations à ce ſujet peu fideles.

que eſt-elle bien ſûre ? Il y a à la Ville des femmes qui ont des évacuations fort grandes tous les mois, & d'autres qui n'en ont que très-peu ; on obſerve la même variété dans les femmes de la campagne. Or cette variété même n'exige-t-elle pas, du moins pour la comparaiſon, un détail fort étendu, dans lequel il eſt à préſumer que perſonne n'eſt entré exactement, d'autant plus qu'il faut diſtinguer la quantité du ſang qui eſt évacué, de la durée de l'évacuation ? L'exercice, comme on le ſçait, facilite ces évacuations ; celles des femmes de la campagne peuvent donc être plus promptes, & en même-tems plus abondantes, que celles des femmes qui ſe donnent peu d'exercice. On voit combien dans une telle diverſité la comparaiſon eſt difficile, & combien la prévention peut influer dans les déciſions de ceux qui ont prononcé ſur un ſujet auſſi peu ſuſceptible d'obſervations exactes ; les travaux pénibles peuvent, il eſt vrai, augmenter la deſtruction continuelle des humeurs, mais ils en hâteront auſſi la formation, & procureront des digeſtions plus promptes, qui permettent de prendre des alimens plus souvent, & en plus grande quantité ; ainsi ces exercices ne décident point de la quantité plus ou moins grande du sang.

Comment donc concevrons nous pourquoi les femmes qui négligent la saignée après la cessation de leurs regles, sont, communément, moins exposées à de mauvaises suites, que celles qui ont recours à ce remede ? Ne seroit-ce point parce que les maladies qu'on veut prévenir, sont moins produites par la quantité du sang, que par la cacochymie, ou la mauvaise qualité des humeurs : Or, il est à présumer que les femmes qui se donnent beaucoup d'exercice, sont moins sujettes à cette cacochymie, que celles qui se livrent à l'oisiveté.

Examen sur la nature des causes de ces ulceres.

La maladie qu'on redoute le plus à la suite de la perte des regles, & qui paroît dépendre le plus de cette circonstance, est l'ulcere de la matrice ; il faut donc faire attention à la nature & à l'origine de cette maladie, pour examiner si véritablement la cessation des regles peut occasionner cette maladie, & dans quel cas elle peut au moins y contribuer.

La lymphe est la cause

L'ulcere de la matrice qui est accompagné de tumeur dure, de douleurs fort vives, d'écoulemens très-fœtides, & qui est toujours funeste à la malade, est un cancer ulcéré, produit par une tumeur dont les commencemens ne sont pas remarquables, dont les progrès sont d'abord ordinairement fort lents, & qui est causé par des sucs lymphatiques, qui se rassemblent peu à peu dans la partie où ils se fixent, qui s'y dépravent*, & qui y acquierent enfin un tel dégré de malignité, qu'ils produisent un ulcere cruel & indomptable. On voit déja par cette description que ce n'est pas le sang, ou la partie rouge des humeurs, qui fournit la matiere de cette maladie, c'est une humeur lymphatique qui forme cette humeur; seroit-ce la grossiereté de cette lymphe qui l'oblige à s'arrêter, & à se fixer dans une partie? mais une lymphe trop épaisse qui s'engageroit dans les vaisseaux, ne formeroit-elle d'abord qu'une tumeur imperceptible, & dont les progrès seroient si lents? Cette humeur, qui par sa grossiereté se fermeroit à elle-même le passage, ne formeroit-elle pas incontinent une

matérielle de ces ulceres.

Ce n'est pas le sang qui les cause.

Ce n'est pas l'épaisseur de la lymphe qui en est cause.

* Voyez Mémoire de l'Auteur sur le vice des humeurs. Vol. 1. de l'Acad. de Chirurg.

tumeur conſidérable, ou plûtôt n'en formeroit-elle pas une multitude; car cette diſpoſition générale ne lui fermeroit-elle le paſſage, que dans un point d'une partie qui a un tiſſu uniforme, où elle devroit en même-tems s'arrêter également par-tout? Or, nous remarquons au contraire que ce genre de tumeurs, comme on l'obſerve par celles qui arrivent aux mammelles ſans cauſe extérieure, ſe forment inſenſiblement, & que ce n'eſt qu'après des progrès déja fort lents, qu'elles parviennent à la groſſeur d'un grain de ſézame; après, & avec la même lenteur, à la groſſeur d'un pois, enſuite à celle d'une aveline, & que ſouvent elles reſtent fort long-tems à peu près dans le même état. On ne peut donc pas attribuer la naiſſance de ces tumeurs à l'épaiſſeur de la lymphe.

Le principe de ces ulceres exiſte long-tems avant qu'ils ſe déclarent.

Il faut donc qu'il ſe trouve ſeulement dans les petits vaiſſeaux où elles ſe forment, quelque dérangement qui intercepte le cours de cette petite quantité de lymphe, qui eſt le principe d'une ſemblable tumeur; mais ce dérangement, que l'on ſuppoſe n'être pas occaſionné par une cauſe extérieure, n'eſt pas cauſé par les vaiſſeaux

Acrimonie des humeurs en eſt la cauſe primitive.

mêmes ; il faut que quelque cauſe agiſſe ſur eux, que quelque acrimonie, par exemple, les fronce, ou les déchire, ainſi que nous voyons que le virus d'un cancer ulcéré, occaſionne d'autres tumeurs chancreuſes, lorſqu'il paſſe dans la maſſe des humeurs, & ſur-tout lorſqu'on a amputé ce cancer ulcéré, qui donnoit continuellement iſſuë à ce virus.

Ce n'eſt pas l'acrimonie de la lymphe même qui en eſt l'origine.

Mais dans la premiere origine de pareilles tumeurs, d'où peut venir cette acrimonie? l'imputerons-nous à la lymphe même qui pénétre dans ces vaiſſeaux? Non, car nous ne la trouvons pas ſuſceptible d'acrimonie, tant qu'elle eſt aſſujettie au mouvement de la circulation, c'eſt-à-dire, avant qu'elle s'arrête & ſe fixe dans quelque partie; la lymphe n'eſt que la matiere, & non la premiere cauſe de la tumeur; cette premiere cauſe, ou cette acrimonie, appartient donc à d'autres ſubſtances. Or, nous connoiſſons deux genres de matieres auſquelles on peut l'attribuer: Les unes naiſſent naturellement en nous; tels ſont les ſucs excrémenteux retenus trop long-tems dans la maſſe des humeurs: Les autres nous ſont étrangeres; telle les ſont celles qui infectent la maſſe des humeurs, comme les virus, les ſanies, & toutes les ſubſtances âcres lorſqu'elles s'inſinuent dans les vaiſſeaux & ſe mêlent avec les humeurs. Voilà donc les ſources qui peuvent fournir la cauſe primitive du genre de tumeurs dont il s'agit.

Mais quel rapport peuvent avoir de telles cauſes, avec la partie rouge du ſang qui ceſſe de s'écouler par la voye des regles, & qui nous engage à recourir à la ſaignée, pour prévenir ces cancers qui arrivent quelquefois à la matrice, dont nous ne nous appercevons que très-tard, & pour leſquels nous ordonnons ſouvent ce remede par précaution, long-tems après qu'ils ſont formés, & qu'ils exiſtent ſous la forme de tumeurs cachées & incurables, dont nous n'avons encore aucune connoiſſance. Nous preſcrivons donc la ſaignée indiſtinctement à toutes les femmes après la perte des regles, ſans aucune indication diſtincte, & ſans aucun diſcernement.

Indication incertaine pour la ſaignée dans ce cas.

Ces maladies exiſtent long-tems avant qu'elles ſe déclarent.

On me rappellera peut-être l'exemple des tumeurs chancreuſes des mammelles, pour prouver le rapport qu'il y a entre ces tumeurs & la ceſſation

Pourquoi les tumeurs chancreuſes augmentent après la ceſſation des regles.

des regles, & pour montrer la néceſſité qu'il y a alors de recourir à la ſaignée ; car on ſçait, combien ce terme eſt redoutable pour les femmes qui ont de telles tumeurs : N'obſerve-t-on pas en effet, que ſouvent ces mêmes tumeurs reſtent dans un état fixe, ou font peu de progrès, tant que l'évacuation périodique des regles continuë ? Mais lorſqu'elle vient à manquer entierement, elles deviennent plus douloureuſes, & augmentent quelquefois beaucoup en fort peu de tems, & dégénerent bientôt en cancer ulcéré ; c'eſt donc la perte des regles qui occaſionne ces déſordres, il eſt donc néceſſaire pour ſuppléer à cette évacuation, de recourir à la ſaignée.

L'obſervation nous aſſure de la vérité de la premiere partie de ce raiſonnement, mais elle n'en prouve pas également la ſuite, car ſi l'obſervation nous eût appris que la ſaignée pût tenir lieu des regles, par rapport à ces tumeurs, la ceſſation de ces regles, qui eſt alors ſi redoutable, le feroit beaucoup moins pour les femmes qui ont aux mammelles, les germes de ces tumeurs chancreuſes ; mais on compte peu ſur ce remede, pour arrêter ou retarder les progrès d'un mal si funeste. Ce seroit penser en effet bien superficiellement, que de croire que ces deux évacuations sont semblables, parce qu'elles ont l'une & l'autre la même couleur, ou si l'on veut, parce que chacune d'elles enleve une portion de la partie rouge des humeurs, une portion, dis-je, d'une humeur qui n'est point elle-même suspecte par ses qualités. Il suffit d'être un peu attentif à la maniere dont se fait l'évacuation des regles, pour appercevoir une grande différence entre cette évacuation, & celle de la saignée; la nature qui la prépare chaque fois, qui la dirige & qui l'exécute; l'organe par lequel elle se fait, le tems qu'elle dure, &c. Toutes ces circonstances ont-elles aucun rapport avec la saignée? N'est-il pas visible que l'évacuation périodique des femmes, ne se borne pas uniquement à enlever une partie de la masse du sang, ou des humeurs contenues dans les vaisseaux sanguins, comme fait simplement l'évacuation qu'on obtient par la saignée? Mais n'est-il pas à présumer, que les humeurs vicieuses répandues dans toute la masse des hu-

Différence entre la saignée & l'évacuation des regles, l'une ne supplée pas à l'autre.

meurs, doivent trouver régulierement une iſſuë par la voye des regles, parce que par le mouvement continuel de tous les liquides, & par leur retour ſucceſſif dans les vaiſſeaux ſanguins, ces humeurs vicieuſes paſſent par les vaiſſeaux de la matrice, & ſont reçûes devant & pendant l'évacuation des regles, par les couloirs de ces émonctoires pour être expulſées ? Ainſi la nature dirigeant elle-même l'excrétion de ces matieres nuiſibles, & s'en débaraſſant par cette voye, eſt totalement privée de cet avantage, lorſque les regles ſont entierement ſupprimées.

Pourquoi la ſaignée ne produit-elle pas le même effet que les regles ?

On dira peut-être, que ces mêmes matieres s'échappent auſſi avec les autres humeurs qui ſont évacuées par la ſaignée ; mais on doit remarquer, qu'étant répanduës dans toute la maſſe des liquides, l'évacuation ſubite de la ſaignée n'en peut enlever qu'à proportion de la quantité du liquide qu'elle évacuë. Or cette évacuation, comme on l'a déja obſervé, ne diminuë pas de $\frac{1}{100}$ la maſſe des liquides ; ainſi la ſaignée ne peut diminuer les humeurs vicieuſes que dans cette même proportion. Or, quel avantage peut-on espérer d'une telle diminution ?

Dangers de la confiance pour la saignée en ce cas.

On compte donc trop sur la saignée, pour prévenir, ou pour arrêter, ou retarder les progrès des tumeurs chancreuses qui se forment à la matrice, ou qui y sont formées, du moins sous un petit volume, depuis long-tems : Et cette confiance fait négliger les vraies indications qu'on a à remplir, sur-tout dans les femmes cacochymes, où la pléthore du sang n'est pas à craindre, & où toutes nos vûes doivent tendre à corriger & enlever des matieres nuisibles, qui infectent la masse des humeurs, & qui sont d'un caractere à s'opposer par elles-mêmes à leur excrétion, par les filtres destinés à la dépuration continuelle des humeurs. L'usage du lait ou du petit-lait, celui des spécifiques, si on soupçonne quelque infection scorbutique ou vénérienne, sont les principaux correctifs qu'on peut opposer à l'acrimonie des humeurs, les légers purgatifs continués, les désopilatoires, les diaphorétiques, les stomachiques, les eaux minérales, & les autres apéritifs dont nous avons parlé dans les articles précédens, pres-

Vraies indications à remplir.

crits avec discernement, selon les tempéramens, peuvent être alors plus utiles que la saignée pour procurer continuellement l'excrétion des matieres vicieuses. On remédie aux mauvaises dispositions du corps, en consultant les tempéramens, pour modérer l'action trop forte des vaisseaux, ou pour la ranimer & la fortifier, lorsqu'elle est trop débile ou trop languissante, pour assouplir & relâcher les solides trop rigides, ou trop resserrés, ou pour les raffermir lorsqu'ils sont trop souples, ou trop relâchés.

Cas où la saignée est utile ici.

On doit recourir à la saignée, lorsque la partie rouge des humeurs surabonde, qu'elle gêne l'action des solides, & s'oppose aux sécrétions, ou lorsque ce remede est nécessaire, surtout dans les tempéramens sanguins, bilieux & mélancholiques : Mais on doit l'éviter dans le tempérament pituiteux, & dans tous les cas où la partie rouge du sang est en trop petite quantité, parce qu'alors il affoiblit trop l'action des solides, & ralentit les sécrétions, & par cette même raison aussi, il est très-nuisible aux personnes cacochymes.

Cas où elle est nuisible.

Si les pertes de sang des

Lorsque les femmes ont été fort

ſujettes pendant le tems de leurs regles aux pertes de ſang, on craint beaucoup, & avec raiſon, les ſuites de la ſuppreſſion totale d'une évacuation abondante & habituelle, & on regarde l'uſage des ſaignées un peu fréquentes, comme le moyen le plus ſûr pour les prévenir. Si ces hémorrhagies étoient cauſées par l'abondance du ſang, on auroit une indication bien décidée pour la ſaignée. Mais il eſt aiſé de s'appercevoir que ces pertes de ſang doivent avoir une autre cauſe; car la pléthore ſanguine rendroit ſeulement l'évacuation des regles plus copieuſe, comme il arrive aux femmes d'un tempérament ſanguin, & qui jouiſſent d'une bonne ſanté; au lieu que les hémorrhagies arrivent ordinairement aux femmes débiles, valétudinaires, cacochymes, & dont la maſſe du ſang eſt fort fluide, parce que l'action des vaiſſeaux eſt trop foible pour former beaucoup de ſang, ou qu'elle eſt toujours un peu troublée par l'acrimonie des humeurs, & qu'elle diſſout une partie du ſang en humeur glaireuſe, comme on le remarque ſouvent en effet, par le ſang qu'on leur tire par la ſaignée, où cet-

femmes indiquent la ſaignée.

te humeur qui s'éleve au-dessus y prend une consistance plus ou moins glaireuse, ou plus ou moins coëneuse, selon que le jeu des vaisseaux, cause plus ou moins de chaleur dans la masse des humeurs : Or, la saignée est peu favorable dans ces dispositions ; car si c'est par le tempérament que le jeu des vaisseaux est fort débile, & qu'il forme peu de sang, il est visible que la saignée est alors fort nuisible.

Cas où la saignée est inutile.

Si c'est par la mauvaise qualité des humeurs, que cette action devient peu propre à former du sang, ou à en entretenir la durée, ou si ce sont les mauvaises humeurs elles-mêmes qui le détruisent, quel avantage peut-on tirer de la saignée contre de telles dispositions, lorsque la quantité du sang n'y a aucune part, ou lorsqu'au contraire la masse du sang est trop peu garnie de cette humeur ?

Indication à remplir.

Les plus sçavans Médecins ont réduit l'acrimonie qui se forme dans les humeurs, c'est-à-dire, l'acrimonie des sucs excrémenteux retenuë dans les vaisseaux, à deux classes, sçavoir, à l'acrimonie bilieuse, & à l'acrimonie du *serum* salé. Outre ces deux classes, il y en a une autre dont nous avons parlé, qui eſt étrangere à l'œconomie animale; tels ſont les virus, & autres ſubſtances nuiſibles, qui infectent la maſſe des humeurs; ajoutons-y les matieres dépravées produites par les mauvaiſes digeſtions, & toutes les ſubſtances âcres qui peuvent venir du dehors s'inſinuer dans nos vaiſſeaux; mais parmi toutes ces matieres vicieuſes, ce ſont celles qui ſe reproduiſent, ou qui ſe renouvellent, qui cauſent & entretiennent les mauvaiſes diſpoſitions habituelles; ainſi ce ne peut être que par un régime approprié & continuel, & par un long uſage des remedes convenables, qu'on peut les corriger, & en faciliter continuellement l'expulſion.

L'acrimonie bilieuſe qui peut entretenir les pertes de ſang.

L'acrimonie bilieuſe peut n'être pas toujours l'effet d'une intempérie bilieuſe; car l'excrétion des excrémens bilieux peut être empêchée ou diminuée, lorſque par des diſpoſitions défectueuſes des filtres, ou par celles de ces humeurs, elles ne ſont évacuées qu'imparfaitement, & l'état vicieux de ces mêmes humeurs retenuës, augmente enſuite les mauvaiſes diſpoſitions des organes excrétoires, & entretient perpétuellement un défaut de dépuration dans les humeurs.

L'acrimonie séreuse qui peut aussi entretenir ces pertes.

L'acrimonie du *serum salsum*, ou de la pituite salée, naît aussi d'un défaut d'excrétion, & par des causes de même genre. Le *serum* salé est la partie aqueuse de nos humeurs qui se charge du sel tartareux fixe, & qui doit l'entraîner principalement par la voye des urines & de la transpiration. Cet excrément & l'excrément bilieux se remarquent facilement dans les urines; car on en tire ce sel tartareux par crystallisation. On découvre aussi la bile excrémenteuse, en faisant évaporer l'urine jusqu'à ce qu'elle acquiere une consistance un peu liée, & alors elle se trouve presque réduite à une matiere bilieuse. Ainsi ces deux excrémens si susceptibles d'acrimonie, doivent être continuellement expulsés, avant qu'ils deviennent nuisibles par un trop long séjour dans la masse des humeurs, où ils acquereroient par l'action des vaisseaux, & par la chaleur qu'elle cause, une acrimonie qui les feroit sortir du dégré d'affinité qu'ils doivent avoir avec les filtres destinés à les séparer, & à les expulser; car alors ils se ferment eux-mêmes leurs issuës, en irritant & en fronçant ces couloirs, & dans ce cas, il faut, pour en procurer l'évacuation, corriger, adoucir & délayer ces matieres, & relâcher les solides. On satisfait à ces indications par l'usage du lait, des substances farineuses, des bains, des eaux minérales, par l'exercice, &c.

Cas où la saignée convient contre les pertes de sang.

La saignée peut convenir aussi, si la quantité du sang gêne l'action des vaisseaux, ou s'il est nécessaire de la modérer par ce remede, sur-tout lorsque la perte est une véritable hémorrhagie, où le sang est fort rouge, & où l'écoulement est si prompt & si abondant, que l'on craint pour la vie de la malade; alors une grande saignée souvent réussit par la foiblesse qu'elle cause, & par le resserrement subit des vaisseaux que cette prompte évacuation procure : On a d'ailleurs recours aux astringens, aux applications de linges, ou d'éponges trempées dans l'eau froide, ou dans l'oxicrat, au dos, aux cuisses, & même sur le ventre, si le cas est fort pressant; il ne faut pas alors chercher à réveiller les forces de la malade, parce que la foiblesse contribuë beaucoup à faire cesser l'hémorrhagie.

Si la saignée est utile pour provoquer les regles.

Mais la saignée est nuisible lorsque l'action des solides est trop languissante, par la nature même du tempérament, ou la dissolution des humeurs ; car dans ce cas le défaut d'excrétion des sucs vicieux, dépend plus de la débilité de l'action organique des excrétoires, & de l'imperfection de ces mêmes excrémens, que de leur acrimonie: Cette cacochymie oblige alors de recourir aux remedes stimulans, qui peuvent provoquer l'évacuation des sucs vicieux, c'est-à-dire, aux apéritifs, aux martiaux, aux diaphorétiques, aux légers purgatifs, plus ou moins actifs, selon le tempérament des malades : Voilà la conduite que la théorie prescrit, & que tous les grands Maîtres suivent, pendant l'âge du cours des regles & après leur cessation, lorsqu'elles étoient accompagnées de pertes habituelles causées par cacochymie, afin de prévenir les accidens que cette suppression peut occasionner.

Cas où la saignée est nuisible.

L'usage de la saignée pour faire paroître les regles aux filles, ou pour les provoquer lorsqu'elles sont retenues, ne demande pas moins d'attention ; car dans ces cas, le sang se trouve ſouvent tellement diſſout & détrempé, qu'il exclud toute indication pour ce remede ; c'eſt ce qui arrive à toutes les filles & femmes, que l'abſence des regles jette dans cet état de pâleur, d'amaigriſſement, & de langueur, que l'on appelle *pâles couleurs*. Or, dans un tel état, quel effet pourroit-on attendre de la ſaignée, ſinon d'augmenter la maladie, & d'éloigner la guériſon * ; toutes nos reſſources dans ce cas ſont, l'exercice, les bons alimens pris dans une quantité proportionnée aux facultés de l'eſtomach, & les remedes propres à provoquer l'évacuation, mais adminiſtrés avec circonſpection, ſelon l'état & le tempérament de la malade. Comme la force de l'action organique des vaiſſeaux, eſt le principal agent dans l'opération que l'on déſire, & que cette force dépend d'une quantité convenable de

* *Sunt, quibus longo tempore parùm fit ſanguinis, & præſertim virgines decolores. Aliis pauco tempore multùm fit ſanguinis, & hos audaciùs phlebotomabis. Conſiderare hoc oportet, quoniam cùm non fiat ſanguis, niſi poſt multas eaſque difficiles mutationes ; carnificis eſt, non autem medici ita liberaliter & parvâ de causâ venam aperire, cùm ſanguis naturæ theſaurus ſit & amicus.* Ballon. Epid. l. 2, pag. 164.

Indications à remplir.

sang, il faut éviter les remedes qui peuvent contribuer à détruire cette humeur, & choisir les alimens les plus propres à la réparer; le lait convient beaucoup ici, lorsque les malades en peuvent soutenir l'usage, on le prescrit avec le saffran qui convient pour empêcher qu'il ne se déprave dans l'estomach, & qui est lui-même un fort bon emménagogue. Peut-être craindra-t-on que cet aliment n'épaississe le sang; mais ce préjugé est si ridicule, que ceux qui ont quelques connoissances de la nature de nos humeurs, appercevront facilement qu'il n'y a que l'ignorance la plus grossiere qui ait pû introduire dans la Médecine une telle opinion. Les remedes stomachiques, les différens emménagogues prescrits avec discernement selon l'état & le tempérament de la malade, sont alors beaucoup mieux indiqués que la saignée.

Nous ne parlerons pas des effets de la spoliation dans les hommes, & ce que nous en avons dit par rapport aux tempéramens & aux imtempéries suffit; nous n'avons plus qu'à considérer ces effets, selon les différens âges.

CHAPITRE VI.

DES EFFETS de la Spoliation ſelon les différens âges.

Effets de la faignée dans les enfans.

NOus nous bornerons ici aux premiers tems de la jeuneſſe & à la vieilleſſe ; ce que nous avons dit ci-devant en général doit s'appliquer aux adultes. Outre le tempérament dominant de chaque enfant, on y remarque les caracteres des tempéramens bilieux & pituiteux, car les enfans ont le pouls plus fréquent & plus mol que les adultes ; lorſqu'un enfant eſt de tempérament pituiteux, il paroît que ce tempérament devroit dominer exceſſivement ; mais il eſt modéré par des diſpoſitions oppoſées qui tiennent du tempérament bilieux. Il en eſt de même dans les enfans dont le tempérament eſt bilieux ; car ce tempérament dominant y eſt corrigé par une conſtitution qui tient du tempérament pituiteux. Cette derniere conſtitution, qui conſiſte dans la grande ſoupleſſe des vaiſſeaux, rend le ſang plus fluide. Celle du tempérament bilieux, qui auſſi ſe trouve toujours dans les enfans, quelque tempérament qu'ils ayent d'ailleurs, contribue auſſi à la fluidité du ſang, & donne beaucoup d'activité aux récrémens diſſolvans. Ainſi, lorſque le tempérament de l'enfant eſt ſanguin, ou mélancholique, il ſera moins ſanguin ou moins mélancholique que dans les adultes qui ont l'un ou l'autre de ces tempéramens; d'où il eſt aiſé de conclure que les enfans n'ont pas comme les adultes beſoin de ſaignée, pour donner de la fluidité à leurs humeurs, & faciliter le jeu des vaiſſeaux, puiſque ces humeurs ſont fort coulantes, & ces vaiſſeaux fort agiles. Il n'y a donc que dans des maladies où la ſaignée eſt néceſſaire par la nature de ces maladies mêmes, comme dans les maladies inflammatoires, où l'on doive preſcrire ce remede aux enfans, en le proportionnant à leur âge; car ſi le volume de leur corps eſt, par exemple, le tiers de celui du corps d'un adulte, la ſpoliation que procure la ſaignée ſe fera dans la même proportion ; en ſorte que l'évacuation d'une palette de ſang cauſera, par rapport à l'enfant, une ſpoliation auſſi grande que celle que feroit dans un adulte une évacuation de trois palettes : Mais comme les enfans ont naturellement la maſſe du ſang plus fluide, & les vaiſſeaux plus ſouples que les adultes, on comprend auſſi qu'il n'eſt pas néceſſaire de leur multiplier les ſaignées autant qu'aux adultes, reſpectivement aux tempéramens des uns & des autres.

Effets de la ſaignée dans la vieilleſſe.

La vieilleſſe apporte dans les ſolides des diſpoſitions à peu près ſemblables à celles qui ſe trouvent dans le tempérament mélancholique, & ces diſpoſitions produiſent auſſi à peu près les mêmes effets que dans ce tempérament, tant par rapport aux opérations du corps, qu'à celles de l'eſprit. Depuis peu, un Médecin fort partiſan de la ſaignée, a crû trouver dans les vieillards de fortes indications pour ce remede : La rigidité ou la ſécchereſſe de leurs vaiſſeaux, l'acrimonie de leurs liquides trouvent, ſelon lui, dans la ſaignée, un émollient & un adouciſſant capable de les rendre beaucoup moins défectueux

& beaucoup moins nuiſibles. Mais ces diſpoſitions vicieuſes ſont malheureuſement accompagnées de circonſtances qui empêchent qu'on obtienne de la ſaignée les avantages dont il ſe flatte; car les ſaignées, ſurtout lorſqu'elles ſont abondantes, ne peuvent convenir avec un dépériſſement de force & d'activité qui arrive par la vieilleſſe au jeu des vaiſſeaux, & elles ne peuvent remédier au défaut de la tranſpiration & des autres excrétions, qui eſt la cauſe de l'acrimonie qui domine dans les humeurs des vieillards. Des ſaignées abondantes augmenteront extrêmement la foibleſſe de l'action des ſolides; cette action deviendra ſi débile & ſi languiſſante dans les organes excrétoires, qu'ils ſatisferont beaucoup moins encore à leurs fonctions, & que les ſucs excrémenteux étant plus retenus dans les humeurs, deviendront plus nuiſibles par leur quantité & par leurs mauvaiſes qualités. La ſaignée n'eſt donc pas, comme le croit cet Auteur, un remede ſpécifique contre les infirmités de la vieilleſſe. *

* *Detractio ſanguinis, niſi ſi quando res urgeat,*

Il ne faut pas, à la vérité, n'envisager dans les vieillards que le dépérissement des forces. On doit encore être attentif à leurs différens tempéramens, parce que ce dépérissement est moins désavantageux aux sanguins & aux bilieux, qu'aux mélancholiques & aux pituiteux ; car il est visible que la saignée, qui dans la vieillesse doit être fort nuisible aux pituiteux, & qui convient peu aux mélancholiques, peut être dans beaucoup de cas fort avantageuse aux sanguins & aux bilieux, parce que le jeu des vaisseaux qui est vigoureux dans ces deux derniers tempéramens, conserve beaucoup de cette vigueur dans la vieillesse, & quoiqu'elle diminue, elle n'empêche pas que la masse du sang ne soit toujours aussi garnie de partie rouge, parce que si elle se forme moins promptement, elle se détruit aussi plus lentement. Or, comme elle peut se trouver en assez grande quantité pour gêner l'action des solides devenus par eux - mêmes moins agiles,

spiritus exhaurit, vires exolvit, oculos hebetat, corpus siccat, maturam senectutem reddit. Ballon. Lib. de Urin. Hypòlt. *pag.* 102. *idem* Conf. 5. lib. 2. p. 203.

elle peut rallentir l'action des excrétoires, & s'opposer à la dépuration des humeurs, & retarder la circulation, surtout dans les plexus du cerveau ou dans les autres petits vaisseaux de ce viscere, & y causer des embarras, des concrétions, des dilatations anevrismales ou variqueuses, des érosions, des ruptures, des épanchemens, des apopléxies, ce qui arrive plus ordinairement dans la vieillesse que dans la jeunesse. Les saignées de précaution peuvent être salutaires aux vieillards, où la partie rouge peut se former en telle quantité, qu'elle rende la masse du sang peu coulante, & qu'elle gêne l'action des vaisseaux qui, dans cet âge, perdent beaucoup de leur activité; mais on doit remarquer aussi que la saignée n'est pas un remede sûr ni suffisant pour prévenir les apopléxies causées par la stagnation du sang retenu dans les lacs variqueux, où il acquiert par le croupissement une acrimonie qui altere & corrode les parois du vaisseau où il séjourne: Or ce sont les grandes dilatations variqueuses ou anevrismales des vaisseaux du cerveau qui sont la cause la plus

Usage de la saignée pour prévenir l'apopléxie.

Elle n'est pas un remede sûr pour prévenir cette maladie.

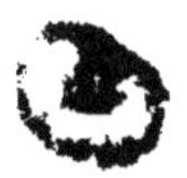

ordinaire des apopléxies ſanguines; ainſi il faut recourir fréquemment à l'uſage des remedes fort délayans & dépurans, & faciliter l'écoulement des hémorrhoïdes à ceux à qui cette évacuation eſt ordinaire, parce que cette même évacuation retardée, ou entierement ſupprimée, contribue ordinairement beaucoup aux affections de la tête: On doit être attentif à ne pas gêner dans l'habillement les veines du col, de crainte de retarder le cours du ſang dans les vaiſſeaux de la tête, car cet obſtacle qu'on oppoſe imprudemment à la circulation, occaſionne ſouvent, même dès la jeuneſſe, ces varices, qui enfin deviennent funeſtes.

CHAPITRE VII.

DE LA DIMOTION que procure la Saignée.

NOUS entendons ici par dimotion, le déplacement des humeurs qui ſe ſont arrêtées dans les vaiſſeaux d'une partie, & que la

Ce que c'est que dimotion.

ſaignée fait rentrer dans le courant de la circulation.

D'où on fait dépendre la dimotion.

On a attribué cet effet de la ſaignée à l'évacuation, à la dérivation & à la révulſion que procure ce remede ; mais ces cauſes conſidérées en elles-mêmes y contribuent très-peu, comme nous allons le remarquer. C'eſt principalement à la ſpoliation & à l'affoibliſſement que produit la ſaignée, que nous devons attribuer cet avantage.

Si l'évacuation procure la dimotion.

On a ſuppoſé que l'évacuation cauſoit par la diminution du volume des liquides, une déplétion dans les vaiſſeaux, qui mettoit ces liquides plus au large, & qui par-là facilitoit non-ſeulement la circulation, mais procuroit encore le déplacement des humeurs arrêtées ; parce que les veines qui viennent de la partie où ces humeurs ſont arrêtées, étant moins remplies, recevoient plus facilement ces mêmes humeurs. Mais, comme nous l'avons prouvé, ce n'eſt pas une déplétion qu'on obtient par l'évacuation de la ſaignée ; c'eſt au contraire un reſſerrement des vaiſſeaux proportionné à la diminution de la maſſe des liquides, excepté dans le cerveau où elle ne cauſe ni diminution de liquides, ni déplétion, ni reſſerrement de vaiſſeaux: Or, le reſſerrement que l'évacuation procure dans tous les vaiſſeaux acceſſibles à la compreſſion de l'air extérieur, exclud des vaiſſeaux heureuſement ce prétendu vuide qu'on ſuppoſe, lequel ſeroit contraire aux loix de l'œconomie animale, & occaſionneroit le dégagement d'une partie de l'air renfermé dans les liquides; cet air qui reprendroit toute ſa force élaſtique, qui ſe raſſembleroit en divers endroits, & ſe raréfieroit, interromproit dans ces endroits la colonne de liquides, en occupant dans les vaiſſeaux des eſpaces proportionnés à ſon volume. C'eſt ce qu'on a effectivement remarqué pluſieurs fois dans les vaiſſeaux de ceux qui ſont morts après avoir ſupporté de très-grandes & très-promptes évacuations de ſang. Le reſſerrement qui, lorſqu'il ſe fait aſſez promptement dans tous les vaiſſeaux, prévient cet accident, ne peut ſe concilier avec les idées des Médecins qui prétendent cauſer par la ſaignée, une déplétion capable de rappeller dans le courant de la circulation, les humeurs arrêtées dans les vaiſſeaux d'une partie.

Où la dimotion peut ſe faire.

La dimotion, que procure la ſaignée, ne peut gueres déplacer que les humeurs de la maſſe du ſang qui ſont arrêtées par l'interception de la circulation dans quelque partie, & préciſément dans les vaiſſeaux ſanguins mêmes, ſur-tout dans les arteres capillaires de cette partie. Ainſi on doit peu compter ſur la ſaignée, pour déplacer les humeurs arrêtées dans les autres genres de vaiſſeaux ſanguins, parce que ces effets ne s'étendent gueres juſques-là ; car ce n'eſt que par ceux qu'elle produit ſur les vaiſſeaux, & ſur la maſſe du ſang qu'ils renferment, que ce remede peut rétablir le cours de la circulation dans la partie où il eſt intercepté.

Cette interception eſt toujours ſuivie d'engorgement & d'inflammation, lorſqu'elle arrive dans les arteres, ſur-tout dans les arteres capillaires, & lorſque le mouvement de pulſation de ces arteres n'eſt point éteint ; car c'eſt ce mouvement même qui cauſe la chaleur, & qui la rend exceſſive, quand il s'augmente, & qu'il agit continuellement ſur un ſang, qui reſte

reste longtems exposé à l'action de ces mêmes arteres où son cours est arrêté ou retardé. C'est principalement dans les arteres, sur-tout dans les arteres capillaires, & non dans les veines, qu'il s'arrête ; car le calibre de ces arteres diminuant de plus en plus, à mesure qu'elles se ramifient, les passages du sang y deviennent de plus en plus étroits ; ainsi le moindre obstacle suffit pour y intercepter la circulation. Au contraire le calibre des veines augmentant, à mesure que leurs capillaires forment des branches, & que ces branches forment des troncs, le sang qui coule dans ces vaisseaux, passe toujours d'un chemin étroit dans un plus large ; ainsi son cours n'y peut pas être aussi facilement intercepté que dans les capillaires artériels ; c'est donc dans ces derniers, où la circulation du sang s'arrête, & alors l'inflammation survient nécessairement ; car il ne s'agit pas ici du sang extravasé, ni du sang arrêté dans les veines par des étranglemens ou des ligatures, &c. où il forme de simples engorgemens.

La spoliation procure la dimotion, ou le rétablissement du cours sang, dans les cas dont on vient de parler, *La dimotion dépend de la spoliation.*

par les effets qu'elle cause sur les tuniques des vaisseaux sanguins, & sur les humeurs qu'ils renferment. Le principal effet qu'elle produit dans les humeurs, est de les rendre beaucoup plus fluides & plus coulantes; ces dispositions qui se communiquent au sang arrêté, facilitent beaucoup son écoulement, & son mouvement progressif dans les passages où il s'est engagé, & où il est retenu, lorsqu'il n'y a pas une cause, ou un obstacle qui s'y oppose trop puissamment.

Propriétés de la saignée contre les inflammations.

Par les effets que la spoliation cause sur les vaisseaux, elle facilite l'action de leurs membranes, & elle les rend plus souples, plus flexibles, plus extensibles; elle dissipe leur contraction, ou leur resserrement spasmodique, qui est la cause la plus ordinaire de l'interception du cours du sang dans les capillaires artériels, & alors ces mêmes membranes devenues plus flexibles, & plus actives, remuent & déplacent le sang arrêté, & lui font reprendre son mouvement de circulation; mais ce rétablissement du cours du sang n'est procuré par la saignée, que lorsqu'elle peut dissiper le froncement des capillaires artériels, ce qui n'eſt pas auſſi ordinaire qu'on pourroit ſe l'imaginer ; l'expérience nous prouve au contraire, que le plus ſouvent il réſiſte aux ſaignées les plus abondantes, & l'inflammation continuë malgré ces ſaignées, auſſi longtems que ſi l'on n'avoit point, ou peu ſaigné, c'eſt-à-dire, qu'elle dure juſqu'au terme ordinaire de la réſolution des inflammations, qui ſe terminent naturellement par elles-mêmes, je veux dire, par le changement qu'elles cauſent dans les humeurs arrêtées, & qui produit leur réſolution, comme nous l'avons expliqué ailleurs. * Cependant les Praticiens trop prévenus en faveur de la ſaignée, ne croyent pas moins alors avoir guéri la maladie, par celles qu'ils ont preſcrit pendant tout le cours de cette maladie. Ils n'ont pas fait attention qu'une pleuréſie, par exemple, où l'on a beaucoup multiplié les ſaignées, & une autre où l'on aura peu ſaigné, ont ordinairement l'une & l'autre la même durée, & ſe terminent dans le même tems. Cet exemple eſt néanmoins très-fréquent ; & pour ſe déſa-

Inflammations qui ne cé lent pas à la ſaignée.

* Traité de la Suppuration.

buser, il suffit de comparer la guérison de ces maladies traitées par des Médecins qui font saigner excessivement, avec la guérison de celles qui sont traitées par d'autres Médecins qui font peu saigner : Il ne faut pas cependant que ce que je dis ici, induise en erreur ; quoique les inflammations qui guérissent avec des pratiques si opposées, ayent la même durée, je n'assure pas que les succès soient aussi fréquens, & également heureux : Je dis seulement, que dans presque toutes les pleurésies, les saignées abondantes n'avancent pas la guérison, mais elles peuvent l'assurer, & souvent aussi elles peuvent y être fort contraires ; c'est ce que nous examinerons ailleurs plus particulierement, je me borne présentement à mon objet, c'est-à-dire, à la maniere d'agir, & à l'efficacité de la saignée dans les inflammations.

Inflammations qui cédent plus facilement à la saignée.

Il y a d'autres inflammations, comme la squinancie purement inflammatoire, l'inflammation des intestins, l'érésipelle vraie, les inflammations accidentelles, comme celles des playes, & celles qui sont causées par des irritations extérieures, &c. qui quelquefois cédent dès les premiers jours aux ſaignées promptes & abondantes ; les grandes inflammations phlegmoneuſes qui occupent profondément le corps graiſſeux, ſe terminent rarement avant le tems de la réſolution, & dégénerent le plus ſouvent en abſcès ; ainſi les ſuccès de la ſaignée varient beaucoup, ſelon les cauſes & les différens genres de l'inflammation, même d'inflammation pure. Mais dans la plûpart des inflammations cauſées par une grande acrimonie, ou celles qui tendent à la gangrene, la ſaignée y eſt preſque toujours inutile, & ſouvent nuiſible ; les ſuccès qu'elle a dans certaines inflammations, ne doit pas nous la faire regarder comme avantageuſe dans toutes les inflammations ; ces préventions générales ſont pernicieuſes dans la pratique.

L'affoibliſſement occaſionné par la ſaignée peut cauſer la dimotion.

L'affoibliſſement momentané qui arrive ordinairement vers la fin de la ſaignée, ou après, peut encore être regardé comme une cauſe de dimotion. Dans le moment de cet affoibliſſement, le ſang eſt pouſſé des capillaires artériels dans les veines, & le cœur dont l'action vient à être interceptée, n'envoye plus, ou preſque plus, de ſang dans les arteres; l'action de ces vaiſſeaux devient auſſi fort languiſſante, ils ne refourniſſent pas leurs capillaires, le ſang reſte comme arrêté dans les gros vaiſſeaux artériels & veineux, les capillaires des uns & des autres ſe trouvent fort dégarnis, c'eſt pourquoi la peau devient fort pâle; on voit que dans les inflammations extérieures, ſur-tout dans les éréſypelles, la rougeur diminuë beaucoup dans le tems de cet affoibliſſement; on ne peut donc pas douter qu'alors une partie du ſang arrêté dans la partie enflammée, ne ſoit déplacé & ne paſſe dans les veines, & que l'engorgement de l'inflammation ne diminuë, du moins pendant l'affoibliſſement. La dimotion que la ſaignée procure, eſt donc l'effet de l'action des vaiſſeaux, facilitée par la fluidité de la maſſe du ſang, ou dérangée pour un moment, par l'affoibliſſement dont je viens de parler. Mais dans ce dernier cas, la dimotion n'eſt que paſſagere & accidentelle; il n'y a que celle qui ſe fait par l'action ſuivie des vaiſſeaux, facilitée par l'augmentation de la fluidité des liquides que cauſe la ſpoliation, qui ſoit durable, qui faſſe du progrès,

& qui puiſſe enfin diſſiper entièrement l'engorgement. Les prétendus effets de la dérivation & de la révulſion, s'ils exiſtoient, n'influeroient donc pas beaucoup dans le méchaniſme de la dimotion, auquel on les rapporte cependant avec une telle prévention, que quoique ces prétendus effets, ſoient auſſi chimériques qu'ils ſeroient peu efficaces, nous ſerons obligés de les examiner fort ſérieuſement, & fort ſcrupuleuſement.

I.

DE LA RE'VULSION & de la dérivation que cauſe la Saignée.

La révulſion & la dérivation ſont deux effets que l'on attribuë au changement qui arrive dans la diſtribution des humeurs pendant la ſaignée.

On compte beaucoup ſur la dérivation & la révulſion, pour procurer la dimotion.

Les Anciens comptoient beaucoup ſur ces deux effets, pour procurer le déplacement des humeurs arrêtées dans quelque partie; car ils prétendoient détourner le cours du ſang qui ſe porte vers une partie, en ouvrant une veine dans une partie oppoſée à celle-là, & attirer par la ſaignée, le ſang vers l'endroit où ils faiſoient cette ſaignée. De-là viennent les regles qu'ils ont établies ſur le choix des veines qu'il faut ouvrir, ſuivant la partie où étoit le ſiége de la maladie; mais la circulation des humeurs leur étant inconnuë, ces regles n'étoient établies que ſur des conjectures ſéduiſantes: Cependant ils ſe perſuadoient qu'elles étoient confirmées journellement par l'expérience, enſorte que les obſervations des plus grands Praticiens ont concouru dans tous les ſiécles à maintenir ces regles, & à nous les tranſmettre, comme des loix établies par l'évidence; auſſi les eſprits y ont-ils toujours été ſoumis ſervilement, malgré des découvertes lumineuſes, capables de diſſiper la prévention qui favoriſoit un ſuffrage ſi général, & en apparence ſi confirmé par l'expérience; mais de tels préjugés ſont difficiles à détruire. Cependant c'eſt par l'expérience auſſi, & de plus par l'expérience la plus préciſe & la plus déciſive, que ces découvertes oppoſent la certitude à des erreurs ſuggérées par l'ignorance, & autoriſées par une expérience aveugle & infidelle, qui en

Fauſſe théorie incompatible avec la découverte de la circulation.

impose encore aujoutd'hui aux plus fameux Praticiens. C'est dans cette illusion qu'un d'entr'eux a entrepris dans un Ouvrage, qui a mal répondu à la réputation de son Auteur, de concilier les idées obscures des Anciens sur la dérivation & la révulsion, avec les loix de la circulation. Aussitôt que cet Ouvrage parut, il fut attaqué diversement par plusieurs Médecins; je le lûs avec empressement par la singularité de l'entreprise, je la comparois aux efforts que quelques Médecins firent dans le siécle passé, contre la découverte de la circulation du sang, démontrée avec la derniere évidence par les expériences du célébre Harvée. Je reconnus en effet que les idées de ce Médecin répondoient parfaitement à ma comparaison, & il me parut s'écarter tellement de la vérité dans ses raisonnemens, que je me déterminai à examiner avec application les changemens qui peuvent arriver par la saignée dans la distribution du sang, afin de m'assurer exactement par moi-même, de ce qu'il y a de vrai ou de faux dans les idées qu'on s'est formées sur la dérivation & sur la révulsion; je réfutai la théorie de l'Auteur dont

Vains effort des Modern pour souteni cette théorie

je viens de parler, par la ſeule expoſition de la doctrine que j'ai établie ſur cette matiere, & qui a paru ſous ce titre : *Obſervations ſur les effets de la Saignée, avec des Remarques ſur le Traité des différentes ſortes de ſaignées, & particulierement de la ſaignée du pied par M. Silva.*

Ce Médecin fut obligé de céder à l'évidence, il n'y a plus que la routine qui aſſujetiſſe aujourd'hui les Praticiens aux anciens préjugés; aucun Auteur éclairé n'a pris la défenſe d'un ſyſtême ſi oppoſé au méchaniſme, & aux loix de la circulation de nos humeurs. Je vais inſérer ici ces *obſervations*, & j'examinerai de nouveau cette même matiere, avec toute l'attention qui me ſera poſſible.

Ce que c'eſt que la Dérivation & la Révulſion.

Exemple qui peut aider à comprendre la dérivation & la révulſion.

Pour voir comme on a découvert ce qu'il y a de plus myſtérieux par rapport aux changemens qui arrivent pendant la ſaignée, dans la circulation du ſang, je prendrai un exemple familier & fort ſenſible, à l'aide duquel on pourra, ſans beaucoup d'application, comprendre les premiers effets de la saignée, que les Médecins appellent *évacuation*, *dérivation* & *révulsion*, & par lequel on connoîtra clairement les loix qui reglent nécessairement ces effets.

Représentons-nous un ruisseau qui se divise en deux bras, en tout parfaitement égaux, & dans lesquels l'eau de ce ruisseau se partage si également qu'ils en reçoivent l'un & l'autre la même quantité. Ces circonstances d'égalité ne sont nécessaires ici que pour rendre notre exemple plus simple & moins embarrassant. Supposons que le ruisseau fournisse en une minute à l'entrée de ses deux bras six seaux d'eau, lesquels se partageant également, seront trois seaux d'eau pour chaque bras. Supposons encore que dans l'espace d'une minute, on puise deux seaux d'eau dans l'un de ces bras, il se trouvera donc alors dans ce bras deux seaux d'eau de moins que dans l'autre; ce même bras sera par conséquent moins plein, & la pente y sera plus grande; il faudra nécessairement que des six seaux d'eau qui se présentent dans ce moment à l'entrée des deux bras, deux soient déterminés par cette pente à couler dans le bras où l'on a puisé, pour remplacer les deux seaux qu'on a enlevés, & remettre comme auparavant l'eau des deux bras au même niveau.

Nous venons de voir que des six seaux d'eau qui s'étoient présentés pour se partager dans les deux bras, deux sont préalablement employés à remplacer dans l'un de ces bras l'eau qui a été enlevée. Examinons présentement comment les quatre autres seaux qui se sont présentés avec ceux-ci à l'entrée des deux bras, se feront partagés, en entrant dans ces deux bras. On l'apperçoit aisément, car on sçait, que les deux seaux qui ont refourni l'eau qui a été enlevée, ont aussi rétabli l'égalité entre les deux bras. Les quatre autres seaux ont donc dû alors se partager également, deux seront par conséquent passés dans un bras, & deux dans l'autre, c'est-à-dire, qu'il en est encore passé deux avec ceux qui ont remplacé les deux qu'on a enlevés, & que les deux autres sont passés dans le bras où l'on n'a pas puisé; ensorte qu'il en sera passé quatre dans l'un de ces bras, & deux seulement dans l'autre.

Voilà le changement qu'ont apporté dans la distribution des six seaux d'eau, les deux qu'on a puisés auparavant dans l'un des bras de ce ruisseau ; car si on n'avoit pas enlevé ceux-ci, les six qui sont entrés immédiatement après dans ces deux bras se seroient partagés également, il en seroit passé trois de chaque côté, au lieu qu'il en a passé quatre dans le bras où l'on a puisé, & deux seulement dans l'autre. Nous allons prouver que pendant la saignée, il arrive à peu de choses près, un changement pareil à la distribution de la masse du sang, dans les vaisseaux où elle circule; mais auparavant servons-nous de notre exemple, qui est à la portée de tout le monde, pour faire entendre ce que c'est que *dérivation*, *révulsion*, *évacuation*, & pour établir quelques propositions fondamentales, qui serviront beaucoup à l'intelligence de la matiere qui va être traitée, & à dissiper d'avance toutes les difficultés qui la rendent embarrassante & difficile à comprendre.

II.

DE'FINITIONS.

Ce que c'est qu'évacuation, dérivation, & révulsion.

Nous nous conformerons exactement aux idées reçûes en Médecine par rapport à la saignée, en nommant *évacuation*, la diminution du liquide arrivée par le retranchement de la portion qu'on a enlevée; *dérivation*, la quantité du liquide qui est entrée de plus dans le courant où l'on a puisé; *révulsion*, celle qui est entrée de moins dans le courant où l'on n'a pas puisé.

III.

Premiere Proposition.

La quantité de liquide qui passe de plus dans le canal où il y a derivation, que dans celui où il y a révulsion, est égale à l'évacuation.

La preuve en est manifeste. Il est entré quatre seaux d'eau dans le canal où il y a *dérivation*, il n'en est entré que deux dans celui où il y a *révulsion*, (*voyez n°.* 1.) c'est donc deux seaux qui sont entrés de plus dans le canal où il y a *dérivation*, que dans celui où il y a *révulsion*. Or on en a enlevé deux : Donc la quantité du liquide qui passe de plus dans le canal où il y a *dérivation*, est égale à la quantité du liquide qu'on a enlevée.

REMARQUES.

Expérience hydraulique de l'Auteur sur la dérivation & la révulsion.

J'ai examiné plusieurs fois ce fait dans un tuyau de fer blanc divisé en deux branches égales ; j'ai ensuite répété la même expérience dans des tuyaux plus composés, & j'ai toujours observé que la quantité du liquide qui étoit passée de plus pendant l'évacuation dans le canal où il y a dérivation, differoit de $\frac{1}{5}$ de moins de la quantité du liquide enlevé par l'évacuation. Ainsi la distribution des six seaux que nous avons supposée dans l'exemple précédent, ne se trouve pas précisément telle qu'elle nous paroît ; mais la distribution du liquide qui arrive ensuite, acheve de rétablir parfaitement le niveau entre les deux bras du ruisseau. Ainsi la dérivation devient toujours égale à l'évacuation. On peut comprendre d'où dépend cette différence de $\frac{1}{5}$ de moins dans la dérivation qui suit immédiatement l'évacuation ; car on apperçoit aisément que la quantité de liquide qui passe dans le canal où il y a dérivation, que dans celui où il y a révulsion, ces deux canaux étant égaux, ce liquide ne peut être reçu en plus grande quantité dans le canal où il passe, que par le moyen de la vîtesse avec laquelle il le parcourt ; mais le frottement doit toujours être proportionné à la quantité du liquide qui passe successivement. Or, comme il passe ici successivement & plus promptement une plus grande quantité de liquide, il subira contre les parois du canal, autant de frottement de plus qu'il y aura passé en plus grande quantité. Ce frottement diminuë la facilité de son mouvement, & retarde à proportion sa vîtesse ; ainsi il passera aussi à proportion moins de liquide ; c'est pourquoi j'ai trouvé par les expériences que j'ai faites, qu'il en passe effectivement pendant l'évacuation $\frac{1}{5}$ de moins, de ce qu'il faudroit, pour refournir dans ce même tems, toute la quantité du liquide qui est enlevé par cette évacuation.

Différence du cours des liquides dans

Il est cependant à présumer que nos liquides n'éprouvent pas le même frot-

-tement dans les arteres, parce qu'elles ne sont pas, comme les canaux dont nous venons de parler, des vaisseaux privés d'action, au contraire leurs parois sont actives, & agissent dans tous leurs points sur le liquide qui les parcourt ; ainsi au lieu d'envisager un frottement du liquide contre les parois de ces vaisseaux, il faut y reconnoître par-tout une action sur ce liquide, qui, loin de retarder comme le frottement, la vîtesse de son mouvement, peut la faciliter & l'accélérer. La dérivation peut donc se faire à peu près entierement pendant l'évacuation de la saignée ; d'ailleurs l'évacuation ne se fait pas tout d'un coup, mais successivement, pendant tout le tems que dure la saignée. Mais quand les vaisseaux qui fournissent immédiatement cette évacuation ne seroient refournis qu'à $\frac{1}{5}$ près, à chaque instant de la saignée, ce $\frac{1}{5}$ seroit très-peu de chose dans chaque instant du tems où l'évacuation totale se fait ; ainsi nous ne tirerions pas de-là un nouvel avantage contre les idées vulgaires sur la grandeur de la dérivation, que l'on croit surpasser de beaucoup l'éva-

les tuyaux & dans les arteres.

cuation : De plus cette petite différence est si promptement dissipée par l'égalité qui se rétablit incontinent après, qu'elle ne mérite réellement aucune attention. En effet l'action des arteres est par-tout la même, ainsi elle doit regler la distribution des liquides pendant la saignée, de maniere à rétablir au plûtôt dans toutes les arteres cette distribution, dans la même égalité qu'elle se faisoit avant la saignée. Ainsi soit que la dérivation se fasse entierement pendant la saignée, ou soit qu'elle s'acheve après, il faut pour rétablir cette égalité, qu'elle soit égale à l'évacuation, comme dans l'exemple que nous avons proposé. M. Martin, Docteur en Médecine, qui m'a contredit sur ce point, en examinant la grandeur de la dérivation, a oublié que le liquide qui passe de plus dans les vaisseaux où elle se fait, refournit celui qui est enlevé par l'évacuation, ensorte qu'il trouve ce liquide de plus dans les vaisseaux où il y a dérivation, que dans ceux où il y a révulsion, parce qu'il n'a pas pensé que celui qui est sorti par la saignée n'est plus dans ces mêmes vaisseaux, que celui qui y est survenu ne fait que le remplacer, &

que par conséquent il ne s'y en trouve pas plus qu'avant la saignée. C'est une erreur de calcul un peu grossiere qui a échappé à cet Auteur, & qui ne peut en imposer. Par malheur, elle influe tellement sur toute sa doctrine, & elle l'a rendue si infidele, qu'on l'a universellement dédaignée.

IV.

SECONDE PROPOSITION.

La plénitude des canaux doit être égale dans ceux où il y a dérivation, & dans ceux où il y a révulsion.

Il suffit pour se convaincre de la vérité de cette proposition, de se ressouvenir qu'il est passé quatre seaux d'eau dans le canal où il y a *dérivation*, & que de ces quatre seaux, deux ont refourni les deux seaux d'eau qu'on a puisés dans ce même canal. Il n'y est donc survenu véritablement que deux seaux d'eau de plus; il en a passé deux dans celui où il y a *révulsion*, & où l'on n'a point puisé; c'est donc également deux seaux d'eau qui sont survenus à celui-ci. La plénitude doit donc être égale dans le canal où il y a *dérivation* complette, & dans celui où il y a *révulsion.*

V.

TROISIE'ME PROPOSITION.

L'évacuation se partage également dans les canaux ou il y a dérivation, & dans ceux où il y a révulsion.

Notre exemple le fait voir; car chaque bras, si on n'avoit point enlevé deux seaux d'eau dans l'un d'eux, en auroit reçû trois seaux. Dans le cas présent, il ne leur en reste que deux de part & d'autre; (4) il y a donc également pour chaque bras un seau de diminution: Donc cette diminution ou *évacuation* se partage également dans le canal où il y a *dérivation*, & dans celui où il y a *révulsion.*

VI.

QUATRIE'ME PROPOSITION.

Il n'arrive point d'autres changemens dans les canaux où il y a révulſion, que l'évacuation même & ſes effets.

Cette propoſition ſe prouve encore fort clairement par notre exemple, dans lequel on voit qu'il n'eſt arrivé autre choſe, ſinon qu'il y a paſſé un ſeau de moins (5) qui eſt la juſte part qui lui revient de *l'évacuation.*

VII.

CINQUIE'ME PROPOSITION.

La différence qu'il y a entre la dérivation & la révulſion, eſt une plus grande vîteſſe dans le courant où la derivation ſe fait.

Dans le même tems qu'il ne paſſe que deux ſeaux d'eau dans le canal où il y a *révulſion*, il en paſſe quatre dans celui où il y a *dérivation*, ſans qu'il en devienne plus plein. (4) Or, cela ne peut arriver que parce que le liquide marche plus promptement dans le canal où il paſſe en plus grande quantité, & qu'il va plus lentement dans celui où il paſſe en moindre quantité.

VIII.

Application de cette théorie à la ſaignée.

Rapport des deux courans de la circulation avec l'exemple précédent.

Le ſang ſe partage à la ſortie du ventricule gauche du cœur en deux courans, comme dans l'exemple précédent; l'un va arroſer les parties ſupérieures, & l'autre les parties inférieures, & reviennent enſuite au cœur; de façon qu'il ſe forme deux circulations particulieres & diſtinguées l'une de l'autre.

Cette répartition ſe fait de part & d'autre, ſelon la grandeur du calibre des vaiſſeaux qui conduiſent le liquide, & ſelon le plus ou le moins de réſiſtance que ce liquide trouve à les parcourir. Voilà les deux cauſes qui reglent la diſtribution de la maſſe du ſang dans les vaiſſeaux. Nous ne décrirons point toutes les routes que parcourent ces deux courans, ceux qui ont beſoin d'en être inſtruits, auront recours à l'Anatomie, ou du moins aux livres qui traitent de cette ſcience. Notre but eſt d'examiner les changemens qui peuvent arriver dans les deux , courans, lorſqu'on tire de l'un d'eux,une portion du liquide qui y coule.

Cette expoſition de la répartition du ſang pouſſé par le cœur dans les deux courans dont nous venons de parler , marque aſſez la conformité qu'il y a ici avec l'exemple précédent; car nous avons vû que de part & d'autre le liquide eſt pouſſé dans les deux courans par une force commune, & qu'il ſe diſtribue dans ces vaiſſeaux à raiſon de la facilité qu'il trouve à les parcourir. Mais cette facilité doit être conſidérée dans ſon état ordinaire & dans les changemens qui lui arrivent. Nous ne devons point examiner ſi dans l'état ordinaire, cette facilité eſt égale dans les deux courans, ni ſi ces deux courans ſont égaux entr'eux; car l'égalité ou l'inégalité de ces choſes qui décident de la quantité du liquide qui paſſe dans ces courans dans l'ordre conſtant & naturel de la circulation, n'empêche point que les changemens qui peuvent arriver par la ſaignée dans la diſtribution du ſang, ne ſoient les mêmes dans toutes les suppositions qu'on peut faire à cet égard; parce que ce sont les facilités ou les difficultés que peut occasionner la saignée, qui doivent changer l'ordre naturel de cette distribution, & que ce n'est uniquement que ce changement qui doit être ici l'objet de nos recherches. Ainsi nous ne devons considérer, comme dans l'exemple précédent, que les facilités ou les difficultés que la saignée peut apporter au mouvement du liquide dans l'un ou dans l'autre des deux courans, & c'est en cela que consiste la conformité qu'il y a entre ces deux courans & ceux dont nous avons parlé dans l'exemple que nous avons rapporté; mais il faut examiner de plus les différences qu'il peut y avoir entre les uns & les autres.

Différence qu'il y a à remarquer entre les deux courans de la circulation, & les deux courans de l'exemple précédent.

Nous en appercevons d'abord une qui est fort remarquable; les parois des canaux, tels que nous les avons envisagés dans l'exemple précédent, n'ont aucune activité qui contribue au mouvement du liquide, elles le rallentissent au contraire par le frottement qu'elles lui opposent; au lieu que les arteres ont dans tous leurs points une force

force élastique & une action organique qui poussent & font cheminer le liquide. Mais cette différence ne détruit point la conformité de notre comparaison par rapport à la distribution du liquide. Le sang qui coule dans les arteres est poussé par l'action organique du cœur & de ces arteres, l'eau qui coule dans le ruisseau est poussée par une force moins apparente, mais qui n'est pas moins puissante, qui est la pésanteur même du liquide, dont l'action est déterminée par la pente du terrain sur lequel le liquide coule.

Dans les vaisseaux, ce n'est pas par une telle pente que le mouvement progressif du sang est déterminé, il descend & il remonte dans son cours, il se contrebalance lui-même dans son trajet : Ainsi sa pésanteur ne contribue point à son mouvement, & même celui qui monte vers les parties supérieures coule contre son propre poids dans les vaisseaux qui le conduisent ; il n'y a partout que l'action des vaisseaux qui le fait cheminer. Ainsi tant que cette action est égale & uniforme partout, elle agit par-tout également & uniformement ;

la diſtribution du liquide eſt donc conſtamment la même ; ainſi lorſqu'indépendamment de cette action, il arrive, par quelque cauſe particuliere, du changement dans la diſtribution du ſang, il faut le rapporter uniquement à cette même cauſe, & c'eſt uniquement par elle qu'on doit évaluer ce changement, & en connoître la durée.

Il en eſt de même de la force qui fait couler l'eau dans le ruiſſeau, elle eſt conſtante & uniforme ; ſi quelque autre cauſe apporte du changement dans la diſtribution de cette eau, c'eſt à cette ſeule cauſe qu'il faut l'attribuer, & c'eſt par elle auſſi qu'on doit en déterminer l'étendue & la durée ; ainſi dans l'un & l'autre cas, il y a également une force qui fait conſtamment couler le liquide, & quoique cette force ne ſoit pas la même, l'effet n'en eſt pas différent, ni moins conſtant, ni moins uniforme ; en ſorte que ſi on trouve la même conformité dans les cauſes qui peuvent apporter un changement dans la diſtribution de l'eau qui coule dans le ruiſſeau, ou du ſang qui coule dans ſes vaiſſeaux, on peut faire de l'un à l'autre une application sûre & exacte. Or, les causes du changement dont il s'agit dans la comparaison que nous faisons ici, sont précisément les mêmes. Il y a donc de part & d'autre les mêmes changemens à envisager dans cette distribution : Les parois des canaux n'apportent aucune facilité ni aucune difficulté particuliere de plus d'un côté que de l'autre, & l'évacuation ou l'eau que l'on y puise ne dérange point l'état uniforme de ces mêmes parois ; l'action des parois des arteres & leur force élastique présentent la même uniformité dans les deux courans de la circulation du sang, & l'évacuation, lors même qu'elle affoiblit l'action organique de ces arteres & celle du cœur, n'y apporte pas non plus d'inégalité, parce que cet affoiblissement est général, & que par-là il est le même dans l'un & dans l'autre courant : Ainsi l'état passif des parois des canaux d'une part, & l'état actif des parois des arteres de l'autre part, produisent toujours le même effet par rapport à la distribution du liquide.

Le rallentissement que peut causer dans le mouvement du liquide le frottement que lui opposent les parois des canaux privés d'action, ne peut apporter de la différence que pour le tems, & non pour la grandeur de la dérivation, & cette différence est peu considérable, puisque nous nous sommes assurés par des expériences exactes & multipliées qu'elle se fait presqu'entierement, c'est-à-dire, à $\frac{1}{7}$ près, pendant le tems même de l'évacuation, & que le reste doit s'achever bientôt après. Or, dans la supposition que ce petit retardement n'ait pas lieu dans les arteres, cette différence mériteroit peu d'attention, puisqu'un instant après, la dérivation étant achevée, elle sera la même de part & d'autre.

La ligature dont on se sert pour faire la saignée, paroît produire plus d'effet par l'obstacle qu'elle doit opposer au mouvement du sang, & par lequel la dérivation doit être aussi un peu retardée ; mais cette circonstance n'empêche pas non plus que cette même dérivation ne s'acheve ensuite entierement, puisque l'obstacle étant levé, tout concourt alors à rétablir par-tout la distribution de la masse du sang dans la même proportion où elle étoit avant la saignée.

Nous pouvons encore remarquer la différence qu'il y a entre nos vaisseaux & les tuyaux infléxibles dont nous nous sommes servis pour faire nos expériences; car nos vaisseaux sont entierement soumis à la compression de l'air qui tend à les resserrer; au lieu que ces tuyaux ne se prêtent point à cette compression: Ainsi l'étenduë de leur calibre ne peut point changer à mesure que l'évacuation se fait, lorsqu'au contraire nos vaisseaux doivent se resserrer à proportion de l'évacuation, & peut-être ce resserrement est-il plus considérable dans ceux qui fournissent le sang qu'on tire par la saignée; parce que ces vaisseaux sont les premiers qui se ressentent de l'évacuation, & peut-être aussi de l'effet de la compression de l'air: Or ce resserrement s'opposeroit à la dérivation.

La prévention pourroit nous induire à cette erreur, si nous ne faisions pas attention que la compression de l'air agit par-tout, & en même tems sur nous avec la même force. Ainsi tous les vaisseaux du corps sujets à son action y sont exposés également, & par-là elles entretiennent par-tout le même équilibre; ainſi le liquide coule toujours avec la même facilité dans tous ces vaiſſeaux, comme il feroit dans des canaux infléxibles qui réſiſteroient à cette compreſſion. La différence que nous venons de remarquer entre ces deux genres de tuyaux ne détruiſent donc pas la conformité qu'on a reconnuë dans la diſtribution qui ſe fait du liquide en pareil cas, dans les unes & dans les autres. Ainſi toutes les conſéquences que nous avons tirées de cette diſtribution dans notre exemple, peuvent s'appliquer, ſans craindre aucune erreur qui puiſſe mériter attention, à la *dérivation* & à la *révulſion* cauſées par la ſaignée.

I X.

De la Dérivation que procure la ſaignée.

Preuves de la dérivation cauſée par la ſaignée.

Lorſqu'une veine eſt ouverte, il faut que le ſang qui s'échappe ſe trouve de moins dans cette veine, & il faut par conſéquent, ou que cette même veine ſoit moins pleine, ou que le ſang qui ſuit celui qui ſort, coule avec aſſez de vîteſſe pour le remplacer auſſitôt, & que ce remplacement ſe faſſe ſucceſſivement dans tout le canal depuis l'ouverture de la ſaignée juſqu'au cœur. Nous ſommes aſſurés par le ſang même qui continue de ſortir ſans interruption par l'ouverture de la ſaignée, qu'il eſt refourni dans le même tems, & continuellement par celui qui le ſuit; il faut donc que ce dernier coule aſſez vîte pour remplir la veine à meſure qu'elle fournit à la ſaignée. Ainſi la certitude de cette dérivation eſt démontrée évidemment par le fait même; il n'eſt pas néceſſaire de recourir à d'autres preuves. Examinons à préſent la cauſe de cette même dérivation pour en connoître exactement l'étendue & les effets.

X.

Principes de la Dérivation.

AXIOMES.

1°. *Les liquides se portent d'autant plus vîte vers un endroit, qu'ils y trouvent moins de résistance.*

2°. *La quantité des liquides qui passent par cet endroit, est en raison de la vîtesse avec laquelle ils y passent.*

Le sang qui s'échappe par la saignée laisse un vuide qui n'oppose aucune résistance à celui qui est le plus voisin de ce vuide ; ainsi il doit l'occuper aussi-tôt qu'il se présente, c'est-à-dire, qu'il doit prendre la place du sang qui sort par la saignée aussi-tôt que celui-ci la quitte. La vîtesse du mouvement du sang qui coule dans la veine vers l'ouverture de la saignée, doit donc être égale à la vîtesse du mouvement du sang qui s'échappe par cette ouverture ; car le premier n'ayant pas d'autre place à occuper que celle que le dernier lui céde, il faut que la quantité du sang qui vient successivement remplacer dans la veine, le ſang qui ſort, ſoit proportionné à la grandeur de l'évacuation.

X I.

La dérivation, dans quelque vaiſſeau qu'elle ſe faſſe, a toujours dans la Phlébotomie ſa cauſe & ſon principe à l'endroit où ſe fait la ſaignée.

La phlébotomie ou la ſaignée ne peut cauſer aucune dérivation dans un vaiſſeau quelconque, que parce qu'elle y diminue la réſiſtance. Or, elle ne produit cet effet que par la prompte décharge qu'elle procure d'abord dans la veine ouverte, & ſucceſſivement dans les veines qui portent le ſang dans celle-ci. Cette décharge diminue la réſiſtance qui auroit pû retarder le paſſage du ſang des arteres dans les veines où cette décharge a lieu : Alors le ſang qui coule dans les vaiſſeaux où cette réſiſtance eſt diminuée, doit donc accourir dans ces veines avec d'autant plus de vîteſſe, que celles-ci ſe déchargent plus promptement. Ainſi il eſt viſible que la dérivation, dans quelque vaiſſeau qu'elle ſe faſſe, a toujours dans la phlébotomie, ſa cauſe

& ſon principe dans la veine ouverte.

Si le ſang paſſe alors plus promptement dans les veines où la ſaignée procure ûne plus grande facilité, il faut que la réſiſtance diminuë auſſi dans les arteres qui répondent à ces veines, & que cette diminution de réſiſtance s'étende ſucceſſivement juſqu'au cœur. D'où il s'enſuit que le ſang qui eſt pouſſé du cœur dans l'aorte, enfile ces arteres plus facilement, & y paſſe en plus grande quantité que dans celles qui n'ont ni immédiatement ni médiatement aucune communication avec la veine piquée. Voilà donc, lorſqu'on tire du ſang d'une veine, les changemens qui arrivent dans la diſtribution de ce liquide dès les premieres diviſions de la groſſe artere, laquelle preſqu'auſſitôt qu'elle ſort du cœur, forme deux courans qui portent le ſang, l'un aux parties ſupérieures du corps, & l'autre aux inférieures, & c'eſt dans celui où la veine eſt ouverte, que ſe fait la dérivation, parce que cette même dérivation y eſt cauſée par la facilité du mouvement du ſang qui eſt procurée par l'évacuation de la ſaignée.

XII.

De la grandeur & de la distribution de la dérivation.

La dérivation que procure la saignée peut se trouver dans trois cas différens qu'il faut envisager pour l'appercevoir dans toute son étendue, & pour la suivre dans tous les vaisseaux où elle se distribue, dans ces différens cas.

Premier Cas.

La ligature qui serre le bras avant & pendant la saignée, empêche, du moins en partie, le sang de suivre son cours dans les veines de la partie du corps qui est serrée par cette ligature; en sorte qu'il est arrêté dans ces veines au-delà de cette même ligature, du côté où se fait la saignée. Saignée av[ec] la ligature.

Dans ce cas, toutes les veines de l'extrêmité de la partie comprimée par la ligature, se remplissent de sang qui oppose une plus grande résistance qu'à l'ordinaire à celui que les arteres apportent à ces veines. Ainsi le mouvement de ce liquide est retardé dans ces veines & dans ces arteres.

Il n'y a que dans la veine ouverte où il peut couler plus facilement, à cause de l'évacuation qui se fait par cette veine, & qui diminue la résistance à proportion de la vitesse & de la quantité du sang qui s'échappe par l'ouverture.

Mais il faut remarquer que la facilité que le sang trouve à passer dans cette veine, détermine celui des arteres à se porter vers cette veine, & à y passer en plus grande quantité que dans les autres veines de la même partie où il trouve beaucoup plus de résistance.

Ainsi toute la dérivation qui peut se faire dans cette même partie, ne peut avoir lieu que dans la veine ouverte; mais une telle dérivation doit être bien moins considérable que le rallentissement du mouvement du sang dans les autres veines de la même partie; car le sang qui est porté par les arteres qui se distribuent à ces mêmes veines, doit y trouver une résistance, qui dans sa totalité surpasse de beaucoup la seule facilité qu'il trouve à couler dans la veine ouverte.

Il paſſe donc moins de ſang dans toutes ces arteres & dans toutes ces veines conſidérées enſemble, qu'il n'en paſſoit lorſque ces mêmes veines n'étoient pas comprimées par une ligature.

On demande ſi la ſaignée procure dans ce cas, qui eſt le cas ordinaire, une *dérivation* & une *révulſion.*

Cette queſtion eſt facile à décider: Le cours du ſang eſt rallenti dans la partie même où ſe fait la ſaignée, à proportion de l'obſtacle que lui oppoſe la ligature; ainſi quand ce rallentiſſement eſt plus conſidérable que la vîteſſe du ſang qui peut être procurée par l'évacuation de la ſaignée ſeulement dans la veine ouverte, le ſang coulera moins promptement dans les arteres qui vont à la partie où ſe fait la ſaignée, ſurtout dans les arteres qui répondent aux veines comprimées; donc la dérivation ſera d'autant moins grande & moins étendue dans cette partie & dans tout le trajet des arteres qui portent le ſang à cette même partie, que le rallentiſſement cauſé par la ligature ſera conſidérable.

Cependant il y a toujours une ſorte

de dérivation dans la partie même où se fait la saignée, du moins une dérivation bornée à un petit trajet de vaisseaux capillaires qui répondent à la veine ouverte ; car le sang trouvant plus de difficulté à couler dans les autres capillaires artériels où son cours est rallenti par la ligature, il passe d'autant plus vîte dans ceux qui se déchargent dans la veine, pour fournir continuellement à l'évacuation de la saignée, que l'obstacle est plus grand dans ceux où son cours est empêché par la ligature; de même que l'eau d'une riviere qui ne peut passer librement par plusieurs arches d'un pont, coule avec d'autant plus de rapidité par celle où elle ne trouve aucun obstacle, que son passage est moins libre dans les autres : Mais ce n'est précisément que sous cette arche que son mouvement est accéléré ; car il est toujours vrai que le cours de la riviere est plus rallenti, que si l'eau passoit librement par toutes les arches.

Ainsi, quoique le mouvement du sang soit accéléré dans les vaisseaux capillaires qui se déchargent dans la veine ouverte, il est cependant d'autant plus rallenti dans les arteres qui vont à la partie où se fait la saignée, que son passage est plus empêché par les veines qui sont comprimées par la ligature. D'où il est évident qu'il n'y a point de dérivation dans ces arteres, ni par conséquent de révulsion dans le courant opposé à celui où se fait la saignée.

Il y a encore ici une circonstance à observer, qui est que le sang étant arrêté par la ligature, la partie des veines qui s'étend depuis la ligature jusqu'au coeur en est privée; ces veines en sont par conséquent plus vuides. Le sang des autres veines qui viennent se réunir à celles-là depuis la ligature jusqu'au cœur, semble devoir y entrer & y couler avec plus de facilité, à cause du vuide qui s'y trouve par l'absence de celui qui est arrêté par la ligature: D'où il paroît qu'il doit y avoir par cette raison une dérivation dans les veines qui viennent s'y décharger, & que cette dérivation doit s'étendre jusqu'au cœur par les arteres qui communiquent avec ces veines.

Dans cette idée, on a admis deux sortes de dérivation; sçavoir, une dérivation qui s'étend directement de- Dérivati directe.

puis le cœur jusqu'à l'ouverture de la saignée, & qu'on appelle *dérivation directe* : L'autre, est celle que l'on croit qui se fait latéralement par les veines qui vont se décharger dans celles qui sont comprimées par la ligature, & qui sont privées du sang qui est arrêté plus loin par cette ligature, & de celui qui sort par la saignée ; cette dérivation a été nommée *dérivation latérale*.

Dérivation latérale.

SECOND CAS.

Saignée sans ligature.

Dans les hémorrhagies & dans les saignées où l'on ôte la ligature aussitôt que la veine est piquée, ce que font quelquefois les Chirurgiens, surtout dans les saignées du pied, le sang qui coule dans la veine ouverte se partage ; une partie sort par l'ouverture, & l'autre continue sa route dans cette veine pour retourner au cœur.

Alors il faut que les arteres qui le portent à cette veine en fournissent assez pour entretenir le courant qui continue dans tout le trajet de la veine, & pour remplacer continuellement celui qui s'échape par l'ouverture de la saignée.

Ainsi le sang qui est apporté par les arteres à cette même veine, doit accélérer sa course dans ces arteres & dans la veine, jusqu'à l'ouverture de la saignée, pour suffire en même tems à l'évacuation de la saignée, & au courant qui continue de couler dans la veine pour retourner au cœur, comme à l'ordinaire.

La vîtesse du sang augmente donc dans ces vaisseaux à proportion de la vîtesse & de la quantité avec laquelle il sort par l'ouverture de la veine. Ainsi toute la dérivation se porte vers l'ouverture de la saignée : C'est dans ce cas seulement, comme nous le verrons, qu'il peut y avoir une vraie dérivation, & où l'on puisse appliquer à la dérivation & à la révulsion, les loix que nous avons établies ci-devant, & que nous allons bientôt examiner plus en détail.

TROISIE'ME CAS.

Saignée avec ligature peu serrée.

Lorsque la ligature n'est pas assez serrée pour intercepter entierement le cours du sang dans les veines qu'elle comprime, en sorte que le sang continue sa route par ces veines, mais en moindre quantité que s'il n'y avoit point de ligature, ces circonſtances ne forment qu'un cas mitoyen entre les deux précédens ; ainſi la connoiſſance exacte de ceux-ci ſuffit pour l'intelligence de ce troiſiéme cas.

XIII.

Etendue & diſtribution de la dérivation directe.

Dans le cas où la ſaignée ſe fait ſans ligature.

Cette dérivation s'étend dans tout le trajet de l'artere qui porte le ſang à la veine piquée, & dans cette veine juſqu'à l'ouverture de la ſaignée ; parce que dans cette dérivation toute la facilité que le ſang trouve, comme nous venons de le remarquer, à parcourir cette même veine juſqu'à l'endroit où elle eſt ouverte, eſt procurée par l'évacuation de la ſaignée : Or, cette facilité s'étend ſucceſſivement dans tout le trajet de l'artere juſqu'au cœur : ainſi la dérivation directe s'étend depuis le cœur juſqu'à l'ouverture de la ſaignée.

Sa diſtribution ſe fait dans toutes les branches & dans toutes les ramifications de la veine piquée, delà dans les ramifications de l'artere qui communiquent avec celles de cette même veine, & delà elle se réunit dans le tronc de l'artere qui va au cœur.

X I V.

La dérivation directe ne s'étend point aux parties dont les vaisseaux ne vont point à l'ouverture de la Saignée.

Dans le cas où la saignée se fait sans ligature.

Nous avons remarqué que lorsque toute la dérivation est directe, elle exclud la dérivation latérale; elle est bornée précisément au trajet de vaisseaux qui conduit le sang depuis le cœur jusqu'à l'ouverture de la saignée; & dans la partie même où se fait la saignée, elle n'a lieu que dans la veine ouverte, & dans les ramifications de cette veine & de l'artere qui fournissent le sang qui passe dans cette même veine.

Remarque sur la saigné du pied fait sans ligature

Cette dérivation ne s'étend donc à aucune partie dont les vaisseaux ne portent pas le sang à l'ouverture de la saignée. Ainsi, dans une saignée du pied, par exemple, où l'on ôte la ligature pendant l'évacuation de la saignée, cette évacuation n'attire aucune dérivation dans les visceres de l'abdomen, nî dans aucune autre partie inférieure dont les vaisseaux ne vont point se décharger dans la veine piquée, au-dessous de l'ouverture de cette veine. Au contraire, la révulsion est, comme nous le remarquerons dans la suite, aussi complette dans ces parties que dans les autres parties du corps les plus éloignées de l'ouverture de la saignée. On n'a donc, à cet égard, aucune raison qui oblige à préférer quelquefois la saignée du pied, ou d'autres fois celle du bras, dans les maladies de la matrice, de la vessie, des intestins, du foye, de la tête, &c.

On opposera sans doute l'expérience à cette doctrine; mais de quelle autorité peut être, vis-à-vis des connoissances précises & évidentes, l'empyrisme obscur & équivoque des Praticiens dominés, sur ce point de pratique, par d'anciens préjugés ausquels ils se sont livrés aveuglément.

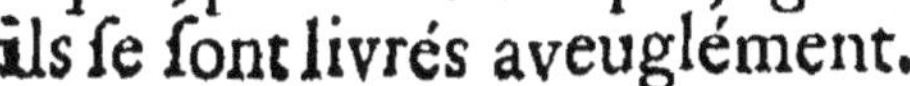

X V.

La quantité du ſang qui paſſe dans les vaiſſeaux où il y a dérivation de plus que dans ceux où il y a révulſion, eſt égale à la quantité du ſang qu'on tire par la ſaignée.

Le fait eſt démontré, art. 3. & il eſt facile de faire voir pourquoi il doit néceſſairement être tel. Par la dérivation, ſoit qu'il y ait peu ou beaucoup de ſang dans les vaiſſeaux, le ſang n'accourt plus vîte & plus abondamment dans les ramifications de l'artere qui fournit le ſang à la veine ouverte, & ne paſſe plus rapidement dans cette veine, qu'autant que la réſiſtance eſt diminuée par l'écoulement du ſang qui ſort par l'ouverture de la ſaignée : Car cette diminution de réſiſtance eſt toujours égale à la vîteſſe & à la quantité du ſang qui s'échape par la ſaignée.

Dans le cas où la ſaignée ſe fait ſans ligature.

La quantité du ſang qui paſſe dans les vaiſſeaux eſt toujours proportionnée à la vîteſſe avec laquelle il y paſſe : Or ce n'eſt qu'autant que cette vîteſſe augmente, qu'il paſſe plus de ſang dans les vaiſſeaux où il y a dérivation que dans ceux où il y a révulsion ; & la vîtesse n'est augmentée qu'autant qu'il sort de sang par la saignée. Il ne passe donc du sang de plus dans les vaisseaux où il y a dérivation que dans ceux où il y a révulsion, qu'autant qu'il en sort par l'ouverture de la saignée.

Il est évident en effet que si la quantité de sang qui sort par la saignée est réparée par une pareille quantité de sang qui survient, tout est rétabli dans le même état qu'auparavant ; les résistances se retrouveront partout dans le même équilibre : Or, cet équilibre est le terme de la dérivation ; car la dérivation suppose toujours une moindre résistance dans les vaisseaux où elle se fait. Ainsi, soit qu'il y ait peu ou beaucoup de sang dans les vaisseaux, la quantité qui en passe de plus dans ceux où il y a dérivation que dans ceux où il y a révulsion, est toujours égale à la quantité de sang qui sort par la saignée.

Je viens de dire que la grandeur de la dérivation est la même, soit qu'il y ait peu ou beaucoup de sang dans les vaisseaux, parce que la diminution de la résistance est toujours proportionnée à la quantité & à la vîtesse avec laquelle ce ſang ſort de la veine. Ainſi lorſqu'on tire une livre de ſang à un homme dont les vaiſſeaux ſont fort remplis, & lorſqu'on en tire autant à un autre dont les vaiſſeaux ſeront beaucoup moins remplis, la grandeur de la dérivation ſera néceſſairement la même dans l'un & dans l'autre ; car, ſuppoſé que dans le premier la maſſe des humeurs renfermée dans les vaiſſeaux ſoit de quarante livres, que cette maſſe ſoit partagée également aux deux courans, ſçavoir vingt livres à l'un, & vingt livres à l'autre, & qu'une livre de ces humeurs oppoſe par elle-même un dégré de réſiſtance, la réſiſtance qui ſe trouvera dans l'un & l'autre courant ſera de part & d'autre comme 20 eſt à 20. Par une ſaignée du pied je tire une livre de ſang du courant inférieur, la réſiſtance y diminuera par conſéquent d'un dégré, en ſorte que la réſiſtance ſera dans ce courant, à l'égard du courant ſupérieur, comme 19 eſt à 20. La réſiſtance qui ſe trouve dans ces courans eſt donc toujours en raiſon réciproque des quantités des maſſes du liquide qui y coule, Or il y avoit 20 dégrés de résistance dans un courant, & autant dans l'autre, qui sont en tout 40 dégrés de résistance. On en a ôté un degré dans le courant inférieur, c'est donc un $\frac{1}{40}$ de la résistance totale qu'on a retranché ; j'entens par la résistance totale celle qui se trouvoit dans un courant, & celle qui se trouvoit dans l'autre, considérées ensemble. J'ai ôté du courant inférieur, comme je viens de le dire, un degré de cette résistance totale: Or, il a passé, à proportion de cette diminution de résistance, autant de sang de plus dans ce courant. Un quarantiéme de la masse du sang aura donc passé de plus dans le courant inférieur que dans le courant supérieur ; ce quarantiéme sera justement la livre de sang qui est sortie par la saignée.

Supposons à présent que dans l'autre cas la masse des humeurs contenue dans les vaisseaux sanguins ne fut que de 30 livres, sçavoir 15 livres dans un courant & 15 livres dans l'autre, la résistance sera de côté & d'autre comme 15 est à 15. On fait, comme dans le cas précédent, une saignée du pied qui diminue d'une livre

vre, la maſſe du liquide qui coule dans le courant inférieur, & par conſéquent on diminue auſſi d'un degré la réſiſtance dans ce même courant. La réſiſtance s'y trouve donc alors par rapport à celle qui eſt dans l'autre courant, comme 14 eſt à 15. C'eſt donc $\frac{1}{30}$ de la réſiſtance totale qui eſt retranchée au courant inférieur : Or, il aura paſſé dans la même proportion autant de ſang de plus dans ce courant ; donc $\frac{1}{30}$ de la maſſe totale du ſang aura paſſé de plus dans le courant inférieur que dans le courant ſupérieur : Or ce $\frac{1}{30}$ eſt égal à la livre qui a coulé par la dérivation. La dérivation ſe trouve donc égale dans l'un & dans l'autre cas. Ainſi, qu'il y ait plus ou moins de ſang dans les vaiſſeaux, la quantité du ſang qui paſſe de plus dans ceux où il y a dérivation que dans ceux où il y a révulſion, eſt toujours égale à celle du ſang qui eſt enlevé par la ſaignée.

REMARQUES.

M. Silva a eu ſur la dérivation des idées bien différentes. Selon lui, la quantité du ſang qui paſſe de plus dans les vaisseaux où il y a dérivation, que dans ceux où il y a révulsion, surpasse de beaucoup la quantité du sang qui sort par la saignée.

» La grandeur de la dérivation, » dit-il, Tom. 1 pag. 27. dépend de » deux causes : 1°. de la quantité de » sang plus ou moins grande, qui doit » se partager entre le canal artériel » qui va du cœur à la partie saignée, » & entre le canal opposé ; 2°. de la » facilité plus ou moins grande que » le sang trouve à entrer dans le canal » artériel, où se fait la dérivation ; » mais en supposant que les masses du » sang soient égales, on suppose en » même-tems que les quantités de » sang qui doivent se partager entre » les différens canaux, le sont aussi ; » parce que l'uniformité de la circu- » lation fait que le sang se distribue » proportionnellement dans toutes » les parties.

» La grandeur de la dérivation doit » donc, dans cette supposition, dé- » pendre uniquement du plus ou du » moins de facilité que le sang trouve » à couler dans le canal artériel qui » aboutit du cœur à la partie saignée.

» Or cette facilité est toujours pro-

» portionnée à la quantité de ſang » qu'on tire par la ſaignée. Il s'enſuit » donc, que quand les maſſes du ſang » ſont égales, les dérivations que les » ſaignées produiſent ſont, entre el» les, dans la même raiſon, que les » différentes quantités de ſang qu'on » vuide par les ſaignées.

» Suppoſons, par exemple, que » dans l'état ordinaire, le ſang qui » coule dans le canal artériel, qui ré» pond à la veine qu'on doit ſaigner, » ſoit à celui qui coule dans la bran» che oppoſée comme 4 eſt à 4. Sup» poſons que la ſaignée augmente » d'un degré la facilité qu'a le ſang à » entrer dans l'artere qui répond à la » veine piquée, il eſt évident que ſi » la quantité de ſang reſte la même, » le ſang qui coulera alors dans cette » artere, ſera au ſang qui coulera alors » dans la veine oppoſée, comme 5 à » 3; ainſi la dérivation ſera égale à » un $\frac{1}{8}$.

Dans cette ſuppoſition, le ſang ſe diſtribue également de part & d'autre, en ſorte que la quantité qui paſſe dans les vaiſſeaux inférieurs eſt à celle qui paſſe dans les vaiſſeaux ſupérieurs, comme 4 eſt à 4. La ſaignée augmente d'un degré la facilité qu'a le ſang à entrer dans l'artere qui répond à la veine piquée; la dérivation doit être véritablement égale à un $\frac{1}{8}$. D'où M. S. conclud que ſi la quantité du ſang reſte la même, celui qui coulera dans cette artere ſera à celui qui paſſera dans l'artere oppoſée comme 5 eſt à 3. Voici la raiſon ſur laquelle cet Auteur ſe fonde. Dès avant la ſaignée il paſſoit, ſelon ſa ſuppoſition $\frac{4}{8}$ dans l'artere qui répond à la veine piquée, la ſaignée y en attire encore $\frac{1}{8}$ lequel ajouté aux $\frac{4}{8}$ qui y couloient déja, on trouve que les $\frac{5}{8}$ de la maſſe totale du ſang paſſeront dans cette artere, & qu'il n'en reſtera plus que $\frac{3}{8}$ pour l'artere oppoſée. Ainſi, quoique la ſaignée ne diminue la réſiſtance que d'un degré, la différence qui ſe trouve entre les quantités de ſang qui paſſeront de part & d'autre, ſemble à M. S. devoir être de $\frac{2}{8}$. Mais ce principe, *ſi de deux quantités égales on ôte à l'une d'elles une portion ſans rien ajouter à l'autre, ces quantités ne différeront entre elles que de la partie retranchée*, prévient d'abord contre ce raiſonnement.

En effet ces résistances sont égales de part & d'autre, elles sont comme 4 est à 4; la saignée diminue d'un degré la résistance dans l'un des courans, sans l'augmenter dans l'autre, ces résistances ne peuvent donc différer entre elles que d'un degré. Or, M. S. reconnoît que le sang se distribue en raison réciproque des résistances; les quantités de sang qui couleront de part & d'autre ne pourront donc différer entre elles que de $\frac{1}{8}$; la quantité qui coulera dans l'artere qui répond à la saignée sera donc à celle qui coulera dans l'artere opposée comme 4 est à 3 $\frac{1}{2}$.

Ceci est aisé à concevoir, puisque $\frac{1}{8}$ qui passera de plus du côté où la résistance a été diminuée d'un degré (par le retranchement de $\frac{1}{8}$ de sang enlevé par la saignée) suffira pour remettre les résistances dans le même équilibre qu'elles étoient auparavant.

C'est bien, à la vérité, $\frac{1}{8}$ de sang que la saignée attire dans le courant où la résistance est diminuée d'un degré; mais cette diminution de résistance n'est arrivée que par le retranchement de $\frac{1}{8}$ de sang qui s'est écoulé par la saignée, & c'est à cause de ce retranchement de $\frac{1}{8}$ de sang (qui a échappé à l'attention de M. S.) que l'on ne peut admettre dans le courant de la dérivation les $\frac{2}{8}$ de sang qui ont paru à cet Auteur s'y trouver de plus que dans l'autre courant. L'erreur vient donc de ce qu'il n'a pas apperçu, en supposant la résistance de la masse du sang diminuée, de $\frac{1}{8}$, que la quantité de cette masse est aussi diminuée de $\frac{1}{8}$; car s'il avoit pensé que la masse doit être nécessairement réduite à $\frac{7}{8}$ lorsque la résistance est diminuée d'un degré, il auroit reconnu que dans l'instant où les choses sont dans cet état, le sang qui passe dans le courant de la dérivation ne peut être à celui qui coule dans l'autre courant comme 5 est à 3, puisque 5 & 3 font 8; & que dans sa supposition la masse du sang doit être réduite à 7. Or il est évident que la distribution de 8 ne se peut, lorsqu'il n'y a que 7. C'est cette erreur de calcul qui a trompé non-seulement M. S. mais tous ceux qui ont entrepris de déterminer la grandeur de la dérivation.

Cette supposition qui réduit à un seul instant la dérivation en entier, peut être envifagée de même dans tout le détail fucceffif de l'évacuation, depuis la premiere jufqu'à la derniere goutte de fang qui fort par la faignée ; car la même diminution de réfiftance, & le même retranchement de liquide qui arrivent par l'évacuation entiere de la faignée, s'obfervent proportionnellement dans toutes les parties de cette évacuation. Ce qu'on a fuppofé fe faire tout-à-la fois, fe fait ici en détail, de fuite, & fans interruption, mais toujours felon les mêmes rapports entre l'évacuation ou retranchement fucceffif du liquide, & la diminution fucceffive de réfiftance, ce qui produit une dérivation détaillée, qui garde avec cette diminution du liquide & de réfiftance la même proportion pendant tout le progrès de la faignée. Ainfi, tel eft, dans tous les inftans de la faignée, le retranchement du liquide ; telle eft la diminution de réfiftance, & telle eft auffi la quantité de la dérivation, de forte qu'il n'y a jamais plus de dérivation qu'il n'y a de liquide retranché par la faignée. D'où il s'enfuit que la dérivation ne fait que réparer dans les vaisseaux où elle se fait, la diminution du liquide, & qu'elle ne peut y causer une plus grande plénitude.

» La dérivation, dit M. S. Tom. 1. » p. 30. sera plus ou moins grande, » suivant qu'il y aura plus ou moins » de sang dans le corps, les saignées » étant supposées égales.

» Nous venons de dire que la gran» deur de la dérivation dépend de » deux causes, 1°. du plus ou du » moins de sang qui doit se partager » entre le canal artériel où se fait la » dérivation, & le canal opposé; 2°. » du plus ou du moins de facilité que » le sang trouve à couler par le canal » artériel où la saignée l'attire: Mais » comme cette facilité est toujours » proportionnée à la grandeur de la » saignée, nous devons supposer » qu'elle est la même dans les cas » présens, puisque nous supposons » que les saignées sont égales. La » grandeur des dérivations ne peut » donc être estimée alors que par la » quantité de sang qui doit, à chaque » battement du cœur, se partager en» tre le canal artériel où se fait la dé» rivation, & le canal opposé. Or l'or» dre naturel de la circulation, qui

» distribue le sang uniformement » dans toutes les parties, fait que » cette quantité de sang augmente » ou diminue dans la même propor- » tion, que le volume total du sang » qui est dans le corps. Il s'ensuit donc » qu'en supposant les saignées éga- » les, les dérivations qu'elles causent » dans ces différentes occasions doi- » vent garder entre elles la même pro- » portion qu'il y a entre les quantités » de sang qui sont dans le corps.

» Supposons, par exemple, que » dans l'ordre ordinaire, le sang qui » doit se partager entre deux arteres » opposées, se partage de telle ma- » niere que la quantité qui en passe » dans le canal artériel, qui est con- » tinu à la veine piquée, soit à la » quantité qui en va dans le canal » opposé, comme 4 est à 4. Suppo- » sons que la saignée, étant égale, » augmente également, c'est-à-dire, » d'un degré dans tous les cas, la faci- » lité qu'a le sang d'entrer dans le ca- » nal qui répond à la veine ouverte, & » qu'ainsi la quantité qui coule alors » dans ce canal soit à la quantité qui » coule dans le canal opposé, comme » 5 est à 3. il suit delà que la dériva-

» tion sera également dans tous les » cas, d'un $\frac{1}{8}$ de la quantité du sang » qui se présentera pour être parta- » gée entre ces deux canaux. Ainsi » plus cette quantité de sang sera » grande, c'est-à-dire, plus il y aura » de sang dans le corps, plus aussi le » $\frac{1}{8}$ de la dérivation sera grand; plus » au contraire cette quantité sera pe- » tite, c'est-à-dire, moins il y aura » de sang dans le corps, plus aussi le » $\frac{1}{8}$ de la dérivation sera petit. En un » mot, dans la supposition de l'éga- » lité des saignées, la grandeur des » dérivations sera toujours propor- » tionnée aux différentes quantités » de sang qu'il y aura dans le corps.

M. S. établit sa preuve sur un principe qui vient d'être renversé. Il prétend qu'une même quantité de sang qu'on tire, soit qu'il y ait peu ou beaucoup de sang, ôtera toujours le même dégré de la résistance totale de la masse du sang qui circule dans le courant où se fait la saignée; c'est-à-dire, que quand la saignée ne retranche pas le $\frac{1}{4}$ de cette masse dans le cas où elle est fort grande, elle diminue cependant de $\frac{1}{4}$ la résistance de cette même masse, & que quand la masse est fort petite, la même quantité de sang qu'on tire par une saignée, & qui alors retranchera plus que le $\frac{1}{4}$ de cette masse, ne diminuera toujours que $\frac{1}{4}$ de la résistance de cette même masse: Selon ces idées, la diminution des résistances n'est pas toujours proportionnée à la diminution de la masse du liquide. Car soit que cette masse ne soit pas diminuée de $\frac{1}{4}$ par la saignée, soit qu'elle soit diminuée de plus de $\frac{1}{4}$, la diminution de la résistance n'en sera ni plus ni moins grande; ce qui est si évidemment faux & si contraire à l'expérience la plus commune, qu'on ne comprend pas comment M. S. a pû se livrer à une opinion si éloignée de toute vraisemblance.

Cependant cette erreur influe beaucoup sur toute sa doctrine, & particulierement sur la théorie qu'il a imaginée, pour expliquer les effets de la dérivation que procure la saignée du col. Voici comment cet Auteur tâche de se concilier avec lui-même, par rapport aux avantages qu'il accorde à cette saignée.

» Cette contrariété apparente des » expériences, dit-il, Tom. 1. page » 185, qui condamnent ou qui auto-

» risent la saignée du col dans les ma-
» ladies du cerveau, doit être con-
» ciliée par la quantité différente du
» sang qui est contenu dans le corps ;
» ce qui cause les différens effets que
» la saignée du col doit produire.
» Comme cette question est impor-
» tante dans la pratique, & que per-
» sonne, que je sçache, n'a entrepris
» encore de la traiter d'une maniere
» convenable, nous croyons devoir
» nous attacher à la développer avec
» plus de précision.

» Il est certain que la saignée du
» col attire une nouvelle quantité de
» sang dans la *Carotide* externe qui
» répond à la veine *jugulaire* qu'on
» ouvre dans cette saignée. Il suit de-
» là qu'elle attire aussi une nouvelle
» quantité de sang dans le tronc de
» l'artere *carotide*, d'où la carotide
» externe prend son origine, & d'où
» elle reçoit le sang qu'elle contient.
» Si la nouvelle quantité de sang qui
» est déterminée de surcroît dans le
» tronc commun des *carotides*, par
» la saignée du col, se trouve plus
» grande que celle qui est attirée de-
» là de surcroît aussi dans la *carotide*
» externe, il est évident que le sur-

» plus du sang qui a été appellé de » nouveau, pour me servir de ce ter- » me, dans le tronc de la *carotide*, de- » vra aller dans la carotide interne, » devra la surcharger par conséquent » au-delà de la mesure ordinaire, & » y devra produire de cette maniere » une *dérivation* réelle, dont les sui- » tes ne sçauroient être que dange- » reuses dans un engorgement des » vaisseaux du cerveau. Mais au con- » traire, si la quantité de sang que » la saignée du col fait monter de » surplus dans le tronc de la *carotide*, » est moindre que celle que la même » saignée attire en même tems dans » la carotide externe, il est visible » dans ce cas, qu'une partie du sang » qui devoit naturellement couler » dans la carotide interne, & de-là » dans le cerveau, se détourne alors » dans la carotide externe; ce qui » produit à l'égard de la branche in- » térieure de la carotide une révul- » sion latérale, ou de proche en pro- » che très-avantageuse pour faciliter » le dégagement du cerveau.

» C'est donc la différente quantité » de sang qui, à l'occasion de la sai- » gnée de la gorge, entre de plus » qu'à l'ordinaire dans le tronc de la

» carotide, que dépendent les bons » ou les mauvais effets de cette saignée. Or, nous avons prouvé ci-dessus, Chapitre II. que la dérivation doit être proportionnée à la quantité de sang qu'il y a dans le corps, & à la vîtesse avec laquelle le sang sort par l'ouverture de la saignée : Il faut donc que cette dérivation soit grande, quand on saigne du col dans le commencement du mal ; parce qu'alors les vaisseaux sont fort pleins, & que le sang rejaillit avec beaucoup de force ; & c'est dans ce cas-là que la saignée du col doit être dangereuse par la dérivation qu'elle attire sur la carotide interne, laquelle ne peut servir qu'à engorger davantage le cerveau. Il faut au contraire, que cette dérivation soit petite, quand on saigne du col plus tard & après plusieurs autres saignées ; parce qu'alors il reste peu de sang dans les vaisseaux, & que celui qui y est contenu, sort plus lentement : Et c'est dans ce cas que par la raison des contraires, la saignée du col doit être utile & avantageuse par la révulsion latérale ou particuliere qu'elle produit à l'égard de la ca-

» rotide interne; révulſion qui ſert » efficacement à décharger le cerveau » du ſang ſurabondant qui l'opprime.

Voici un raiſonnement bien ſuivi, qui a coûté de l'attention à M. S. pour appliquer ſi avantageuſement à la ſaignée du col les conſéquences de ſon principe, qui eſt que *la dérivation eſt plus ou moins grande, ſelon qu'il y a plus ou moins de ſang dans le corps.* Conſéquences qui peuvent être également appliquées à toutes autres ſaignées qu'à celle du col. En effet, les regles que M. S. a établies pour juger de la grandeur de la dérivation & de la révulſion, ne me permettent pas de croire que la révulſion que cauſe la ſaignée du bras, ſoit moins grande par rapport à la tête, que celle qui eſt procurée par la ſaignée du col; car le canal qui s'étend depuis l'endroit d'où ſort le tronc de la carotide, juſqu'à l'endroit où la veine du bras eſt piquée, eſt plus étendu, & a une plus grande diſtribution que le canal qui s'étend depuis l'entrée de la carotide juſqu'à la veine qu'on ouvre dans la ſaignée du col.

Or, ſelon M. S. (Tom. I. p. 37) » la dérivation doit être non-ſeule» ment moindre dans les arteres col-

» latérales qui partent du tronc du
» canal artériel qui aboutit du cœur à
» la partie ſaignée, que dans l'artere
» qui eſt à l'extrêmité de ce tronc ou
» canal artériel, & qui répond im-
» médiatement à la veine piquée:
» Mais elle doit être inégale dans ces
» différentes branches, plus grande à
» proportion que les arteres collaté-
» rales ſont plus près de l'artere qui
» répond à la veine piquée, & plus
» petite à proportion qu'elles en ſont
» plus éloignées, & qu'elles s'appro-
» chent davantage du cœur.

» La dérivation qui ſe communique
» aux différentes arteres collatérales
» qui naiſſent du tronc ou canal ar-
» tériel, dans lequel ſe fait la pre-
» miere dérivation, doit être pro-
» portionnée au dégré de vîteſſe
» que le ſang acquiert par la ſai-
» gnée dans les endroits de ce canal,
» d'où ces arteres collatérales pren-
» nent naiſſance. Mais nous avons
» prouvé que le ſang acquiert par
» la ſaignée dans les différens en-
» droits de ce canal, d'autant moins
» de vîteſſe, que ces endroits ſont
» plus éloignés de la partie où l'on
» ſaigne, & plus près du cœur. Il faut
» donc auſſi que la dérivation la-

» térale qui se fait dans les arteres
» qui naissent de ce canal, soit de
» même d'autant plus petite, que ces
» arteres seront plus éloignées de la
» partie où l'on fait la saignée, ou,
» ce qui revient au même, qu'elles
» seront moins éloignées du cœur...
» (*a*) La révulsion à laquelle les bran-
» ches seront exposées, devra être
» d'autant moins sensible, que la dé-
» rivation sera plus grande, & devra
» par conséquent varier, suivant que
» la dérivation variera elle-même,
» mais dans un ordre renversé.

Par l'exemple que M. S. vient de donner de la saignée du col, toute autre saignée, de quelque partie que ce soit, sera pareillement révulsive dans le courant où elle se fait; pourvû que la masse du sang ait été diminuée auparavant par plusieurs saignées; car ce n'est qu'à cette condition que M. S. accorde tant de prérogative à la saignée du col, & qu'on peut, en suivant les principes de cet Auteur, attribuer les mêmes avantages aux saignées du pied, du bras, &c: D'où il résulte qu'aucune saignée n'est dérivative dans les malades qui ont déja été saignés plusieurs fois;

(*a*) Page 47.

mais ſelon les mêmes principes, il faut enviſager les choſes bien différemment, lorſque la plénitude des vaiſſeaux eſt conſidérable. Je me contente d'expoſer ces conſéquences ſans les combattre, parce qu'elles naiſſent de principes inſoutenables, & qu'elles tombent d'elles-mêmes.

X V I.

La plénitude eſt egale dans les vaiſſeaux où il y a dérivation, & dans ceux où il y a révulſion.

Le fait eſt évident par l'exemple que nous avons rapporté, (4) & il ſe prouve clairement par l'article précédent. Il ne paſſe de ſang de plus dans les vaiſſeaux où il y a dérivation, qu'autant qu'il en paſſe par la ſaignée. Ce ſang qui paſſe de plus ne ſert qu'à remplacer celui que la ſaignée enleve d'avance, & par conſéquent à maintenir par rapport à la plénitude la même égalité dans les vaiſſeaux où il y a dérivation, & dans ceux où il y a révulſion.

On ne peut ſoutenir le contraire ſans tomber dans une contradiction manifeſte: Car il eſt évident que la dérivation procurée par la ſaignée, n'a lieu, dans quelque vaiſſeau que ce ſoit, qu'à cauſe qu'il s'y trouve moins de réſiſtance. Or, la ſaignée n'y diminue la réſiſtance que par l'évacuation qu'elle cauſe ; d'où il s'enſuit que ſi cette évacuation attiroit dans les vaiſſeaux où elle ſe fait une plus grande quantité de ſang qu'elle n'en retranche, elle y occaſionneroit une plus grande plénitude, & par conſéquent auſſi une plus grande réſiſtance. Cette plus grande réſiſtance s'opposeroit néceſſairement à la dérivation dans ces mêmes vaiſſeaux ; cette dérivation ſe feroit auſſitôt dans les autres vaiſſeaux où il y auroit moins de plénitude. La révulſion prendroit la place de la dérivation, & la dérivation celle de la révulſion ; car la dérivation ſe fait toujours du côté où il y a moins de réſiſtance. Or, il y a moins de réſiſtance où la plénitude eſt moins grande.

REMARQUE.

MM. Martin & Chevallier, Docteurs en Médecine, & M. Andry auſſi Docteur en Médecine, & l'un des Auteurs du Journal des Sçavans, ne ſe ſont pas rendus à ces preuves qui ſont fondées ſur l'expérience & ſur des principes évidens auxquels M. S.

a été forcé de se rendre, malgré toutes les tentatives que l'on sçait qu'il a fait pour en éluder la démonstration. Ces Médecins qui n'ont pû la comprendre, ou qui étoient trop dominés par leur préjugé, ne se sont appliqués qu'à défendre une opinion qui est insoutenable. On entreprendroit en vain de détromper les esprits inaccessibles à l'évidence. Ainsi il seroit inutile de s'arrêter ici à combattre leurs erreurs par des discussions ennuyeuses.

Nous observerons cependant qu'un de ces Médecins a eû sur la dérivation une opinion fort singuliere. Il a pensé (*M. Chevalier*) que la dérivation doit être plus grande dans les branches de l'artere qui répond à la veine piquée, lorsque ces branches descendent vers les extrêmités inférieures du corps, que lorsqu'elles montent vers la tête; parce que, selon lui, le sang trouve dans les premieres, une pente qui le détermine à y passer en plus grande quantité que dans les dernieres. Mais cette pente ne s'y trouve-t'elle pas toujours indépendamment de la saignée, & les loix de l'œconomie animale reglent-elles la distribution du sang selon ces dispositions ? Si une telle opinion étoit entrée dans la tête de quelques Praticiens, ils pourroient du moins trouver une ressource dans les différentes situations qu'ils feroient prendre aux malades pendant la saignée, pour détourner la dérivation des parties du corps où ils la croiroient désavantageuse.

XVII.

L'évacuation se partage également dans les vaisseaux où il y a dérivation, & dans ceux où il y à révulsion, à proportion de la quantité du liquide qu'ils contiennent.

Puisque la quantité du sang que la saignée retranche de la masse du sang, est la mesure de la dérivation, il s'ensuit, comme on l'a déja vû, (5) que cette diminution doit se partager également dans tous les vaisseaux, à proportion de la quantité du liquide qu'ils renferment. Car supposé qu'avant la saignée il y eût trente livres de liquide dans l'un des courans, & autant dans l'autre, & qu'on en tire une livre par la saignée, la dérivation en attire une livre aussi de plus dans les vaisseaux où elle se fait, que dans les autres. La quantité de sang qui passera dans les premiers, sera à celle qui passera dans les derniers, comme 15 $\frac{1}{2}$ est à 14 $\frac{1}{2}$. Cette livre de sang qui passe de plus dans les vaisseaux où il y a dérivation, leur est ôtée par la saignée ; il ne leur reste donc, comme dans les autres, que 14 livres $\frac{1}{2}$ de sang. Il en passoit auparavant 15 livres de part & d'autre ; c'est donc une demi-livre que la saignée a retranché aux uns & autant aux autres. Donc l'évacuation se partage également dans les vaisseaux où il y a dérivation, & dans ceux où il y a révulsion, à proportion de la quantité du liquide qu'ils contiennent.

REMARQUE.

Je dis à proportion de la quantité du liquide qu'ils contiennent ; car quoique nous ayons supposé, pour rendre la preuve plus simple, un partage égal de la masse du sang pour les vaisseaux où il y a dérivation, & pour ceux où il y a révulsion, il n'arrive jamais cependant que leurs portions soient égales ; car elles sont toujours beaucoup plus petites pour les premiers que pour les derniers, parce que la dérivation est toujours bornée, comme on l'a vû (14) à fort peu de vaisseaux, puisqu'elle est restrainte uniquement à ceux qui portent le sang à l'ouverture de la saignée, & que la révulsion, comme on le remarquera dans la suite, peut s'étendre au contraire à tous les autres vaisseaux. Or, le sang étant distribué dans la même proportion à tous les vaisseaux, il s'ensuit qu'une petite quantité de vaisseaux, dont la somme de leur calibre sera moindre que celle d'un plus grand nombre de vaisseaux, doivent contenir moins de liquide que ces derniers; ainsi l'évacuation se distribuant dans une égale proportion à tous les vaisseaux, ceux où se fait la dérivation, & ceux où se fait la révulsion, doivent la partager à proportion de la quantité du liquide qu'ils renferment.

XVIII.

Les vaisseaux où il y a dérivation contiennent toujours moins de liquide pendant la saignée qu'auparavant, & ils se désemplissent de plus en plus à mesure que la saignée approche de sa fin.

Nous avons vû que l'évacuation se

partage avec une égale portion dans les vaiſſeaux où il y a dérivation, & dans ceux où il y a révulſion, (17) & que la plénitude eſt égale de part & d'autre. (16) Or, on n'a jamais douté que les vaiſſeaux où il y a révulſion ne ſe déſempliſſent de plus en plus, à meſure que la ſaignée avance. On doit donc convenir auſſi que conformément à l'uniformité de l'évacuation de part & d'autre, le même progrès de diminution de la quantité de liquide arrive néceſſairement & en même tems dans les vaiſſeaux où il y a dérivation.

REMARQUE.

On a établi dans les quatre articles précédens des verités peu connuës, & cependant importantes pour la pratique. La dérivation, ſi on en croit ceux qui ont écrit ſur cette matiere, inonde les parties où elle ſe fait, elle remplit & ſurcharge les vaiſſeaux. La révulſion, au contraire, outre l'évacuation dont elle a ſa part, décharge & déſemplit les vaiſſeaux où elle a lieu, par la privation de ſa part du ſang qui, ſelon ces Auteurs,

teurs, surabonde dans les vaisseaux où il y a dérivation. Plus la dérivation attire & retient de sang, plus la diminution de plénitude en est grande dans les vaisseaux où il y a révulsion; en sorte que plus la dérivation est grande, dans certains vaisseaux, plus la revulsion est grande dans d'autres, & plus aussi la différence est grande par rapport à la plénitude de ces vaisseaux.

Par les raisonnemens de M. S. que nous avons rapportés ci-devant, on voit qu'il a fort étendu aussi cette différence ou cette prétendue opposition, par rapport à la plénitude des vaisseaux où il y a dérivation, & ceux où il y a révulsion. Mais on a remarqué combien il excede en ce point, & combien il est éloigné des principes que nous venons d'établir.

„ Aussi nous dit-il, que * ce seroit » se tromper, que de s'attendre à » beaucoup de bons effets de sa dé» rivation: On a plûtôt sujet d'en » craindre de mauvais. Elle attire, » elle précipite le sang sur la partie » où elle se fait; elle remplit & sur-

* Tom. 1. p. 40.

„ charge les vaiſſeaux qui s'y trou-
» vent, & on riſque par-là d'y faire
» des engorgemens fâcheux. La ré-
» vulſion, au contraire, procure une
» évacuation propre & particuliere,
» qui augmente conſidérablement
» l'effet de l'évacuation générale que
» la ſaignée produit dans la partie
» malade.

C'eſt ſur ce fondement que M. S. attribue tant de bons effets à la révulſion, & qu'il rend la dérivation ſi redoutable & ſi pernicieuſe dans les inflammations & dans les embarras de la circulation, qu'il l'exclut entierement de la pratique, ou s'il l'admet dans quelques cas, & s'il lui prodigue des éloges, c'eſt qu'il ne la reconnoît pas; c'eſt à une révulſion ſuppoſée qu'il attribue tous les bons effets qu'elle produit, ou qu'il croit du moins avoir remarqués; tels ſont ceux qu'il accorde à la ſaignée du col dans les maladies de la tête, leſquelles ſont les ſeules maladies, qui, comme nous le verrons, peuvent être expoſées à la dérivation. D'autres fois il rejette la ſaignée révulſive comme pernicieuſe, parce qu'il lui attribue de mauvais effets qu'il impute à la dérivation. C'eſt dans cette prévention que la ſaignée du pied lui eſt ſuſpecte dans les inflammations des viſceres de l'abdomen, où cependant elle n'eſt point dérivative, & qu'elle lui paroît ſi avantageuſe dans les inflammations du cerveau, où il n'eſt pas vrai qu'elle ſoit révulſive. Il voit preſque toujours la dérivation & la révulſion où elles ne ſont point, & ne les voit preſque jamais où elles ſont; ſes obſervations dans la pratique le confirment journellement dans ſes préjugés. *Telle eſt la théorie des Praticiens, telle eſt leur expérience.*

X I X.

Les effets de la dérivation ſe réduiſent à une plus grande vîteſſe du mouvement du ſang dans les vaiſſeaux où elle ſe fait, que dans ceux où il y a révulſion.

Cette augmentation de vîteſſe eſt facile à prouver; car il paſſe plus de ſang dans les vaiſſeaux où il il y a dérivation, que dans ceux où il y a révulſion. (1, 7, 15) Ce ſurcroît de ſang ne peut avoir place dans les vaiſſeaux où il y a dérivation, que de deux manieres, ou en les rempliſſant davantage, ou en les parcourant avec plus de vîteſſe; or, ce n'eſt pas en rempliſſant davantage, puiſque la plénitude de ces vaiſſeaux n'augmente pas, (15) qu'elle y diminue au contraire, (18) & qu'elle eſt toujours égale à celle des vaiſſeaux où il y a révulſion. (16) Il s'enſuit donc néceſſairement que le ſang qui paſſe de plus dans les vaiſſeaux où il y a dérivation, ne peut y être reçû, que parce que la circulation s'y fait avec une plus grande vîteſſe.

REMARQUE.

Quoique M. S. admette une plus grande plénitude dans les vaiſſeaux où il y a dérivation, il y reconnoît auſſi une plus grande vîteſſe. (*a*) Ces deux choſes s'accordent ici difficilement enſemble; mais leur concours favoriſe la prévention de ce Médecin contre la dérivation, cela lui ſuffit pour l'admettre. Selon cet Auteur, la vîteſſe avec laquelle le ſang accourt dans les vaiſſeaux où il y a dériva-

(*a*) Tom. 1. pag. 158 & ſuiv.

tion, fait qu'il peut par sa rapidité, s'ouvrir de nouveaux passages, & enfiler des routes étrangeres, qu'il peut même rompre les canaux où la circulation est arrêtée. Mais comment M. S. a-t-il pû comprendre que le sang attiré par la dérivation puisse agir avec cette violence contre les obstacles qui peuvent opposer de la résistance, lui qui, comme tout le monde, reconnoît que le sang attiré par la dérivation ne se porte que vers le côté où il trouve moins de résistance? Qu'on se représente un rameau d'artere où la circulation est interceptée, & dont le sang engorge les capillaires, n'apperçoit-on pas que le sang qui est déterminé par la dérivation à couler dans d'autres vaisseaux où la circulation est libre, & où cette dérivation cause un dégagement continuel, ne fait aucun effort pour entrer dans ce rameau, parce que déterminé nécessairement à accourir dans ces vaisseaux où il trouve plus de facilité, il se dérobe, pour ainsi-dire, à tout autre vaisseau où il n'est point attiré par la même facilité? Car c'est la décharge qui se fait d'avance dans les vaisseaux où la circulation eſt libre, qui oblige le ſang à enfiler ces vaiſſeaux ; en ſorte que plus la décharge y eſt prompte, plus il s'y précipite avec rapidité, & plus il eſt détourné d'entrer dans d'autres vaiſſeaux où cette décharge n'a pas lieu ; ainſi plus la vîteſſe de la dérivation eſt grande, plus il eſt puiſſamment détourné de ce rameau, où la circulation eſt arrêtée, & où par conſéquent il ne ſe fait aucune dérivation.

Il faut donc avoir entierement perdu de vûe la cauſe & les loix de la dérivation, pour redouter dans les inflammations & dans les autres embarras de la circulation, les effets de l'augmentation de la vîteſſe du mouvement du ſang dans les vaiſſeaux où cette dérivation peut s'étendre. Ainſi ni cette vîteſſe, ni l'affluence du ſang dans les ſaignées dérivatives, n'autoriſent point les Praticiens à proſcrire ces ſaignées dans les inflammations ni dans les autres engorgemens. Il paroît, au contraire, comme nous le verrons dans la ſuite, qu'on pourroit y recourir ; mais malheureuſement la dérivation eſt toujours ſi bornée, qu'elle ne peut preſque jamais s'étendre jusqu'au siége de ces maladies.

X X.

Moins la dérivation est étendue, plus elle est rapide.

C'est par la dérivation que le mouvement du sang est accéléré dans le courant où se fait la saignée. Or, moins il y a de vaisseaux capillaires qui lui fournissent le passage pour arriver à la veine piquée, plus il doit couler rapidement dans ces vaisseaux pour fournir à l'évacuation de la saignée. Ainsi moins la dérivation est étenduë, plus elle est rapide; d'où il s'ensuit qu'elle est plus rapide dans la sàignée du bras que dans la saignée du col, parce que dans la saignée du bras elle est bornée aux capillaires artériels qui communiquent avec les ramifications de la veine qui est ouverte au pli du bras, & que les ramifications de cette veine sont moins nombreuses & moins considérables que celles de la veine jugulaire qui est ouverte au col. Mais elle est plus rapide encore dans la saignée du pied, parce que la saphêne qui est ouverte à la malléole a beaucoup moins d'étenduë au-delà de la saignée, & a par conséquent beaucoup moins de ramifications que celles dont nous venons de parler.

Tout ce que nous venons de remarquer sur la dérivation est dans la supposition que les saignées se fassent sans le secours de la ligature ; car, comme nous allons le voir, la ligature interdit la dérivation que la saignée peut causer. Ainsi, lorsqu'on veut que la saignée soit dérivative, il faut supprimer la ligature.

XXI.

De la dérivation latérale.

Nous avons examiné la dérivation, son étenduë, sa quantité, telles qu'elles doivent être dans une saignée où l'évacuation se fait sans le secours de la ligature, nous allons présentement voir ce qui doit arriver par rapport à la dérivation, lorsque les veines de la partie où l'on saigne sont comprimées par une ligature pendant l'évacuation de la saignée.

On a remarqué (12) que la dérivation latérale est l'effet de la ligature dont on se sert pour faire la saignée, & qui intercepte le cours du sang dans les veines de la partie où elle est placée. Voici comment on conçoit cette espece de dérivation. Le sang arrêté par la ligature ne peut plus continuer sa route vers le cœur, dans les veines qui sont comprimées par cette ligature; en sorte que ces veines se trouvent privées depuis la ligature jusqu'au cœur de ce sang qui ne peut plus y passer; ainsi elles se trouvent moins remplies dans toute l'étenduë de ce trajet, parce qu'elles ne reçoivent que le sang des veines qui vont s'y réunir & s'y décharger depuis la ligature jusqu'au cœur; ce sang y trouve moins de résistance, parce qu'elles sont moins pleines, il doit par conséquent s'y porter avec une vîtesse proportionnée à la facilité qu'il y trouve. Cette vîtesse & cette facilité doivent s'étendre successivement des veines qui le conduisent aux arteres qui répondent à ces veines, & de-là jusqu'au cœur, d'où l'on conclut que le sang qui est poussé par le cœur doit se partager aux deux courans de la circulation, conformément à cette augmentation de facilité & de vîtesse que la ligature a occasionnée dans l'un de ces courans par les vaisseaux collatéraux dont on vient de parler : Ce qui paroît établir une dérivation dans les vaisseaux qui répondent aux veines qui ne reçoivent plus le sang qui est arrêté par la ligature.

XXII.

Cette dérivation latérale n'existe point.

La ligature rompt seulement les colonnes du sang renfermées dans les veines qu'elle comprime ; mais la partie de ces colonnes qui s'étend depuis la ligature jusqu'au cœur est encore renfermée dans ces veines immédiatement après qu'elles ont été étranglées par la ligature, & elle est entretenuë ensuite dans chacune de ces mêmes veines par le sang que les autres veines y apportent. Il n'est donc pas vrai que ce sang qui arrive, y trouve moins de résistance, & par conséquent il n'est pas vrai non plus qu il puisse s'établir aucune dérivation dans les vaisseaux qui le conduisent à ces veines qui sont comprimées par la ligature.

On voit donc que ce qu'on a regardé ici comme dérivation n'eſt qu'une circulation tronquée, c'eſt-à-dire, une circulation arrêtée depuis l'extrêmité de la partie liée juſqu'à la ligature. Ainſi le mouvement circulaire du ſang ne ſe fait plus dans les vaiſſeaux où il eſt empêché par la ligature; cette ligature le borne à l'endroit même où elle eſt placée, ſon trajet eſt raccourci de toute l'étenduë qu'il y a depuis la ligature juſqu'à l'extrêmité de la partie liée. Dans une ſaignée du bras, par exemple, il eſt raccourci dans les veines comprimées de toute l'étenduë qu'il y a depuis le coude où eſt la ligature juſqu'à l'extrêmité des doigts.

Mais les veines & les arteres de cette partie du bras n'en ſont pas moins fournies de ſang; ils en ſont, au contraire, comme l'expérience le prouve, beaucoup remplies; en ſorte qu'il y a dans ces vaiſſeaux une plus grande portion de la maſſe du ſang qui y eſt arrêtée, que celle qu'ils contenoient avant que la circulation y fut interceptée par la ligature; d'où il faut remarquer que l'étenduë de la circulation eſt diminuée par cette ligature, la masse du sang qui doit circuler l'est, s'il est permis de le dire, encore davantage. Ainsi il ne doit pas passer plus de sang dans les vaisseaux où la circulation est libre, qu'il n'y en couloit avant qu'on eût placé la ligature, & même il doit, rigoureusement parlant, y en passer moins, puisque la portion de la masse du sang qui ne circule pas alors, est plus considérable que la diminution du trajet de la circulation. Ainsi il n'y a aucune raison qui nous oblige de reconnoitre une dérivation dans les vaisseaux qui communiquent aux veines comprimées, & qui portent le sang dans leur trajet où la circulation est libre, c'est-à-dire, depuis la ligature jusqu'au coeur.

XXIII.

La circulation doit être plus lente dans les vaisseaux où la circulation est bornée par la ligature, que dans les autres vaisseaux.

La vîtesse de la circulation doit être proportionnée à la force qui pousse le sang dans les vaisseaux. Cette force est l'action du coeur & des arteres; & l'expérience prouve en effet que plus cette action eſt prompte & vigoureuſe, plus la circulation eſt accélérée; c'eſt ce qu'on obſerve facilement par la rapidité avec laquelle le ſang s'échappe par l'ouverture d'une ſaignée qu'on fait dans le redoublement d'une grande fiévre. Il eſt donc certain que la circulation eſt proportionnée à la force avec laquelle le ſang eſt pouſſé dans les vaiſſeaux.

Or, la force qui doit faire avancer les colonnes de ſang qui coulent dans les veines comprimées par la ligature, qui coulent, dis-je, dans leur trajet où la circulation eſt libre, eſt en partie retranchée; parce que celle des arteres qui portent le ſang aux veines dans la partie où la circulation eſt arrêtée par la ligature, n'agit plus ſur ces colonnes qui ſe trouvent au-delà de cette ligature. Elles doivent donc cheminer moins vite à proportion de la force qui leur eſt retranchée; elles doivent donc auſſi oppoſer plus de réſiſtance au fluide qui les rencontre, c'eſt-à-dire, au ſang qui eſt apporté dans le trajet de veines où elles coulent. Or, ce trajet s'étend depuis la ligature juſqu'au cœur. La circulation doit donc être rallentie dans tous les vaisseaux qui portent le sang à ces veines dans toute l'étendue de ce trajet, c'est-à-dire, dans tout le courant de la circulation tronquée ou bornée par la ligature.

X X I V.

La plénitude doit être plus grande dans les vaisseaux où la circulation est bornée par la ligature, que dans les autres.

Les engorgemens qui arrivent dans les vaisseaux sont proportionnés à l'obstacle qui s'oppose au cours du sang dans ces vaisseaux. Or, l'obstacle où la résistance qui se trouve de plus dans le trajet des veines comprimées où la circulation est libre, c'est-à-dire, depuis la ligature jusqu'au cœur, (23) est égale à la diminution de la force qui doit pousser le sang dans ces veines. Cet obstacle doit donc causer dans tous les vaisseaux du courant de la circulation bornée par la ligature, un engorgement ou une plénitude proportionnée à la diminution de cette force qui doit pousser le sang dans ces mêmes veines.

On entrevoit assez que le rallentissement de la circulation, & cet engorgement, doivent être peu considérables, n'étant proportionnés qu'au petit retranchement de force qui est, comme je viens de le dire, occasionné par la ligature; mais la matiere que nous traitons doit être assujettie à un examen rigoureux, afin de ne laisser aucune obscurité ni aucun prétexte de doute sur les différens points qui la concernent. D'ailleurs, ces recherches sur les effets de la ligature pourront servir en même tems à connoître de quelle utilité pouvoit être l'usage des ligatures que les Anciens employoient assez fréquemment en différens cas.

X X V.

L'augmentation de plenitude est peu considérable & peu durable dans les vaisseaux où la circulation est bornée par la ligature.

On peut en juger 1°. par le retranchement même de la force qui doit pousser les colonnes qui se trouvent au-delà de la ligature dans les veines comprimées par cette ligature. Or, cette force n'est diminuée que de celle que ces colonnes pouvoient recevoir de la partie des arteres qui porte le sang dans le trajet des mêmes veines où la circulation est arrêtée par cette même ligature. Ainsi, moins la partie de ces arteres est étenduë, moins la diminution de cette force sera grande : Elle sera donc moins grande dans la saignée du pied que dans celle du bras, parce que dans la premiere, la ligature est placée plus près de l'extrêmité de la jambe, & que dans la derniere elle est placée plus loin de l'extrêmité du bras ; parce que le trajet de la circulation qui s'étend depuis le cœur jusqu'à l'extrêmité du pied, est plus grand que celui qui s'étend depuis le cœur jusqu'à l'extrêmité du bras ; & parce que la distribution des arteres de la partie du membre où la circulation est arrêtée par la ligature, est beaucoup plus nombreuse dans le premier cas que dans le dernier. Ainsi, en comparant de chaque côté la force totale des arteres, avec la partie de ces arteres, dont la force est interceptée, ou, pour ainsi-dire, retranchée par la ligature, on remarquera que cette diminution de force est très-peu considérable dans la saignée du pied; mais qu'elle l'eſt beaucoup plus dans la ſaignée du bras.

2°. Il faut obſerver que ſi la circulation & la force des arteres n'étoit point interceptée, la colonne de ſang que cette force totale de toutes les arteres d'une partie auroit à faire cheminer dans le tronc de la veine ſeroit plus longue, & que par conſéquent cette même force ſeroit diſtribuée à une plus grande maſſe de liquide; d'où il paroît que la ligature, en diminuant de la force des arteres, raccourcit d'autant la colonne du ſang qui coule dans le trajet de la veine où la circulation eſt libre. Ainſi on pourroit penſer que cette colonne tronquée ſeroit pouſſée avec autant de force qu'avant la compreſſion de la veine par la ligature, & que par conſéquent ſon mouvement ne ſe trouveroit plus rallenti par l'effet de cette ligature.

Mais il ne ſuffit pas que la colonne ſoit moins longue, il faudroit auſſi qu'elle fut moins groſſe, pour que la diminution de cette colonne fut égale à la diminution de la force qui eſt interceptée par la ligature. Car l'action de la portion de force qui ne peut plus agir ſur cette colonne, ne doit pas être bornée à pouſſer le ſang dans le trajet des veines où la circulation eſt arrêtée; elle doit de plus faire cheminer ce même ſang dans toute l'étenduë de ces veines juſqu'au cœur; de même que la force des autres arteres qui envoyent auſſi du ſang dans ces mêmes veines, doit pareillement y faire cheminer celui-ci. Ainſi toutes les forces de ces arteres ſe réuniſſent dans ces veines pour y contribuer au mouvement du ſang; de maniere que la force de chaque artere y contribuë à proportion de la quantité du ſang que cette artere envoye dans la même veine, & qui y groſſit la colonne qui eſt formée auſſi par celui qui y eſt envoyé par d'autres arteres: La force qui fait cheminer le ſang dans les veines, augmente donc dans tout le trajet de ces veines à proportion que le volume ou la groſſeur des colonnes augmente par le ſang qui y eſt pouſſé de divers endroits par les arteres.

Quand la ligature coupe une colonne de ſang dans une veine, elle intercepte auſſi la force qui pouſſoit la même colonne, depuis cette ligature jusqu'au cœur : Cette colonne ne peut donc cheminer dans ce même trajet que par la force des arteres qui envoyent le sang qui grossit de plus en plus la colonne à mesure qu'elle s'étend vers le cœur ; mais toujours est-il facile d'appercevoir que cette colonne reste privée de la force qui est interceptée par la ligature, & que par conséquent elle doit opposer au sang qui vient la grossir plus de résistance, à proportion de la grosseur qu'elle a, à l'endroit de la ligature.

Néanmoins nous devons observer qu'il survient ici un accroissement de force qui supplée presque entierement à celle qui est interceptée par la ligature : Mais c'est l'expérience, & non les loix de l'hydraulique qu'il faut consulter sur ce fait. Car selon ces loix, dans une machine purement hydraulique, il ne s'y trouveroit point cet accroissement de force dont je vais parler. En effet, la force s'accroit réellement dans nos vaisseaux, lorsque l'obstacle y rallentit la circulation & y augmente la plénitude : Mais cet accroissement de force est causé & régi par un méchanisme particulier, c'est-à-dire, par le mouvement organique des arteres; car il est certain que quand quelque résistance ou quelque obstacle occasionne une plus grande plénitude dans les vaisseaux, l'action des arteres excitée par la résistance que lui oppose cette plénitude, en devient plus prompte & plus forte; il suffit pour s'assurer de cette vérité, de se lier un peu fortement le doigt; le battement des arteres qui y étoit insensible devient aussitôt fort & fréquent, & se fait sentir très-distinctement. La même chose se remarque encore plus vivement dans les inflammations ou embarras de la circulation dans les arteres, & cette action violente se communique même à toutes les arteres du corps, & forme une fiévre très-forte qui dure jusqu'à ce que l'embarras soit dissipé. On voit par ces effets excessifs que l'activité des arteres est excitée par la résistance que la plénitude oppose à ces vaisseaux dans quelques parties du corps; en sorte que la force organique de ces mêmes vaisseaux augmente pour vaincre la résistance, & que cette augmentation de force continuë tant que la résistance subsiste.

On doit donc avoir égard à cet effet dans le cas dont il s'agit ici, où la plénitude est occasionnée dans plusieurs vaisseaux par une diminution de force dans le trajet de la veine qui s'étend depuis la ligature jusqu'au cœur. Alors la colonne de sang qui coule dans cette veine, oppose au sang qui y aborde une résistance proportionnée à cette diminution de force qui doit causer un rallentissement de circulation dans cette même veine & dans tous les vaisseaux qui lui fournissent le sang qu'elle reçoit. Ce rallentissement s'étend jusques dans les arteres qui conduisent ce sang, & y occasionne une plus grande plénitude qui excite l'action de ces arteres; elle devient plus fréquente & plus forte, à proportion de cette plénitude & de la résistance qu'elle a à surmonter; voilà donc un accroissement de force qu'on doit envisager, parce qu'il supplée du moins en partie à celle qui est interceptée par la ligature: Je dis en partie, parce que cette plénitude dépendant d'une résistance qui commence avant qu'on ouvre la veine, & qui dure pendant la saignée, continuë de susciter une augmentation de force, dont l'effet est de diminuer continuellement cette plénitude; ensorte que toutes ces choses doivent subsister ensemble autant de tems les unes que les autres, & s'entre-réduire les unes par les autres à fort peu de chose. Mais il paroît qu'il doit y avoir toujours, tant que la résistance dure, quelque peu d'augmentation de plénitude dans les vaisseaux qui portent à la veine comprimée, le sang qu'elle conduit au cœur. Car quoique cette plénitude excite l'action des arteres qui la surmonte, ce surcroît d'action ne peut durer qu'autant que la plénitude & la cause de cette plénitude subsistent; ainsi ce même surcroît suppose toujours de la plénitude ou une résistance qui rallentit le cours du sang. Il y a donc toujours alors, tant que l'augmentation de l'action des arteres subsiste, quelque plénitude ou quelque résistance à vaincre.

Cependant il n'est pas vraisemblable que la résistance qui l'occasionne dure pendant tout le tems de la compression de la ligature, ou pendant tout le tems de la saignée. Il semble au contraire que cette compresſion doit elle-même la faire ceſſer dans la ſuite; car en s'oppoſant au paſſage de la colonne du ſang qu'elle arrête, elle empêche que la partie de cette colonne qu'elle a coupée, qui chemine vers le cœur, & qui cauſe la réſiſtance, ne ſoit refournie. Ainſi la veine qui la conduit ne recevant des autres veines qui s'y réuniſſent que la quantité de ſang qu'elles y verſent ordinairement, la colonne devient moins groſſe & proportionnée au nombre & au calibre des arteres qui envoyent continuellement le ſang qui forme cette colonne ; c'eſt pourquoi la veine où elle coule diminuë de volume, comme on l'apperçoit facilement, ſi elle étoit apparente avant la compreſſion de la ligature ; car on la voit effectivement diſparoître peu de tems après cette compreſſion : Elle eſt reſſerrée par la force élaſtique de ſes parois, & par la compreſſion de l'air qui réduiſent partout la capacité des vaiſſeaux au volume du ſang qu'ils reçoivent. Ainſi la circulation de ſang doit ſe faire dans cette même veine comme dans les autres, conformément à la quantité du ſang qu'elle doit recevoir, proportionnellement au nombre & au calibre des arteres ausquelles elle communique : Ainsi le sang qui y aborde n'y trouve pas plus de résistance qu'à l'ordinaire : Car celle que la ligature y avoit occasionnée d'abord, s'est dissipée à mesure que la colonne de sang que cette ligature avoit coupée, a été conduite au cœur; en sorte que le peu d'augmentation de plénitude qu'elle causoit dans les vaisseaux qui répondent à la veine qui la conduit, est dissipeé aussi à proportion que la résistance a diminué dans cette même veine : Ainsi il n'est pas douteux que l'un & l'autre ne cessent beaucoup de tems avant que la saignée soit finie. Une si longue discussion pour un si petit objet, paroîtra sans doute fort peu intéressante, & on sera peut-être surpris de ce que je m'arrête à de telles minuties ; mais il falloit nécessairement entrer dans tout ce détail, pour dissiper des nuages qui portent beaucoup d'obscurité sur la matiere que nous traitons, & qui peuvent favoriser les raisonnemens vagues & captieux des défenseurs de la fausse doctrine, de la dérivation & de la révulsion.

XXVI.

X X V I.

La circulation bornée par la ligature exclud la dérivation complette pendant la ſaignée. Cette dérivation ne peut avoir lieu qu'après que la ligature eſt ôtée. Quelle eſt la dérivation qui ſe fait alors ?

Non-ſeulement la ligature n'occaſionne point, comme on vient de le voir, de dérivation dans le trajet des veines qui s'étendent depuis cette ligature juſqu'au cœur, mais elle s'oppoſe auſſi à celle que la ſaignée pourroit attirer dans les vaiſſeaux qui portent le ſang à l'ouverture de cette ſaignée ; parce qu'elle arrête le cours du ſang dans les veines qu'elle comprime, & qui s'étendent depuis l'extrêmité de la partie juſqu'à cette même ligature, & dans les ramifications des arteres qui fourniſſent le ſang à ces veines. Par cette interception de circulation, elle occaſionne une grande plénitude dans ces vaiſſeaux, en ſorte que la vîteſſe avec laquelle le ſang ſort par l'ouverture de la ſaignée, ne ſuffit pas pour enlever cette plénitude qui oppose de la résistance au sang qui arrive dans les vaisseaux où se trouve cette même plénitude. Aussi voit-on ordinairement toutes les veines qui paroissent à l'extérieur, même celle qui fournit le sang qui sort par la saignée, beaucoup plus pleines qu'avant la compression de la ligature: On en comprend aisément la raison. Les arteres qui fournissoient tout le sang qui couloit dans les vaisseaux avant que la circulation fut arrêtée, n'y envoyent presque plus que celui qui peut s'écouler par la saignée. Or, cette quantité de sang est beaucoup plus petite que celle qui passoit auparavant dans ces vaisseaux; les arteres envoyent donc alors beaucoup moins de sang à la partie où se fait la saignée, qu'elles ne faisoient auparavant. Ainsi, bien loin de fournir en même tems, comme dans les hémorrhagies & dans les saignées qui se font sans ligature, le sang qui devroit circuler par les vaisseaux comprimés, & celui qui s'échappe par la saignée (ce qui produit la dérivation) il s'en faut beaucoup qu'elles en fournissent autant qu'avant la saignée: La circulation bornée par la ligature exclud donc la dérivation pendant la ſaignée.

Mais après la ſaignée, il ſe fait une dérivation ſubite auſſitôt qu'on a ôté la ligature ; parce que la circulation ſe rétablit bruſquement. Le ſang arrêté coule rapidement dans les veines dont le paſſage lui étoit fermé par la ligature, il chemine avec beaucoup de facilité, & il eſt pouſſé fortement par l'action des arteres où il étoit retenu, qui eſt devenue, comme nous l'avons remarqué, plus vigoureuſe & plus fréquente. Ce ſang qui remplit dans l'inſtant les veines où il paſſe, cede la place dans les vaiſſeaux qu'il occupoit dans ces arteres, à celui qui le ſuit ; ainſi la facilité augmente ſucceſſivement, & très promptement dans tout le trajet artériel juſqu'au cœur. C'eſt apparemment cette dérivation ſubite qui occaſionne la foibleſſe qui arrive ſouvent aux malades après qu'on a ôté la ligature ; parce que le ſang que le cœur reçoit, & qu'il verſe dans l'aorte, ſatisfait à peine à la rapidité de cette dérivation. Ainſi on doit remarquer que la dérivation qui ne ſe fait pas pendant la ſaignée, ſe fait en quelque ſorte, du moins en partie, après que la ligature eſt ôtée. Mais cette dérivation eſt une dérivation directe, parce qu'elle eſt bornée aux vaiſſeaux qui portent le ſang à la partie ſaignée où la circulation étoit arrêtée. Il n'y a point de dérivation latérale; car le ſang qui ne vient point de cette partie, & qui continuë d'arriver par les vaiſſeaux collatéraux dans les veines qui étoient comprimées, ne trouve pas alors plus de facilité à entrer dans ces veines qu'auparavant.

On peut cependant admettre encore ici une autre eſpece de dérivation dont nous avons parlé ci-devant à l'article 2. vers la fin du premier cas qui eſt expoſé dans cet article, qui eſt celle qui ſe fait uniquement dans les ſeules ramifications d'arteres qui communiquent avec la veine ouverte, & qui fourniſſent le ſang qui ſort par la ſaignée: Mais cette ſorte de dérivation étant viſiblement ſans conſéquence pour les ſaignées du bras & du pied, je n'en parlerai point dans les articles ſuivans, j'examinerai ſeulement dans la ſuite, ſi elle ne peut pas être de quelque conſidération dans la ſaignée du col, par rapport aux parties renfermées dans l'intérieur du crâne.

XXVII.

Les effets de la circulation bornée par la ligature, sont indépendans de la ſaignée ; ainſi on peut ſans la ſaignée obtenir les mêmes effets par le moyen des ligatures.

Ces effets, comme nous venons de le voir, ſe réduiſent à ceux qui arrivent dans le trajet des veines comprimées qui s'étend depuis la ligature juſqu'au cœur, & à ceux qui arrivent dans la partie où la circulation eſt arrêtée par la ligature, & où elle ſe rétablit après que la ligature eſt ôtée.

Or, il eſt certain que les premiers méritent très-peu d'attention, & qu'ils ne dépendent point de la ſaignée, puiſqu'ils ne naiſſent que de la compreſſion de la ligature qui ferme le paſſage du ſang à l'endroit où la veine eſt comprimée, & qui retranche une partie de la force qui fait couler le ſang dans cette veine ; ainſi on ne doit les attribuer qu'à la ligature, & nullement à la ſaignée.

Il eſt évident auſſi que la ſaignée

ne contribue pas aux effets qui dépendent de la plénitude des vaisseaux de la partie où le sang est arrêté par la ligature, ni à la dérivation qui se fait après que la ligature est ôtée; parce que la plénitude seroit même encore plus grande sans la saignée, & que la dérivation ne se fait qu'après que la saignée est faite; c'est-à-dire, après que la ligature est ôtée, & uniquement par le rétablissement de la circulation qui étoit interceptée par la ligature. Ainsi toutes les ligatures qui arrêteront la circulation, pourront toujours occasionner les mêmes effets.

XXVIII.

Les effets de la circulation bornée par la ligature, dépendent en partie des loix de l'hydraulique, & en partie de celles de l'œconomie animale; au lieu que la dérivation qui est causée simplement par la saignée, est réglée uniquement par les loix de l'hydraulique.

Un fluide assujetti aux loix de l'hydraulique se porte du côté où il trouve moins de résistance. Il se distribue également vers différens côtés, si la facilité est égale de tous ces côtés. Mais si les facilités sont inégales, il s'y distribuera inégalement, & l'inégalité de la distribution sera conforme à l'inégalité des facilités. Ainsi les facilités étant connuës exactement, on peut évaluer avec précision la distribution d'un liquide déterminé par ces facilités à couler vers différens côtés.

En effet nous sommes assurés par l'expérience que nos liquides sont assujettis à ces loix. Car lorsque le sang trouvera plus de facilité à couler par une ouverture faite à un de nos vaisseaux, il s'écoulera totalement par cette ouverture, si rien ne s'oppose à sa sortie. Or, c'est uniquement cette facilité qui est la cause & la mesure de la dérivation que peut procurer la saignée. La quantité & l'étenduë de la dérivation est donc entierement reglée par les loix de l'hydraulique.

Il n'en est pas de même lorsque le sang trouve dans quelques-uns de nos vaisseaux un obstacle qui s'oppose à son passage; car il remplit beaucoup plus ces vaisseaux que les autres. Nous en voyons la preuve dans les inflammations & dans tous les engorgemens ou excès de plénitude qui arrivent dans les parties où quelque obſtacle s'oppoſe au mouvement circulaire du ſang. Mais cet effet ne peut point arriver par les ſeules loix de l'hydraulique; car ſelon ces loix, le ſang ne doit pas former une telle plénitude, il feroit au contraire déterminé à couler dans les vaiſſeaux où il trouveroit moins de réſiſtance; il y a donc dans le méchaniſme du corps, une autre cauſe qui produit cette grande plénitude: Or, nous appercevons facilement que cette cauſe eſt l'action même des arteres; car le ſang qui eſt entré dans une artere où il y a un obſtacle, ne rétrogradant point, l'action de cette artere qui agit ſur lui, & qui alors devient même beaucoup plus forte & beaucoup plus prompte, doit le faire avancer de plus en plus vers l'obſtacle qui le retient dans cette artere. A meſure qu'elle le fait avancer, l'entrée de cette même artere ſe dégage, le ſang que la circulation y conduit trouve alors aſſez de facilité pour y entrer, l'action de ce vaiſſeau le fera de même avancer, & facilitera encore le paſſage à d'autre ſang qu'elle fera aussi avancer : Ainsi successivement l'artere se remplira d'une grande quantité de sang. On voit donc par cette exposition que les loix de l'œconomie animale, & celles de l'hydraulique concourent à produire la plénitude excessive qui est occasionnée dans une partie par un obstacle qui s'oppose à la circulation du sang ; puisque c'est l'action de l'artere qui fait avancer le sang vers l'obstacle, & que c'est la facilité qui se trouve à l'entrée de cette artere qui détermine le sang qui y arrive, à entrer dans cette même artere.

Quoiqu'une artere où la circulation est arrêtée, se remplisse plus que les autres arteres, il passe cependant beaucoup moins de sang dans celle-là que dans celle-ci ; parce que malgré l'action de cette artere, la résistance qu'il y trouve s'oppose tellement à son mouvement, qu'il ne peut avancer que très-lentement ; c'est pourquoi il doit en passer beaucoup moins dans cette artere que dans les autres où la circulation est libre : Ainsi il ne se fait point de dérivation dans la premiere ; ni de révulsion dans les dernieres. Il n'y a donc pas de dérivation pendant la ſaignée dans les vaiſſeaux où la circulation eſt arrêtée par la ligature, ni de révulſion dans les autres.

Mais auſſitôt que la ligature eſt ôtée, il ſe fait une dérivation très-ſubite, non ſeulement parce que la circulation ſe rétablit, & que le ſang arrêté trouve une grande facilité à ſuivre ſa route dans les vaiſſeaux où il ne pouvoit pas paſſer auparavant; mais encore parce que l'action des arteres où la circulation étoit arrêtée, étant devenuë plus forte & plus fréquente, chaſſe avec beaucoup de vîteſſe, le ſang qui étoit retenu. Ainſi les loix de l'hydraulique & de l'œconomie animale concourent à accélérer le cours du ſang dans cette dérivation. Les effets de la circulation bornée par la ligature dépendent donc en partie des loix de l'hydraulique, & en partie de celle de l'œconomie animale.

REMARQUE.

Les effets que nous venons de rapporter, & qui effectivement dépendent de ces deux genres de loix, prouvent qu'on ne doit pas compter ſur la rétrogradation du sang dans les arteres, lorsqu'il y est arrêté par quelque obstacle : Ce qui détruit l'opinion d'un célebre Médecin, qui a pensé que dans les inflammations, le sang arrêté dans les arteres peut être déterminé à rétrograder par l'évacuation que cause la saignée, en trouvant alors dans ces arteres moins de résistance pour reculer, que pour avancer. Cette idée prise uniquement des loix de l'hydraulique est contredite par l'expérience, c'est-à-dire, par les effets qui résultent des loix des opérations organiques de l'œconomie animale. Il y a cependant quelques faits qui semblent prouver la possibilité de la rétrogradation du sang dans les arteres. Si une artere, par exemple, est coupée, & qu'on lie seulement le bout de la portion de l'artere qui apporte le sang qui vient du cœur, le sang s'écoule par l'autre bout, ce qu'il ne peut faire qu'en rétrogradant ; mais c'est parce qu'il n'y a plus alors de continuité, ni de l'artere, ni de la colonne du sang qui s'opposeroit à cette rétrogradation, si elle n'étoit pas interrompue. Le resserrement des vaisseaux par les répercussifs astringens dans les inflammations, ſemble auſſi forcer un peu le ſang à rétrograder; mais cet état de contrainte change l'ordre des loix qui reglent le mouvement circulaire du ſang. La rougeur des inflammations, diminue beaucoup auſſi dans les ſaignées pouſſées juſqu'à la ſyncope. Cependant les obſtacles qui arrêtoient le ſang ne ſont pas levées, puiſque la rougeur reparoît enſuite; ce ne peut donc être ici que par rétrogradation que le ſang ſe déplace, & la rétrogradation arrive, parce que l'action des arteres languit ou ceſſe par la foibleſſe; alors les vaiſſeaux dilatés ſe contractent par leur propre reſſort, & repouſſent une partie du ſang dont ils ſont engorgés.

XXIX.

La ligature, quelque peu ſerrée qu'elle ſoit, doit preſque toujours interdire entierement la dérivation que peut cauſer la ſaignée.

Si la dérivation que peut cauſer la ſaignée n'eſt pas entierement anéantie par le retardement de circulation & la plénitude que cauſe une ligature peu ſerrée, cette dérivation ſera réduite ou diminuée à proportion du retardement de la circulation & de la plénitude, c'eſt-à-dire, à proportion du dégré de compreſſion de la veine piquée. Car il faudroit que cette veine fut étranglée, pour interdire entierement la dérivation; autrement il faut que la dérivation ait lieu dans cette veine, autant qu'il y a de ſang qui y paſſe, qui y continue ſa route pour retourner au cœur, & qui fournit en même tems celui que l'on tire par la ſaignée.

La ligature n'eſt utile dans la ſaignée qu'autant qu'elle comprime la veine ouverte pour faciliter la ſortie du ſang. Il faut donc que la ligature, ſi elle eſt de quelque utilité dans la ſaignée, comprime cette veine: Mais elle peut ne la pas comprimer entierement, & alors le ſang pourra encore y couler dans une quantité proportionnée au paſſage qui lui ſeroit conſervé: Cette quantité pourroit être alors à peu près la meſure de la dérivation que la ſaignée pourroit attirer, ſi la compreſſion de la ligature ne s'étendoit pas à d'autres veines de la même partie, & n'y retardoit pas auſſi la circulation. Mais pour peu que ce retardement ait lieu dans ces veines, il ſurpaſſera aiſément la vîteſſe de la dérivation qui ſe fait dans la veine piquée, & rallentira le mouvement du ſang dans les arteres qui le conduiſent à ces veines; en ſorte que le ſang qui paſſera de moins par ces arteres qui vont à la partie où ſe fait la ſaignée, pourra être au moins égal à celui qui peut être entraîné de plus par le peu de dérivation attirée dans la veine piquée qui n'eſt pas entierement comprimée. Par-là, cette petite dérivation ſera comme anéantie, ou du moins ne s'étendra-t-elle que depuis l'ouverture de la veine juſqu'aux dernieres ramifications qui viennent de l'artere, & qui fourniſſent le ſang à cette veine, parce que le rallentiſſement du ſang dans les autres veines de la partie où ſe fait la ſaignée, s'étend juſques dans cette même artere & dans ſes branches qui portent auſſi le ſang à la même partie. Par le peu d'étendue de cette petite dérivation, & par ce rallentiſſement du cours du ſang dans les ramifications artérielles de cette partie, le peu de dérivation qu'attire alors la ſaignée, ne doit donc être d'aucune conſidération. Or, il eſt très-rare qu'on continue l'ufage de la ligature pendant la faignée, fans qu'elle comprime non-feulement un peu la veine piquée, mais auffi les autres veines extérieures; & dans ce cas, on ne doit reconnoître de dérivation que dans les rameaux d'arteres qui fourniffent le fang à la veine piquée. La ligature interdit donc prefque toujours entierement la dérivation que pourroit caufer la faignée dans le tronc de l'artere qui porte le fang à la partie où fe fait cette faignée.

XXX.

DE LA RE'VULSION.

La révulfion que caufe la faignée eft un détour d'une portion du fang qui devroit entrer dans des arteres, & qui paffe dans celle qui porte le fang à la veine piquée, pour fournir à l'évacuation qui fe fait par l'ouverture de la faignée.

La révulfion qui fe fait aux premieres divifions de l'aorte, & qui retranche au courant de la circulation où la faignée ne fe fait pas, le fang qui y pafferoit fans cette faignée, s'appelle *révulfion abfolue.*

Celle qui ſe fait aux diviſions des arteres du courant de la circulation où ſe fait la ſaignée, s'appelle *révulſion variable.*

XXXI.

La révulſion qui ſe fait dans les arteres eſt égale à la ſimple évacuation du ſang que ces arteres fourniſſent à la ſaignee. (6)

La preuve en eſt convaincante; car la quantité du ſang qui paſſe de plus dans les arteres où il y a dérivation, que dans celle où il y a révulſion, eſt égale à la quantité du ſang qui s'évacuë par la ſaignée. (15) Or, la diminution du liquide cauſée par cette évacuation, ſe partage dans la même proportion de part & d'autre; (17) d'où il s'enſuit que la quantité de ſang qui paſſe dans les arteres où il y a révulſion, de moins qu'elles n'en auroient reçû ſans la ſaignée, doit être égale à la part de l'évacuation qu'elles doivent porter.

REMARQUE.

On ſera ſans doute étonné que

nous soutenions une telle proposition. Ce n'est point là, dira-t'on, l'idée qu'on a de la révulsion; c'est la confondre avec l'évacuation. On a toujours regardé la révulsion comme un déplacement qui se fait pendant la saignée d'une partie du sang qui devroit entrer dans certains vaisseaux, laquelle, outre la portion que ces vaisseaux doivent fournir pour l'évacuation, est déterminée à couler dans les vaisseaux qui répondent à la veine piquée, parce que, dit-on, la résistance est moins grande dans ceux-ci: En effet on a vû ci-devant dans la remarque qui est à la suite de l'art. (15) combien, selon M. S. est grande cette partie de sang qui est détournée par la saignée, combien aussi elle remplit les vaisseaux où la saignée l'attire; combien ceux où la révulsion a lieu, doivent se trouver vuides en comparaison des autres. Pour mieux exposer encore le sentiment de cet Auteur, rapportons ici presque tout le chapitre où il établit sa doctrine sur la révulsion.

» A mesure; dit-il, tom. 1. chap. 3. » pag. 44, que la saignée détermine » le sang à couler plus abondamment

» vers la partie où on la fait, il faut » qu'elle diminuë d'autant la quantité » qui en doit couler vers les autres » parties; ou, ce qui revient au mê- » me, à mesure que la saignée dérive » une nouvelle quantité de sang dans » le canal artériel qui répond à la veine » piquée, elle doit en même tems dé- » tourner des autres arteres une quan- » tité pareille du sang qui auroit dû y » couler. Ainsi la révulsion doit être » regardée comme une suite inévita- » ble de la dérivation.

» Mais cette révulsion que la sai- » gnée procure, quoique générale par » toutes les parties du corps, si l'on » en excepte celles où l'on fait la sai- » gnée, doit pourtant s'y faire sen- » tir différemment, suivant les dif- » férens rapports des arteres entre el- » les, & suivant que les rameaux ar- » tériels d'où la révulsion se doit fai- » re, communiquent avec le canal ar- » tériel où se fait la dérivation qui y » donne lieu.

„ Si la séparation des arteres d'a- » vec le tronc artériel, qui répond à la » veine piquée, se fait immédiatement » à la sortie du cœur, tel qu'est le par- » tage des rameaux supérieurs, & de

» la branche inférieure du tronc de » l'aorte ; dans ce cas, la révulsion » que la saignée procure à ces arteres, » doit être constamment égale à la dé„ rivation qu'elle attire dans le canal » artériel opposé. La saignée, de quel» que lieu qu'on la fasse, ne peut ap» porter aucun changement à la quan» tité de sang qui se présente pour se » partager entre ces différentes bran» ches. Cette quantité doit être pen» dant la saignée, presque la même » qu'elle étoit auparavant ; parce » qu'elle est constamment égale à la » quantité de sang que le ventricule » gauche fournit au gros tronc de » l'aorte, laquelle ne sçauroit varier „ sensiblement par rapport à la sai» gnée. Il est donc évident qu'à me» sure qu'il en coulera davantage » dans une de ces branches, il en cou„ lera précisément d'autant moins » dans les autres, & qu'ainsi la déri» vation qui se fait dans la branche » qui répond à la veine piquée, étant » en pure perte pour les autres bran» ches, & se faisant pour ainsi-dire à » leurs dépens, elle doit être la me» sure exacte de la révulsion que ces » autres branches souffrent.

» Il n'en est pas de même quand
» les branches qui se séparent du tronc
„ principal, s'en séparent plus loin
„ du cœur, & après la division de
„ l'aorte en branches supérieure &
„ inférieure: Comme alors la saignée
„ attire par la dérivation, plus de
„ sang qu'à l'ordinaire dans le tronc
„ d'où partent ces différentes bran-
„ ches, & par conséquent dans les
„ branches elles-mêmes, ainsi qu'on
„ l'a prouvé dans le chapitre précé-
„ dent, la révulsion à laquelle ces
„ branches seront exposées, devra être
„ d'autant moins sensible, que la dé-
„ rivation sera plus grande, & devra
„ par conséquent varier, suivant que
„ la dérivation variera elle-même, mais
„ dans un ordre renversé.

» La premiere espece de révulsion
„ mérite le nom de *révulsion constante*
„ *ou absolue*. Nous appellerons la se-
„ conde *révulsion variable*; chacune
„ suit des regles particulieres qu'il im-
„ porte d'examiner, afin de pouvoir
„ fixer les effets qu'on en doit attendre.

„ 1°. La révulsion absoluë est plus
„ ou moins grande, suivant que la sai-
„ gnée qui la procure est plus ou moins
„ copieuse, ou suivant qu'il y a plus

„ ou moins de ſang dans le corps de „ la perſonne qu'on ſaigne. Nous ve- „ nons de prouver que la *révulſion ab-* „ *ſoluë* eſt toujours conſtamment éga- „ le à la dérivation : Or, nous avons „ fait voir dans le Chapitre précédent, „ que la dérivation eſt plus ou moins „ grande, ſuivant qu'on tire plus ou „ moins de ſang par la ſaignée, ou ſui- „ vant qu'il y en a plus ou moins dans „ le corps de la perſonne qu'on ſai- „ gne. Il s'enſuit donc que la révul- „ ſion doit être de même plus ou „ moins grande, ſuivant la grandeur „ de la ſaignée, ou ſuivant l'abon- „ dance du ſang, & qu'elle doit être „ par conſéquent très-grande, lorſque „ ces deux conditions concourent.

„ 2°. La *révulſion abſoluë* doit être „ plus ou moins prompte, ſuivant „ que le ſang coule plus ou moins vîte „ par la ſaignée. Nous avons prouvé „ de même ci-deſſus, que la dériva- „ tion que la ſaignée attire, eſt plus „ ou moins prompte, ſuivant que le „ ſang s'écoule plus vîte ou plus len- „ tement par l'ouverture de la ſaignée. „ Il faut donc que la *révulſion abſoluë*, „ qui eſt toujours proportionnée en „ tout à la dérivation, ſoit auſſi plus

„ ou moins prompte, ſuivant le diffé„ rent dégré de viteſſe avec lequel le „ ſang ſort par la ſaignée, ou ſuivant „ la différente grandeur de l'ouverture „ par où il ſort.

„ 3°. La *révulſion abſolue* doit être „ très-grande & très-prompte, ſi la „ ſaignée qui la cauſe eſt grande, ſi „ elle eſt promptement exécutée, & ſi „ elle eſt exécutée ſur une perſonne „ pleine de ſang; c'eſt le réſultat de „ ce que nous venons d'établir dans „ les deux articles précédens. Par la „ raiſon des contraires, la révulſion „ doit être petite dans les circonſtan„ ces oppoſées, c'eſt-à-dire, ſi la ſai„ gnée eſt petite, ſi elle eſt lente, ſi „ on la pratique ſur une perſonne épui„ ſée.

„ 4°. La *révulſion abſoluë*, ſoit qu'el„ le ſoit grande ou petite, prompte „ ou lente, dure toujours autant de „ tems que la dérivation dont elle dé„ pend, c'eſt-à-dire, qu'elle commen„ ce dès le premier inſtant de la ſai„ gnée, de même que la dérivation, „ qu'elle augmente à meſure que la „ ſaignée avance, & que la dérivation „ croît, & qu'elle continuë pendant „ quelque tems, après que la ſaignée

„ eſt finie, comme nous avons vû „ que la dérivation duroit elle-même. Mais dès que l'action de la dérivation eſt ceſſée, la révulſion ceſſe auſſi, & alors le ſeul effet permanent qui reſte de la ſaignée, de „ quelque endroit qu'on l'ait faite, „ c'eſt l'évacuation qui ſe trouve proportionnellement diſtribuée dans „ toutes les parties.

„ 5°. La *révulſion abſoluë* ſe communique également & uniformément à toutes les branches des arteres oppoſées à celle où la dérivation ſe fait, & cela, dans la même „ proportion dans laquelle le ſang s'y „ diſtribuë. La révulſion n'eſt autre „ choſe que la diminution qui ſurvient, à raiſon de la ſaignée, dans „ la quantité de ſang qui devroit couler dans certains vaiſſeaux; ou, ſi „ l'on veut, la différence qu'il y a entre la quantité de ſang qui y couloit „ avant la ſaignée, & celle qui y coule „ pendant la ſaignée. Or, comme le „ ſang qui couloit dans ces vaiſſeaux „ avant la ſaignée, s'y diſtribuoit „ dans une proportion conſtante, „ c'eſt-à-dire, en raiſon compoſée de „ la raiſon directe des calibres, & de

„ la raiſon réciproque des réſiſtances ; „ comme le ſang qui y coule en moin- „ dre quantité pendant la ſaignée, „ continuë de s'y diſtribuer dans la „ même proportion, il faut évidem- „ ment que la différence qu'il y a en- „ tre ces deux quantités de ſang, c'eſt- „ à-dire, la révulſion, s'y partage auſſi „ dans la même proportion ; parce „ qu'il eſt certain que ſi des choſes „ proportionnelles, on ôte des cho- „ ſes également proportionnelles, le „ reſte doit être dans la même pro- „ portion. Ainſi la révulſion ſe com- „ muniquera aux branches differentes „ des arteres qui y ſont expoſées, en „ raiſon composée de la raiſon direc- „ te des calibres, & de la raiſon réci- „ proque des réſiſtances, comme le „ ſang s'y diſtribuë lui-même.

„ Quoique la *révulſion variable* dé- „ pende des mêmes principes que la ré- „ vulſion abſoluë, elle ne ſuit pour- „ tant pas les mêmes regles, parce „ que, comme nous l'avons déja re- „ marqué, les différens rapports qu'el- „ le a avec la dérivation, donnent lieu „ à des variations particulieres.

1°. La *révulſion variable* ne regarde „ que les arteres dans leſquelles il ſe „ fait

„ fait en même tems une dérivation „ réelle. Nous venons de prouver que „ la révulſion abſolue appartient à „ toutes les arteres qui ſe ſéparent „ immédiatement à la ſortie du cœur „ d'avec le tronc artériel, où la ſai- „ gnée attire la dérivation : La révul- „ ſion variable ne peut donc regarder „ que les autres arteres qui ſe ſéparent „ d'avec le tronc artériel, où la déri- „ vation ſe fait plus loin du cœur, „ & après le premier partage de l'aorte „ en branches ſupérieure & inférieu- „ re : Mais nous avons prouvé dans „ le chapitre précédent, que la déri- „ vation que la ſaignée attire dans le „ tronc artériel qui va du cœur juſ- » qu'à la veine ouverte, ſe commu- » nique à toutes les arteres qui ſe ſé- » parent de ce tronc, après le pre- » mier partage qui ſe fait près la baſe » du cœur; il s'enſuit donc que toutes » les arteres qui ſont expoſées à la ré- » vulſion variable, ſont expoſées en » même tems à une dérivation réelle; » & que ſi d'un côté elles ſont dé- » chargées par la révulſion que la ſai- » gnée cauſe d'une partie du ſang qui » ſans cela auroit dû y couler, elles

» sont surchargées en même tems par » la dérivation que la saignée attire, » d'une nouvelle quantité de sang qui » n'y couleroit point sans cette cir- » constance.

» 2°. La révulsion variable peut être » égale à la dérivation, ou plus grande » ou plus petite, suivant la différente » origine des arteres. Nous avons fait » voir dans le Chapitre précédent, que » la dérivation que la saignée attire » dans le tronc artériel qui va du cœur „ jusqu'à la partie d'où l'on saigne, se „ communique à toutes les arteres qui „ en naissent; mais s'y communique „ inégalement, beaucoup plus à cel- „ les qui sont plus près de l'artere qui „ répond immédiatement à la veine „ piquée, & beaucoup moins aux ar- „ teres qui en sont plus éloignées. „ Ainsi la dérivation se trouvant iné- „ gale dans ces différentes arteres, „ elle doit y avoir des rapports diffé- „ rens à la révulsion qui s'y fait, sui- » vant l'origine de ces arteres, c'est-à- „ dire, qu'elle doit être plus grande „ que la révulsion dans les arteres qui „ en sont plus éloignées, & qu'elle „ pourroit dans certains cas être moins

„ dre que la révulſion, dans les arte- „ res qui en ſeroient plus éloignées. „ Mais comme il eſt impoſſible d'é- „ valuer la dérivation qui ſe doit fai- „ re dans les différentes arteres colla- „ térales, de même que la révulſion „ qu'elles doivent ſouffrir, il eſt im- „ poſſible auſſi de connoître au juſte „ le rapport qu'il peut y avoir entre „ la dérivation & la revulſion qui ſe „ font dans chacune de ces différentes „ branches.

„ 3°. La *révulſion variable* peut de „ même être égale à la dérivation, „ ou plus grande, ou plus petite dans „ les mêmes arteres, ſuivant la dif- „ férente quantité de ſang qu'il y a „ dans le corps. Nous avons montré „ dans le Chapitre précédent, que la „ dérivation que la ſaignée attire dans „ le tronc artériel, qui va directement „ du cœur à la partie d'où l'on fait la „ ſaignée, eſt plus ou moins grande, „ ſuivant qu'il y a plus ou moins de „ ſang dans le corps. Or, la déri- „ vation particuliere qui ſe commu- „ nique de ce tronc aux arteres colla- „ térales qui en naiſſent, doit aug- „ menter ou diminuer dans la même

„ proportion que la dérivation prin„ cipale qui se fait dans le tronc, aug„ mente ou diminuë. Il s'ensuit donc „ que cette dérivation particuliere qui „ se communique du tronc dans les „ arteres collatérales, doit augmen„ ter ou diminuer, suivant qu'il y a „ plus ou moins de sang dans le corps, „ & qu'ainsi elle doit avoir differens „ rapports avec la révulsion, suivant „ que le sang abonde plus ou moins ; „ c'est-à-dire, que la dérivation sera „ plus grande que la révulsion, s'il y „ a beaucoup de sang dans le corps ; „ qu'elle pourra au contraire être „ égale, & quelquefois même plus pe„ tite, si la quantité de sang qui est „ dans les vaisseaux se trouve consi„ dérablement diminuée.

„ 4°. Il suit de-là qu'on ne doit at„ tendre aucun bon effet de la révul„ sion variable, qu'après qu'on a „ vuidé les vaisseaux par plusieurs „ saignées, & que ce succès même „ ne peut avoir lieu qu'à l'égard des „ arteres qui se séparent du tronc ar„ tériel qui va directement du cœur „ à la partie où l'on saigne ; des arte„ res, dis-je, qui en naissent & s'en

„ écartent loin de l'endroit où l'on „ ouvre la veine. Dans tout autre cas, „ on ne peut espérer aucune utilité „ de cette révulsion, souvent même „ on en doit craindre les mauvaises „ suites ; parce que dans tous les au„ tres cas, la dérivation est égale à la „ révulsion, & souvent même plus „ grande, & qu'ainsi la partie qu'on „ voudroit soulager, reçoit autant de „ nouveau sang par la dérivation qu'on „ pourroit espérer d'en tirer par la ré„ vulsion, supposé même qu'elle n'en „ reçoive pas davantage, ce qui fait „ qu'elle reste toujours également en„ gorgée, ou qu'elle s'engorge même „ de plus en plus.

„ 5°. La *révulsion variable* com„ mence avec la dérivation au com„ mencement de la saignée, & croît „ avec elle jusqu'à la fin : Mais elle „ cesse tout-à-coup, dès qu'on ferme „ la veine, quoique la dérivation con„ tinuë encore pendant quelque tems ; „ ce qui fait que le sang que la saignée „ appelloit, & qui conserve encore le „ même branle & la même détermi„ nation, ne trouvant plus d'issuë, se „ répand alors sur toutes les arteres

„ collatérales, & ſurcharge outre me-
„ ſure, les parties où elles ſe termi-
„ nent, juſqu'à ce qu'il ait repris peu
„ à peu ſon cours ordinaire, & qu'il
„ ſoit revenu, pour ainſi-dire, à ſon
„ équilibre; de ſorte que l'avantage
„ incertain de la révulſion variable
„ finit toujours à coup sûr, par le dé-
„ ſavantage réel d'une dérivation con-
„ ſidérable.

„ On peut, par ce que nous venons
„ de dire, juger aiſément des effets
„ qu'on doit attendre de l'une & de
„ l'autre eſpece de révulſion.

„ La révulſion abſoluë procure une
„ évacuation propre & particuliere,
„ qui augmente conſidérablement l'ef-
„ fet de l'évacuation générale, que la
„ ſaignée produit dans la partie mala-
„ de. Elle diminuë la quantité de ſang
„ qui y aborde, elle en rallentit l'impé-
„ tuoſité, elle en facilite le retour,
„ elle déſemplit les vaiſſeaux qui y
„ ſont prêts à crever, elle détend les
„ parties qui y ſont trop gonflées;
„ en un mot, elle rend la ſaignée
„ beaucoup plus efficace, & en ap-
„ plique l'effet à la partie qui en a
„ particulierement beſoin.

Ce Chapitre n'est qu'une suite de ce que M. S. a avancé dans le Chapitre précédent sur la dérivation, & c'est des preuves qu'il y a apportées que dépend la vraisemblance d'une révulsion telle qu'on vient de la voir. Mais on a fait assez connoître dans la remarque que nous avons faite à la suite de l'article XV, ce qu'on doit penser de ces preuves; & on doit conclure des principes que nous avons établis & démontrés, que la révulsion, tant absolue que variable que M. S. suppose, est absolument impossible. Ainsi tout ce que cet Auteur a écrit sur la révulsion, est insoutenable; parce que tout son systême est fondé sur des erreurs de calcul trop considérables.

XXXII.

Etendue de la Re'vulsion.

La révulsion s'étend à tous les vaisseaux, excepté à ceux qui conduisent la colonne du sang qui va à l'ouverture de la saignée.

L'évacuation que procure la saignée se distribuë également à tous les vaisseaux où la circulation est libre. Or, les vaiſſeaux où il y a révulſion ne ſont, pour ôter toute équivoque, que ceux où il y a ſimplement évacuation ſans dérivation ; la dérivation que peut cauſer la ſaignée, n'a lieu que dans le trajet d'arteres & de veines qui conduiſent le ſang depuis le cœur juſqu'à l'ouverture de la ſaignée ; en ſorte que le ſang qui eſt entraîné par la dérivation, enfile toujours à chaque ramification d'arteres qu'il rencontre, la branche qui répond à la veine piquée, juſqu'à ce qu'il ſoit arrivé à la derniere ramification dont les capillaires communiquent uniquement avec ceux de la veine qui conduiſent le ſang à l'ouverture de la ſaignée. La révulſion s'étend donc à tous les vaiſſeaux, excepté à ceux qui conduiſent le fil du ſang qui va à la veine piquée ; d'où il s'enſuit qu'il y a révulſion dans toutes les branches d'arteres & de veines qui ne conduiſent pas le ſang à l'ouverture de la ſaignée. Ainſi la révulſion a lieu dans toutes les parties du corps, excepté celle où ſe fait la ſaignée, & ſeulement depuis l'extrêmité de celle-ci, juſqu'à l'ouverture de la ſaignée. La ſaignée ne peut donc attirer aucune dérivation latérale ſur les autres parties.

XXXIII.

La révulſion ſe partage également partout, à proportion du calibre des vaiſſeaux où elle ſe fait.

La révulſion n'eſt que la partie de l'évacuation qui ſe partage aux vaiſſeaux où la dérivation n'a pas lieu. Or, cette évacuation ſe partage également dans tous les vaiſſeaux à proportion de leur calibre. (17) Donc la révulſion ſe diſtribue de même dans les vaiſſeaux où elle ſe fait.

XXXIV.

Il n'y a point de révulſion dans les vaiſſeaux où il y a dérivation.

La révulſion n'eſt que l'évacuation qui ſe fait dans les vaiſſeaux où il ne ſe fait point de dérivation ; car on ne peut nommer révulſion, l'évacuation qui ſe fait dans les vaiſſeaux où il y a dérivation, ſans confondre cette partie de l'évacuation avec celle qui ſe fait dans les autres vaiſſeaux,

& sans sortir de la signification du terme de révulsion. Ainsi on doit borner la signification de ce terme à la seule évacuation qui se fait dans les vaisseaux où il n'y a point de dérivation. On ne peut donc pas dire que la révulsion se trouve dans aucun des vaisseaux où il y a dérivation.

REMARQUE.

M. S. a cependant admis une révulsion dans une partie des vaisseaux où il a supposé une dérivation ; mais il a imaginé une révulsion différente de l'évacuation ; & c'est cette révulsion imaginaire, qui, comme nous l'avons démontré, n'existe point, que cet Auteur admet sous le nom de *révulsion variable* dans une partie des vaisseaux où il y a dérivation.

XXXV.

Il n'y a pas de révulsion dans les saignées qui ne causent point de dérivation.

La révulsion n'est qu'une partie de l'évacuation à laquelle on a donné le nom de révulsion par opposition à la dérivation. Or, il n'y a point d'évacuation qu'on puiſſe oppoſer à la dérivation dans une ſaignée qui n'eſt point dérivative; il n'y a donc pas de révulſion dans les ſaignées qui ne cauſent point de dérivation.

REMARQUE.

Je ne diſſimulerai pas cependant qu'il ne s'agit ici que d'une diſcuſſion de mots équivoques, qui peuvent porter de la confuſion dans les idées; car ce n'eſt préciſément que l'évacuation que l'on appelle révulſion. Or, toute ſaignée eſt évacuative; & par conſéquent toute ſaignée devroit être révulſive. Ce que nous nommons révulſion, exiſte effectivement dans toutes les ſaignées; comment donc peut-on dire qu'il n'y a pas toujours révulſion? C'eſt que pour conſerver le nom de révulſion qui a été en uſage dans tous les tems, il ne peut s'appliquer qu'à l'évacuation & à certaines conditions, c'eſt-à-dire, qu'à la ſimple évacuation qu'on nomme révulſion par oppoſition à l'évacuation accompagnée de dérivation. Ainſi lorſqu'il n'y a pas de dérivation, on ne doit point ſe ſervir du terme de révulſion ; quoiqu'il y ait dans ce cas même une évacuation pareille à celle qu'on nomme révulſion, lorſque la ſaignée cauſe une dérivation ; car c'eſt pour diſtinguer cette dérivation qui ſe fait ſeulement dans quelques vaiſſeaux, & qui s'y fait toujours avec évacuation, qu'on a alors nommé révulſion, l'évacuation qui ſe fait dans les autres vaiſſeaux : C'eſt dans ce ſens préciſément que je dis qu'il n'y a pas de révulſion, lorſqu'il n'y a pas de dérivation : Mais ce n'eſt qu'un nom qu'on retranche ; car il ne faut pas perdre de vûe l'évacuation, qui, au nom de révulſion près, eſt toujours réellement la même.

XXXVI.

Effets de la Dérivation et de la Révulsion.

Ces effets ſe réduiſent preſque toujours à ceux de la ſimple évacuation.

On n'enviſage les effets des ſaignées dérivatives & des ſaignées révulſives, que par rapport aux inflammations & aux autres embaras de la circulation, & par rapport aux hémorrhagies : Car ce n'eſt que dans ces cas, où l'on évite les ſaignées qui pourroient cauſer une dérivation dans la partie où eſt la maladie, de crainte d'attirer plus de ſang dans les vaiſſeaux de cette partie: On preſcrit au contraire des ſaignées qui peuvent y cauſer une révulſion, afin de déſemplir davantage ces vaiſſeaux. Mais il eſt démontré que les ſaignées révulſives ne déſempliſſent pas plus les vaiſſeaux que les ſaignées dérivatives, & que les ſaignées dérivatives ne cauſent pas plus de plénitude que les ſaignées révulſives; que toutes les parties, ſoit qu'il y ait révulſion, ſoit qu'il y ait dérivation, participent également à l'évacuation; que la dérivation manque preſque toujours entierement, à cauſe de la ligature dont on ſe ſert pour faire les ſaignées; que la dérivation, quand elle a lieu, eſt bornée aux vaiſſeaux qui conduiſent le fil du ſang qui va à l'ouverture de la ſaignée; qu'enfin la révulſion n'a point d'autres effets que ceux de l'évacuation. Ainſi on ne doit preſque jamais attendre d'autres effets des ſaignées révulſives ou dérivatives, que ceux de l'évacuation.

XXXVII.

La révulſion que procure la ſaignée, ne peut produire aucun effet dans les vaiſſeaux du cerveau & de ſes membranes.

La révulſion n'eſt que l'évacuation conſidérée en tant qu'elle déſemplit les vaiſſeaux. Or, non-ſeulement l'évacuation, comme nous l'avons prouvé (Chap. II.) ne peut cauſer aucune déplétion dans les vaiſſeaux de l'intérieur de la tête; mais elle ne peut pas même diminuer le volume des colonnes du fluide renfermé dans ces vaiſſeaux. Or, ſi la révulſion ou la déplétion n'a pas lieu dans les vaiſſeaux du cerveau, elle ne peut donc y produire aucun effet.

Remarque ſur la Saignée du pied.

Quoique nous ayons admis en général une révulſion dans les vaiſſeaux où il n'y a pas de dérivation, nous avons ſuppoſé qu'on excepteroit les vaiſſeaux du cerveau & de ſes membranes; parce que nous avons remarqué ci-devant que la maſſe des liquides contenus dans les vaiſſeaux qui ſont enfermés dans le crâne, n'eſt pas diminuée par l'évacuation de la ſaignée, & que ces vaiſſeaux gardent toujours à peu près leur même calibre & leur même plénitude; parce que la compreſſion de l'air extérieur ne peut agir ſur eux. De-là vient que dans un homme qui aura eû beaucoup d'embonpoint, & qui ſera tombé dans un amaigriſſement extrême, le volume du cerveau ne diminue point comme celui du reſte du corps.

Une telle diminution du cerveau auroit même été très-préjudiciable, ſi la nature n'y avoit pas pourvû; car ce viſcere qui eſt très-mol, a beſoin d'être appuyé dans toute ſa circonférence par les os qui forment la boëtte, où il eſt renfermé. Il eſt donc néceſſaire que le cerveau conſerve toujours le même volume, & que par conſéquent la maſſe des liquides ne puiſſe diminuer ni augmenter dans ſes vaiſſeaux, lorſqu'elle diminue ou augmente dans les autres vaiſſeaux du corps; auſſi voyons-nous par la ſtructure de la tête, que dans l'ordre naturel, cet inconvénient ne peut pas arriver. Ainſi, c'eſt envain qu'on prodigue tant les ſaignées du pied, pour combattre par la révulſion les maladies du cerveau ; cette prévention eſt ſouvent funeſte aux malades, parce que les Médecins qui mettent toute leur confiance dans ces ſaignées, ſe bornent à ce ſecours infidele, & manquent les indications qu'ils ont à remplir, & les malades ſont ſacrifiés journellement à des préjugés qui ne ſont pas moins dominans dans le public que dans la Médecine.

L'expérience qui fortifie ces préjugés n'eſt point une expérience déciſive, ce n'eſt qu'une expérience équivoque mal interprêtée, qui nous porte à attribuer à une prétenduë révulſion, des ſuccès que la ſaignée produit par elle-même, indépendamment des changemens qu'elle peut cauſer dans la diſtribution des liquides, pendant la ſortie du ſang par l'ouverture de la veine ; & cette prévention eſt ordinairement favoriſée par des circonſtances ſéduiſantes. On ne meſure pas le ſang qu'on tire par la ſaignée du pied, & quelquefois la ſaignée eſt ſi grande, qu'elle affoiblit beaucoup le malade, & ſouvent, comme nous le verrons, cette foibleſſe cauſe des effets avantageux qu'on rapporte à la révulſion. Autrefois la ſaignée du pied ne ſe pratiquoit qu'après pluſieurs autres ſaignées, ce qui donnoit tant d'avantage à cette derniere ſaignée, qu'on en attribuoit tout le ſuccès à une révulſion cauſée par cette même ſaignée. Mais aujourd'hui qu'on preſcrit la ſaignée du pied dès le commencement d'une maladie, on pourroit s'appercevoir qu'elle n'eſt pas plus ſalutaire que celle du bras, puiſqu'on eſt obligé de la multiplier autant qu'on multiplioit celle-ci, ſans en retirer de plus grands avantages. Ce n'eſt donc qu'une expérience confuſe, mal entendue & inconſtante qu'on allegue en faveur de cette prétendue ſaignée révulſive. Or, une telle expérience n'eſt d'aucun poids, lorſque les lumieres de la théorie ont diſſipé toute l'illuſion qui a ſéduit les Obſervateurs.

La ſaignée du bras eſt auſſi révulſive par rapport à la tête, que celle du pied.

La préférence qu'on donne à la ſaignée du pied ſur celle du bras dans l'idée de cauſer une révulſion ou une déplétion dans les vaiſſeaux du cerveau & de ſes membranes, n'eſt pas mieux établie que la théorie de cette révulſion même. Car en ſuppoſant que la révulſion qu'on a en vûe fut poſſible, on l'obtiendroit également par la ſaignée du bras & par celle du pied. La dérivation, lorſqu'elle a lieu, étant bornée uniquement dans l'une & dans l'autre, aux vaiſſeaux qui conduiſent le ſang à la veine piquée, les ſaignées ne peuvent cauſer aucune dérivation dans les vaiſſeaux de la tête, & par la même raiſon, la ſaignée du pied n'eſt pas moins révulſive que celle du bras par rapport à l'abdomen, aux jambes, aux cuiſſes, à la matrice, aux autres viſceres de l'abdomen; de même la ſaignée du bras n'eſt pas moins révulſive que la ſaignée du pied, par rapport au cerveau, à ſes membranes, &c. Ainſi il n'y a nul choix à faire en aucun cas entre ces deux ſaignées par rapport à la révulſion qu'on veut procurer à ces différentes parties.

Cas où les ſaignées du bras ou du pied doivent être préférées.

Je ne veux pas dire cependant que l'une ou l'autre de ces ſaignées ſoit toujours indifférente par rapport à ceux que l'on ſaigne. Car on eſt aſſuré par l'expérience que tous ne ſupportent pas également ces ſaignées. Il y en a où la ſaignée du bras cauſe un déſordre dans les eſprits animaux, qui trouble les opérations de l'œconomie animale, ce qui n'arrive pas dans la saignée du pied.

Il y en a d'autres où c'est la saignée du pied qui produit ces mauvais effets, lesquels ne leur arrivent point dans les saignées du bras. Cette variété, ou plutôt cette bisarrerie est plus ordinaire dans les femmes que dans les hommes, parce qu'elles ont le genre nerveux plus susceptible d'impression que ceux-ci. Mais l'irrégularité qu'on observe à cet égard, dépend manifestement des dispositions particulieres & différentes qui se trouvent dans les sujets, & non des effets réguliers & constans que doivent produire ces saignées dans tous ceux où elles sont assujetties aux loix de l'hydraulique & aux loix ordinaires de l'œconomie animale : Or la saignée du pied ou du bras n'est pas indifférente en pareils cas ; mais ce n'est pas par rapport à la révulsion qu'on a dessein d'obtenir, en supposant que cette révulsion puisse être préférable à la dérivation dans ces cas mêmes, & en supposant encore que cette dérivation puisse y être nuisible, & qu'elle pût y avoir lieu par quelque saignée que ce ſoit; car toutes ces ſuppoſitions qui s'accordent ici également avec la ſaignée du bras & avec celle du pied, n'ont d'ailleurs aucun fondement: & peut-être ne ſeroit-il pas moins à ſouhaiter, comme nous le verrons, qu'on pût y cauſer une dérivation qu'une révulſion. Mais quand cela ſeroit poſſible, la ligature en empêcheroit l'effet.

Ce n'eſt donc que par rapport aux perſonnes où l'on a éprouvé cette irrégularité dont on vient de parler, qu'il eſt à propos de préférer la ſaignée du pied ou celle du bras, ſelon les diſpoſitions qui ſont particulieres à ces mêmes perſonnes; mais ces cas ſont ſi rares, que l'exception qu'ils apportent à la regle générale eſt très-bornée, & d'ailleurs ſi variable & ſi irréguliere, qu'elle ne peut être indiquée que par une expérience particuliere, qui a appris que telle perſonne ſupporte mieux la ſaignée du pied que celle du bras; & que telle autre ſupporte mieux la ſaignée du bras que celle du pied; que dans celui-ci la ſaignée du pied cauſe la ſyncope, des mouvemens convulſifs, &c. que dans celui-là c'eſt la ſaignée du bras qui occasionne ces mêmes accidens, qu'on évite en saignant l'un du bras, & l'autre du pied; que dans certaines femmes la saignée du pied arrête les menstruës, que celle du bras les rétablit; que dans d'autres c'est la saignée du bras qui les supprime, & celle du pied qui les provoque; que dans le plus grand nombre on observe que ces saignées ne produisent rien de particulier, & qu'elles sont indifférentes. Cette variété est donc accidentelle à ces différentes saignées, & ne peut être attribuée qu'au genre nerveux qui est plus ou moins susceptible, & diversement susceptible de l'impression que font sur lui ces saignées dans les différens sujets.

Avantage du *pediluvium* dans la saignée du pied.

Il n'y a dans la saignée du pied qu'une chose qui doit fixer notre attention, c'est que l'usage de l'eau chaude qui est employée pour faciliter l'opération de cette saignée, semble assurer que le *pediluvium* est utile dans le délire & dans les maladies spasmodiques de la tête: Les Anciens en effet le recommandent beaucoup dans ces maladies, & ils le rendoient souvent narcotique par le moyen des têtes de pavot ou d'autres somniferes.

Les Praticiens modernes, attentifs à l'expérience de ces Maîtres, le prescrivent encore aujourd'hui avec succès. Van-Swieten (*a*) dit qu'il a vû une pleurésie épidémique qui portoit au cerveau, lorsqu'on ne prévenoit pas cet accident par les bains des pieds, & par les épipastiques : Ces observations peuvent donc, quand il faut saigner, déterminer à préférer la saignée du pied à celle du bras dans les maladies de la tête, pour profiter du bain des pieds pendant le tems qu'on employe à faire la saignée. On doit même dans cette vûe tenir plus long-tems les pieds dans l'eau avant que d'ouvrir la veine, puisque ce bain est alors la seule raison qui détermine à préférer la saignée du pied. Cet effet du bain des pieds dans les maladies de la tête, est difficile à expliquer; mais on sçait que toutes les parties du corps ont entr'elles par le moyen des nerfs, une telle correspondance, qu'on peut du moins comprendre la liaison de l'effet avec la cause, nonobstant la distance qu'il y a de l'un à l'autre; je veux dire non-

(*a*) Comm. in Boerrh. Aphorism. 772.

obstant l'éloignement qu'il y a de la tête aux pieds. Mais il est à présumer que c'est principalement dans les maladies de la tête qui dépendent d'affections spasmodiques, où ces bains peuvent être employés avec succès; car on peut douter qu'ils soient de quelque secours dans les inflammations & dans les autres engorgemens des vaisseaux de la tête.

Le *pediluvium* est inutile aux inflammations de la tête, car où il convient.

XXXVIII.

Les saignées dérivatives ne peuvent produire d'effets sur les inflammations & autres embarras de circulation, que dans la partie où la veine est ouverte, & seulement dans les vaisseaux qui portent le sang à l'ouverture de la saignée.

La dérivation, comme nous l'avons prouvé, (13, 14, 32,) est bornée aux vaisseaux qui conduisent le fil du sang qui va à l'ouverture de la saignée. Or, on ne doit commencer à en considérer les effets que dans les ramifications de la derniere branche d'artere qui se distribue aux capillaires de la veine piquée; car la dérivation qui s'étend depuis cette derniere branche jusqu'au cœur, ne se distribue dans aucuns vaisseaux ; elle ne suit que le trajet d'un seul vaisseau : Or, ce n'est pas dans ce trajet où se forment les maladies ou les embarras de la circulation qu'on a en vûe dans la pratique, par rapport aux saignées dérivatives ; parce que l'artere que le sang parcourt dans ce même trajet fournit à ce fluide un ample passage, où il n'est pas exposé à des obstacles qui puissent arrêter son cours. Ce sont les dernieres arteres capillaires, qui, étant fort étroites, peuvent s'obstruer ou lui fermer elles-mêmes le passage, lorsqu'elles se resserrent ou se froncent par quelque irritation, ou quelqu'autre cause capable de produire ce dérangement dans leur calibre. Ce sont donc ces vaisseaux qui sont sujets à s'engorger, & quelquefois aussi les veines, dans les cas d'étranglement & dans les dilatations variqueuses. Or, que ce soit dans ces arteres capillaires ou dans ces veines que le sang s'arrête, la dérivation ne peut s'étendre jusqu'à l'engorgement, que lorsqu'il est dans les vaisseaux qui répondent à l'ouverture de la saignée. Or, ces vaisseaux, capables

Peu d'étendue de la dérivation.

capables d'un engorgement qui ſoit à portée de la dérivation, ſont dans la partie même qui eſt au-delà de l'ouverture de la ſaignée ; parce que la veine ouverte vient de cette partie, & que toutes les ramifications artérielles qui lui portent le ſang, vont auſſi communiquer avec elle dans cette partie. Les effets de la dérivation, dans les inflammations ou autres embarras de la circulation, ſont donc bornés à la partie où ſe fait la ſaignée, & ſeulement aux vaiſſeaux qui portent le ſang à l'ouverture de la veine piquée : Ainſi dans la ſaignée du pied ils ſont bornés aux vaiſſeaux du pied & des doigts du pied qui ſe déchargent dans la veine qui eſt ouverte ; dans la ſaignée du bras, aux vaiſſeaux de l'avant-bras, de la main & des doigts, qui portent le ſang à l'ouverture de la ſaignée ; dans celle du col, aux vaiſſeaux de la tête qui peuvent ſe décharger dans la veine jugulaire qui eſt ouverte. Les effets de la ſaignée ſont donc bornés aux vaiſſeaux capillaires qui communiquent avec la veine qui eſt ouverte.

XXXIX.

Les effets de la dérivation ne sont point à craindre dans les embarras de la circulation, où la derivation peut atteindre.

Lorsqu'un embarras de circulation ne cede pas à une saignée dérivative qui pourroit s'étendre jusques dans les vaisseaux où il est, la dérivation ne s'étend pas alors jusques dans ces vaisseaux; car elle est nécessairement interceptée par le défaut de circulation qui se trouve dans ces mêmes vaisseaux. La saignée facilite & hâte seulement le cours du sang depuis l'ouverture de la saignée jusqu'à l'endroit où la circulation est arrêtée. Or, cet effet ne pourroit que faciliter le dégorgement des vaisseaux où le sang est retenu, si l'obstacle qui l'arrête cédoit à cet effet de la saignée. Ainsi la dérivation qui s'étend depuis l'ouverture de la saignée jusqu'aux vaisseaux où le sang est arrêté, n'est point à craindre par rapport à l'engorgement de ces vaisseaux. Au contraire elle ne tendroit qu'à faciliter le dégagement de ces mêmes vaisseaux, si la ligature ne causoit pas dans la partie un retardement de circulation qui seroit alors beaucoup plus nuisible, que ce petit effet de la dérivation ne seroit favorable.

La dérivation qui s'étend dans les arteres d'où naissent les capillaires engorgés, n'est pas plus à craindre. Car elle est détournée par l'embarras de la circulation, & est attirée dans les autres vaisseaux qui sont libres & qui communiquent avec la veine piquée. Alors elle se dérobe entierement aux vaisseaux où la circulation est arrêtée, & la facilité que le sang attiré par cette dérivation trouve à parcourir les autres vaisseaux, le détermine uniquement à suivre son cours dans ceux-ci. Ainsi il ne tend nullement par la dérivation que cause la saignée, à entrer dans les vaisseaux où la circulation est arrêtée; au contraire, cette dérivation l'oblige nécessairement à enfiler tous les autres vaisseaux qui peuvent le conduire à l'ouverture de la saignée. Les effets de la saignée dérivative ne sont donc point à craindre dans les embarras de la circulation où la dérivation peut atteindre.

REMARQUE.

M. S. a une opinion encore bien moins favorable ſur les ſaignées dérivatives ; il croit que ces ſaignées ne peuvent être que fort nuiſibles dans tous les cas & dans tous les tems. » Il „ eſt preſque démontré, dit ce Médecin (Tom. 1. p. 118. & ſuiv.) qu'on „ ne doit point ſe flatter de ſurmonter jamais par le moyen de la dérivation, l'obſtacle qui arrête le cours „ des liqueurs. Cet obſtacle vient preſque toujours de trois cauſes qui concourent enſemble ; 1°. de l'épaiſſiſſement de la matiere qui doit couler dans le canal obſtrué ; épaiſſiſſement qui rend cette matiere improportionnée au calibre du canal „ où elle devroit paſſer. 2°. Du reſſerrement qui ſurvient à ce canal, „ immédiatement au-delà de l'obſtacle qui le bouche ; & cela à raiſon „ de la dilatation que le ſang qui s'accumule derriere l'obſtacle, produit „ en deça ; dilatation qui cauſe néceſſairement un reſſerrement, ou „ une eſpece d'étranglement dans l'endroit du canal qui eſt immédiate-

„ ment après l'obſtacle, ou au point
„ même où l'obſtacle eſt placé, com-
„ me on pourroit le démontrer. 3°.
„ De la compreſſion que les vaiſſeaux
„ ſanguins du voiſinage trop pleins du
„ ſang qui y abonde, font ſur le vaiſ-
„ ſeau engorgé; ce qui en diminue
„ d'autant le calibre. Or, dans cet état,
„ que gagnera-t-on en attirant par la
„ dérivation le ſang ſur la partie em-
„ barraſſée? On augmentera, j'en con-
„ viens, l'impulſion de la matiere qui
„ fait l'obſtacle; mais en même tems
„ on augmentera 1°. l'étranglement
„ du vaiſſeau embarraſſé, parce qu'il
„ eſt toujours proportionné à la di-
„ latation qui ſe fait derriere l'obſta-
„ cle, & que cette dilatation augmen-
„ te à meſure que le ſang s'y porte en
„ plus grande quantité par la dériva-
„ tion. 2°. On rendra plus forte auſſi
„ la compreſſion que les vaiſſeaux col-
„ latéraux peuvent faire ſur le canal
„ où la liqueur eſt arrêtée, parce
„ qu'on augmentera la plénitude de
„ ces vaiſſeaux par la dérivation. Ain-
„ ſi, tout compenſé, on perdra au-
„ tant qu'on gagnera: La matiere qui
„ forme l'obſtacle, n'avancera pas, &
„ le ſang qu'on aura imprudemment

„ attiré ſur la partie, mettra les vaiſ-
„ ſeaux en danger de crever.

„ Art. IV. Je dis plus; la dériva-
„ tion, loin de procurer la réſolution
„ de l'embarras, doit plûtôt l'empê-
„ cher. Cela ſuit des principes qu'on
„ vient d'établir: 1°. Elle ne peut pro-
„ curer cette réſolution, qu'en ce que
„ le ſang abordant en plus grande
„ quantité & avec plus de vîteſſe dans
„ le vaiſſeau où ſe rencontre la digue,
„ le choc qu'il fait ſur l'obſtacle, en
„ devient plus grand, & peut ſuffire
„ à le faire avancer. 2°. Mais de l'au-
„ tre côté, la dérivation empêche cette
„ réſolution par deux cauſes; par la
„ dilatation qu'elle cauſe dans la par-
„ tie du tuyau qui précede celle où eſt
„ l'embarras; par l'étranglement que
„ cela procure au-delà de l'obſtacle,
„ & par la compreſſion des vaiſſeaux
„ voiſins qu'elle augmente. Or, il eſt
„ certain que la premiere de ces deux
„ cauſes par leſquelles la dérivation
„ nuit, eſt égale à la cauſe par la-
„ quelle elle pourroit être utile. En
„ effet, le choc que le ſang peut faire
„ ſur l'obſtacle, augmentera par la dé-
„ rivation, à proportion que la quan-
„ tité & la vîteſſe du ſang que la dé-

„ rivation attire, augmenteront elles-„ mêmes. Mais la dilatation de la por-„ tion du vaisseau, voisine de l'obsta-„ cle du côté d'où la liqueur est por-„ tée jusqu'à lui, & l'étranglement de „ l'endroit du tuyau qui est au-delà de „ celui où se trouve la digue, aug-„ mentent aussi à proportion que la „ quantité & que la vîtesse du sang „ qui y aborde, sont plus considéra-„ bles. Donc à cet égard, on est dans „ un parfait équilibre, sans qu'il y ait „ ni à perdre ni à gagner pour la ré-„ solution de l'embarras; mais ce qui „ ôte cet équilibre, c'est la dilata-„ tion des vaisseaux voisins qui aug-„ mente par la dérivation, & qui en „ comprimant plus fortement le ca-„ nal où se trouve l'engorgement, „ s'oppose à la résolution de la liqueur „ arrêtée. Ainsi il est évident que la „ dérivation nuit plus qu'elle n'est „ utile. On en conviendra encore plus „ aisément, si l'on considere que la se-„ cousse que le sang peut donner à „ ce qui forme l'obstacle, n'est gué-„ res plus forte à l'occasion de la dé-„ rivation; parce que le sang que la „ dérivation attire sur la partie mala-„ de, trouvant de la résistance du

„ côté du canal embarrassé, n'y coule
„ qu'en petite quantité, & se déter-
„ mine plus abondamment dans les
„ vaisseaux collatéraux où il trouve
„ plus de liberté à passer ; ce qui fait
„ que la dilatation des vaisseaux col-
„ latéraux, & par conséquent la com-
„ pression qu'ils font sur le canal où
„ le sang croupit, devient plus gran-
„ de à proportion par la dérivation,
„ que le choc par lequel l'obstacle est
„ poussé, n'augmente par la même
„ voye. Ce n'est pas tout, le batte-
„ ment de la partie du canal artériel
„ qui est en deçà de l'obstacle, est
„ une des causes les plus efficaces
„ pour le faire avancer. Or, en em-
„ ployant la dérivation, on arrête ou
„ l'on rallentit au moins ce batte-
„ ment ; car pour l'entretenir, il faut
„ d'un côté que les parois des vais-
„ seaux soient écartés ; mais il faut
„ de l'autre qn'ils se resserrent. Or, ils
„ ne peuvent point se resserrer, quand
„ la cavité du canal qu'ils forment est
„ trop pleine de sang, comme il ar-
„ rive par la dérivation : Ainsi cette
„ pratique, loin de favoriser la réso-
„ lution de l'obstacle, doit au con-
„ traire y nuire évidemment.

„ En voilà assez pour faire voir que „ la dérivation ne peut point servir à „ procurer la résolution des embar- „ ras; qu'elle doit au contraire y nui- „ re, qu'on risque par-là de rompre „ des vaisseaux, & par conséquent „ d'occasionner des suppurations, ou „ même la gangrene; & que tout au „ moins elle causera des *obstructions* „ & des *schirrhes* qui succéderont aux „ embarras inflammatoires, & qui „ n'y auroient pas succédé, si on avoit „ employé la révulsion.

„ La preuve de cette derniere con- „ séquence est claire. Comme la dé- „ rivation ne peut pas résoudre l'em- „ barras, & que cependant elle aug- „ mente l'impulsion du sang qui abor- „ de dans le canal où s'est formé l'en- „ gagement, son effet doit se réduire „ ou à crever ce canal, ce qui pro- „ duira une *extravasation*, & par con- „ séquent une suppuration, & peut- „ être la gangrene; ou au moins à „ presser, fouler, condenser, durcir „ la matiere qui fait l'obstacle; & cet- „ te matiere ainsi battuë & durcie, pro- „ duira des *obstructions*, & même un „ *schirrhe* dans la partie, supposé „ qu'on soit assez heureux pour ré-

„ tablir par une autre voye, ou par „ le ſeul ſecours de la nature, le cours „ de la circulation, & qu'on garan- „ tiſſe par-là le malade du danger dont „ il étoit ménacé. On n'a pas ſujet „ d'appréhender cet inconvénient, „ quand on employe la ſaignée révul- „ ſive, parce qu'alors, loin d'augmen- „ ter la preſſion que la matiere qui „ fait l'obſtacle auroit dû ſouffrir, „ on la diminuë au contraire, & on „ donne par-là à cette matiere le „ moyen de s'étendre, de ſe raréfier „ & de ſe fondre,

„ Art. V. Il paroît que *M. Bianchi* „ a ſenti les inconvéniens que nous „ venons d'expoſer. Il auroit dû dans „ ſes principes, conſeiller la dériva- „ tion dès le commencement de l'em- „ barras. On ne ſçauroit trop ſe hâ- „ ter d'employer un remede efficace; „ & d'ailleurs, il eſt évident que ſi „ la dérivation peut jamais forcer l'ob- „ ſtacle à avancer, c'eſt dans le com- „ mencement qu'elle le peut le plus „ efficacement. C'eſt alors que la dé- „ rivation attire la plus grande quan- „ tité de ſang, & qu'elle l'attire avec „ la plus grande force: C'eſt donc „ alors qu'elle augmente le plus le

„ choc du ſang contre l'obſtacle: Ce-
„ pendant c'eſt alors que *M. Bianchi*
„ n'oſe pas conſeiller cette dériva-
„ tion, il veut qu'on employe la ré-
„ vulſion, & ce n'eſt qu'après ce ſe-
„ cours qu'il propoſe la dérivation.
„ Mais parler ainſi, c'eſt trahir la cau-
„ ſe qu'on avoit entrepris de défen-
„ dre, c'eſt avoüer que la dérivation
„ abondante nuiroit plus qu'elle ne ſe-
„ roit utile. Nous convenons avec
„ lui qu'il y a beaucoup moins d'in-
„ convéniens à craindre de la dériva-
„ tion, quand on l'employe après plu-
„ ſieurs ſaignées révulſives; mais il
„ faut qu'il convienne auſſi avec nous,
„ qu'il n'y a pas plus de ſuccès à at-
„ tendre. Comme la quantité de ſang
„ eſt moindre alors dans le corps, la
„ dérivation en attirera moins ſur la
„ partie malade. Par-là, il eſt vrai que
„ l'étranglement du vaiſſeau engorgé
„ augmentera moins, de même que
„ la compreſſion qu'il ſouffre de la
„ part des vaiſſeaux voiſins; mais auſ-
„ ſi la ſecouſſe que le ſang pourra
„ donner à l'obſtacle, ſera moins vi-
„ ve à proportion, & par conſéquent
„ la dérivation ne réuſſira pas mieux
„ à diſſiper l'embarras, quand on l'em-

„ ployera après la révulsion ; mais à
„ la vérité, elle n'attirera pas de si
„ grands inconvéniens.

„ Art. VI. La *théorie* que nous éta-
„ blissons, est autorisée par un exem-
„ ple bien frappant. Il n'arrive que
„ trop souvent aux femmes en cou-
„ ches, que les vuidanges sont dimi-
„ nuées ou supprimées avec des mar-
„ ques évidentes d'embarras de *Phlo-*
„ *gose*, ou d'inflammation dans la
„ matrice. Dans ce cas-là, tout le
„ monde convient qu'il faut saigner ;
„ la question est de sçavoir où il faut
„ le faire. Cependant on peut regar-
„ der aujourd'hui (*a*) comme un
„ point décidé chez les bons Prati-

„ (*a*) M. Mauriceau, sçavamment guidé
„ par les Médecins de son tems, * & instruit
„ par ses propres observations, pratiquoit dé-
„ ja cette méthode, & il la conseille avec
„ confiance. On peut voir ce qu'il en dit dans
„ les Chapitres *de la Suppression des Vuidanges &*
„ *de l'inflammation de la matrice après l'accou-*
„ *chement*, Tom. I. *de son Traité des Maladies*
„ *des Femmes grosses & accouchées*. On peut voir
„ aussi ce qu'en a écrit le sieur de la Motte,
„ Chirurgien & Accoucheur de Vallognes,
„ dans son Traité complet des Accouche-

* Mauriceau n'avoit comme les Medecins
mêmes, d'autres guides que les préjugés de
son tems.

„ ciens, qne si les *vuidanges* sont sup-
„ primées, ou quand même il y au-
„ roit encore quelque *suintement*, soit
„ blanc, soit sanguinolent, si l'inflam-
„ mation & la douleur qui l'accom-
„ gnent sont considérables, il faut sai-
„ gner du bras pour faire une révul-
„ sion, & que par ce moyen on calme
„ l'inflammation, & on rétablit les
„ évacuations importantes dont la
„ suppression cause tant de désordres.
„ Or, il est visible qu'il faudroit se
„ conduire d'une maniere toute op-
„ sée, si le raisonnement de M. B.
„ étoit fondé, & qu'il faudroit dans
„ ce cas toujours saigner du pied : Car
„ si l'on pouvoit jamais espérer de
„ forcer l'obstacle qui arrête le cours
„ du sang, ce seroit alors ; circonstan-
„ ces où on n'auroit que peu de che-
„ min à lui faire faire pour déboucher
„ les canaux qui aboutissent dans la
„ cavité de la matrice ; cas où au lieu
„ d'avoir à le faire avancer par des

„ mens, liv. 5. chap. 6. des Vuidanges qui
„ coulent durant les couches de la femme,
„ & de celles qui sont supprimées ; & chap.
„ 7. de l'inflammation de la matrice, où cet-
„ te pratique de la saignée du bras est ap-
„ puyée par plusieurs observations considé-
„ rables, & par d'heureux succès.

„ tuyaux capillaires, petits & entor-„ tillés (ce qui arrive pour l'ordinai-„ re) on n'auroit qu'à le pousser par „ des tuyaux assez cours & assez droits. „ De fréquens succès, observés avec „ toutes les précautions qui peuvent „ garantir de l'illusion, font assez „ comprendre le peu de cas que l'on „ doit faire du raisonnement de M. B. „ car en adoptant ses idées, on se déter-„ mineroit nécessairement à prendre „ un parti contraire à celui dont l'ex-„ périence fait le plus solide éloge.

„ Nous venons de prouver les avan-„ tages de la saignée révulsive sur la „ dérivation, ou pour mieux dire, „ nous avons fait voir que la pre-„ miere est aussi propre à diminuer les „ embarras inflammatoires, que l'au-„ tre est capable de les augmenter. Il „ est vrai que jusqu'à présent nous „ avons parlé dans la supposition que „ les inflammations ne sont que l'en-„ gorgement des vaisseaux capillaires „ sanguins, ce qui est le sentiment de „ *M. Bianchi*, & le plus générale-„ ment reçû; mais nous n'avons pas „ besoin de nous borner à cette seule „ opinion, qui peut être contestée, „ pour démontrer cette vérité. Elle

„ n'eſt pas moins évidente dans le „ ſyſtême de quelques fameux Mo- „ dernes, qui ont établi depuis peu, „ que l'inflammation dépend de l'ir- „ ruption des globules du ſang dans „ les arteres *lymphatiques.* En effet, „ ou l'introduction de la partie rouge „ du ſang dans les *limphatiques*, eſt la „ ſuite de la dilatation des arteres ca- „ pillaires ſanguines, à l'occaſion de „ laquelle les embouchures des *lim- „ phatiques* qui y prennent naiſſance, „ s'élargiſſant, permettent aux glo- „ bules de s'y inſinuer, ou bien elle „ dépend de l'impétuoſité avec la- „ quelle le ſang abordant dans les ar- „ teres ſanguines, force les orifices „ des *limphatiques* qui en ſortent. Or, „ dans l'un & dans l'autre cas, la ſai- „ gnée dérivative peut être nuiſible, „ tandis que la révulſive doit néceſ- „ ſairement ſoulager. Car comme par „ la dérivation, le ſang eſt détermi- „ né plus abondamment & avec plus „ de force, vers les arteres qui ré- „ pondent aux veines d'où l'on tire du „ ſang, il arrive tout à la fois que les „ globules ſont plus en état de forcer „ les bouches des *limphatiques*, en „ faiſant, pour ainſi-dire, l'office de

„ coin, & qu'ils trouvent moins de „ résistance dans ces mêmes embou- „ chûres pour s'y introduire, Cela est „ aisé à concevoir. Le volume du „ sang & son impétuosité augmentant „ en même tems par la saignée déri- „ vative, dans tous les rameaux arté- „ riels qui partent du même tronc que „ celui qui répond à la veine ouver- „ te, donnent plus de facilité aux „ globules du sang de vaincre la résis- „ tance des orifices des limphatiques, „ quand elle demeureroit la même „ qu'avant la saignée, puisqu'ils les „ heurtent plus rudement à cette oc- „ casion, & diminuent dans le même „ instant cette résistance, en aggran- „ dissant la bouche des tuyaux lim- „ phatiques qui s'entre-ouvrent à me- „ sure que les arteres sanguines ac- „ quierent plus de capacité par l'ex- „ tension qu'un nouveau volume du „ sang leur procure nécessairement. „ Ce n'est pas tout encore: Comme „ la saignée dérivative attire non-seu- „ lement le sang dans les vaisseaux „ sanguins, dont les productions lim- „ phatiques sont déja tendues par la „ partie rouge qui s'y est introduite, „ c'est-à-dire, dans le point de l'in-

„ flammation, mais aussi dans tous les
„ vaisseaux sanguins qui sont dans le
„ voisinage, & qui reçoivent le sang
„ du même tronc, il faut qu'ils ac-
„ quierent plus de volume à cette oc-
„ casion. Cela ne peut arriver que
„ l'extravasation de ce qui étoit en-
„ gorgé ne survienne, ou que l'in-
„ flammation ne s'étende. La preuve
„ en est facile: Les vaisseaux sanguins,
„ par ce surcroît de sang attiré par la
„ saignée, se gonflent nécessairement;
„ donc ils pressent les limphatiques
„ qu'ils accompagnent: Cette pression
„ empêche la limphe à laquelle les
„ globules du sang se sont mêlées, de
„ continuer sa route; ainsi cette pres-
„ sion semblable à une ligature, donne
„ lieu aux vaisseaux limphatiques en-
„ gorgés de se dilater davantage en-
„ tre leur origine & le lieu de la com-
„ pression. Cette dilatation, si elle
„ n'est portée que jusqu'à un certain
„ point, élargit leurs orifices, & fait
„ que de nouveaux globules qui n'y
„ seroient pas entrés, s'y insinuent:
„ Ainsi la tension, la douleur, la rou-
„ geur, en un mot l'inflammation de-
„ vient plus forte. Mais si cette ex-
„ tension est encore plus violente,

„ les vaisseaux limphatiques crevent ; „ & les liqueurs qu'ils contiennent, „ s'épanchent, ce qui produit dans „ la suite des suppurations ; ou enfin „ si cette dilatation ne suffit pas pour „ qu'il arrive des crevasses, elle suffi- „ ra au moins à empêcher ces vais- „ seaux de reprendre leur ressort, ce „ qui nuira à la guérison, & la ren- „ dra plus lente.

„ Ce n'est pas la seule maniere dont „ la saignée dérivative peut augmen- „ ter l'inflammation dans la nouvelle „ hypothèse sur le siége de cette ma- „ ladie ; car, ainsi que nous l'avons dit, „ le sang qui coule dans tous les ra- „ meaux artériels qui partent du tronc „ par où se fait la dérivation, ayant „ plus de mouvement qu'il n'auroit „ eû sans cette circonstance, (puis- „ qu'il n'a pas été obligé d'en perdre „ autant, en le communiquant à ce- „ lui qui fuit devant lui pendant la „ saignée,) il heurte plus violemment „ les orifices des arteres limphatiques, „ il les force, & fait irruption dans „ leur cavité, ce qu'il n'auroit pû fai- „ re, s'il avoit eû quelque dégré d'im- „ pétuosité de moins en y abordant ; „ ce sang, dis-je, après avoir pû vain-

„ cre la résistance que lui offrent na-
„ turellement les embouchûres des
„ limphatiques, & s'être glissé dans
„ ces tuyaux, les doit dilater, &
„ faire une impression sur les vais-
„ seaux sanguins qui sont couchés
„ dans leur voisinage; ce qui y re-
„ tenant le sang, est cause qu'ils ac-
„ quéreront plus de volume, & par
„ conséquent que les limphatiques
„ qui en sortent, seront plus aisément
„ pénétrés par les globules du sang,
„ qui feront d'autant plus d'effort
„ pour y entrer, qu'en même tems
„ le sang a été poussé plus abondam-
„ ment dans les arteres sanguines,
„ comme nous l'avons établi, & qu'il
„ n'y peut continuer librement son
„ cours, en conséquence de la pres-
„ sion que les vaisseaux limphatiques
„ y produisent. Ainsi le sang appellé
„ dans cette partie par la saignée dé-
„ rivative, se déroutera pour s'échap-
„ per dans des limphatiques où il n'en-
„ treroit pas auparavant. D'où il
„ suit que, non-seulement ceux qui
„ avoient commencé à recevoir des
„ globules du sang, en admettront
„ davantage, mais que plusieurs qui
„ étoient libres, & dont le diamêtre

„ étoit naturel, se chargeront, ce qui
„ rendra l'inflammation non-seule-
„ ment plus forte, mais sera cause
„ qu'elle s'étendra sur un plus grand
„ nombre de parties, & par consé-
„ quent la saignée dérivative est en-
„ core plus manifestement nuisible
„ dans cette nouvelle hypothèse, que
„ dans celle où l'on établit que l'in-
„ flammation dépend d'un obstacle
„ que le sang trouve dans les vaisseaux
„ sanguins mêmes.

Si l'on fait attention que la saignée dérivative vuide autant que la saignée révulsive; (17) si l'on veut bien se ressouvenir des effets de la décharge que produit la dérivation; (20) si l'on considere combien est petit l'effort de la vîtesse du sang, qui alors ne tend qu'à se détourner des vaisseaux engorgés, pour suivre des routes qui le dérobe à ces vaisseaux; (39) si l'on fait réfléxion aux éloges que M. S. donne à la saignée du col, qui certainement est dérivative; (24 remarq.) si l'on se ressouvient de la juste application que nous avons fait des propres principes de M. S. (art. 15. à la fin de la remarq.) l'une de ces choses suffit pour ne laisſer à ſon raiſonnement aucune vraiſemblance, & pour ſe convaincre que les ſaignées dérivatives ne ſont point à craindre dans les embarras de la circulation.

L'autorité de M. Mauriceau à laquelle M. S. vient d'avoir recours, n'eſt nullement à ſon avantage. M. Mauriceau ne dit pas qu'il faille proſcrire la ſaignée dérivative dans les inflammations de matrice après avoir employé les ſaignées révulſives. S'il paroît ſi porté pour la ſaignée du bras dans cette occaſion, ce n'eſt que pour s'oppoſer à la répugnance mal fondée qu'on avoit, & qu'on a encore aujourd'hui pour cette ſaignée, dans les maladies des femmes nouvellement accouchées; mais il n'exclud pas la ſaignée du pied, au contraire, il l'ordonne formellement & en termes exprès. „ (*a*) On n'oubliera pas, dit-„ il, la ſaignée du pied ou celle du „ bras, ſelon que les accidens cauſés „ par la ſuppreſſion des vuidanges le „ requierent, & il ne faut pas pour „ lors ſuivre aveuglement l'opinion

(*a*) Mauriceau au Chap. 10. de la ſuppreſſion des vuidanges, Livre 3, pag. 405. de la 2e. Edition.

„ de plusieurs femmes, qui croyent „ que la saignée du bras est pernicieu- „ se en cette occasion. Elles ont pres- „ que toutes cette imagination si for- „ tement enracinée dans leur tête, „ que si une accouchée vient à mou- „ rir après avoir été saignée du bras, „ elles ne manquent pas de dire ab- „ solument que c'en a été la cause; „ mais elles font tels discours sans „ aucune connoissance; car la saignée „ du bras doit être quelquefois pré- „ férée à celle du pied, & d'autre „ fois celle du pied se fait plus sûre- „ ment que celle du bras; comme par „ exemple, supposons une femme fort „ replette d'humeurs dans toute l'ha- „ bitude, qui ait suppression de ses vui- „ danges, pour raison de quoi une „ inflammation de matrice lui soit „ survenue, ayant outre cela une „ grosse fiévre, & une grande diffi- „ culté de respirer, ainsi qu'il arrive „ ordinairement en ces rencontres, il „ est très certain que si on saignoit „ d'abord du pied cette femme, qui est „ extrêmement pléthorique, on atti- „ reroit vers la matrice une si grande „ abondance de ces humeurs, dont „ toute l'habitude regorge, que son

„ inflammation en ſeroit beaucoup „ augmentée, & par conſéquent tous „ les accidens de la maladie; mais il „ vaudroit bien mieux en ce cas dé- „ ſemplir au plûtôt l'habitude par la „ ſaignée du bras premierement, „ après quoi les plus preſſans acci- „ dens étant en partie diminués, on „ pourroit fort à propos venir à celle „ du pied; car par ce moyen, la na- „ ture qui étoit preſque accablée ſous „ le faix de l'abondance des humeurs, „ en étant allégée d'une partie, do- „ mine & régit plus facilement le reſ- „ te; mais au contraire, s'il y a ſup- „ preſſion des vuidanges, ſans apparen- „ ce de grande plénitude au corps, „ & ſans aucun notable accident, „ pour lors on peut pratiquer d'abord „ la ſaignée du pied, ſi on le ſouhai- „ te: Néamoins je trouverois ſouvent „ à propos qu'elle fut précédée de „ quelques-unes du bras, pour déga- „ ger par ce moyen plus promptement „ la poitrine, à laquelle on doit par- „ ticulierement avoir égard en cette „ occaſion. C'eſt pourquoi je ne ſuis „ pas de l'opinion de *Mercurial*, qui „ veut qu'en toutes ſuppreſſions de „ vuidange, on ſaigne toujours d'a-

„ bord la femme du pied, & non pas „ du bras.

Ce même Auteur dit encore dans le Chapitre ſuivant (*a*) „ On évacuera & on détournera l'abondance des humeurs par le moyen de la „ ſaignée, laquelle ſe doit faire au „ commencement du bras, & non „ du pied, pour la raiſon dite au précédent Chapitre, la rëitérant ſans „ perdre beaucoup de tems (car l'accident eſt preſſant) juſqu'à ce que „ la plus grande plénitude ſoit évacuée, & l'inflammation de matrice „ un peu diminuée. Après quoi on „ viendra à celle du pied, ſi la choſe „ le requiert. „ Dans le Chapitre 16. parlant de l'inflammation des mammelles qui arrive à la femme nouvellement accouchée, il répete la même choſe (*b*) „ Or, le principal & „ le plus aſſuré moyen d'empêcher „ que les humeurs ne ſe portent en „ ſi grande abondance aux mammelles, & qu'il n'y ſurvienne pour ce „ ſujet inflammation, c'eſt de procurer une bonne & ample évacuation

(*a*) Mauriceau, Liv. 3. Chap. XI. de l'inflammation de matrice, p. 409. 2e. Edition.

(*b*) Pag. 421.

des

„ des vuidanges par la matrice. C'est „ pourquoi, si elles étoient supprimées, on les provoquera comme il „ a été dit autre part; car par cette „ évacuation, toutes les humeurs „ prendront leur cours vers les parties inférieures. On désemplira toute l'habitude du corps par le moyen „ de la saignée du bras, après quoi „ pour une plus grande diversion, & „ pour faire couler d'autant plus les „ vuidanges, on viendra à celle du „ pied.

Regle des anciens Médecins sur l'usage de la saignée dérivative.

Plusieurs observations de cet Auteur appuyent la même pratique; & on y voit que selon lui, il n'est pas nécessaire pour y réussir, de tirer la moitié du sang avant que de venir à la saignée dérivative; il suffit qu'elle soit précédée de deux ou trois saignées révulsives.

Cet endroit n'est pas le seul où M. S. cite sur le même sujet, & avec éloge, des Auteurs qui ne lui sont pas plus favorables. „ Hippocrate, (*a*) „ dit M. S. le génie de la Médecine, „ expliquant dans un de ses ouvrages, „ les regles générales qu'on doit sui-

(*a*) Tom. 2. p. 9.

„ vre dans les ſaignées révulſives, „ marque en termes exprès, qu'on „ doit toujours attirer en-bas, lorſ- „ que le mal eſt en-haut, & attirer au „ contraire en-haut lorſque le mal eſt „ en-bas. Il parle plus clairement en- „ core ſur cette matiere dans un au- „ tre Traité, où il établit comme une „ regle certaine, qu'on doit toujours „ faire les ſaignées dans les endroits „ les plus éloignés des parties où le „ malade ſent de la douleur, & où les „ dépôts ſont à craindre. C'eſt une „ maxime qu'il devoit regarder com- „ me très-vraye & très-importante; „ puiſqu'il a pris ſoin de la répéter „ dans un autre endroit de ſes Ou- „ vrages, & de la répéter à peu près „ dans les mêmes termes.

Voilà Hippocrate, à ce qui paroît, entierement conforme aux idées de M. S. Ne sembleroit-il pas que ce fondateur de la Médecine ſe ſeroit déclaré pour la ſaignée révulſive, à l'excluſion & au préjudice de la dérivative? On penſeroit que la doctrine dont nous prenons la défenſe, ne ſeroit pas de ſi ancienne datte. Qu'on ſe donne pourtant de garde de le croire. Dès le tems de cet ancien

Auteur, on avoit des idées avantageuſes de la dérivation. Dès lors, comme à préſent, le préjugé en avoit réglé l'uſage. En effet Hippocrate la recommande expreſſément. „ *Derivatione*, „ *inquit, uti oportet, ubi revulſioni ali-* „ *quid conceſſeris.* Hip. lib. 6. Epid. „ Sect. 2.

„ *In doloribus leniendis, proximum* „ *ventrem purga, proximum vas ſeca.* Hippoc. lib. 6. Epid. lect. 6. art. 7.

In dorſi & coxendicis doloribus ex poplitibus & malleolis exterioribus venæ ſectionem facere oportet. Hip. de oſſium naturâ.

In lumborum & pudendis doloribus ex venis poplitis vel malleolis mittatur ſanguis. Hip. lib. de naturâ hominis.

In anginâ, venæ quæ ſub linguâ, ſecandæ. Hip. lib. 3. de morb.

„ (*a*) Galien, dit M. S. rempli de „ l'eſprit d'Hippocrate, toujours at- „ tentif à en déveloper les déciſions, „ ſuit les mêmes principes. Auſſi M. S. donne-t-il lui-même des paſſages de cet Auteur, leſquels rapportés ici, paroîtront auſſi favorables à notre ſen-

(*a*) Tom. 2. p. 10.

timent, qu'ils sont contraires à celui de M. S. ,, *Neque verò prætermittenda* ,, *est ea, quæ à partis situ sumitur, in-* ,, *dicatio; ut pote quæ maximè doceat* ,, *per quæ, & quomodò & undè fieri* ,, *debeat vacuatio: confluentium igitur* ,, *adhuc humorum revulsio, quam Hi-* ,, *pocr. antispasin vocat, obsidentium* ,, *verò jam partem* derivatio *est reme-* ,, *dium.* Galen. lib. 2. ad Glaucon, « cap. 4.

,, *Porrò summatim ut dicam inci-* ,, *pientes phlegmones revulsu evacuare* ,, *oportet; quæ inveteratæ sunt, ex ipsis,* ,, *si fieri potest, affectis partibus; quod* ,, *si nequeat, saltem ex vicinis. Etenim* ,, *in incipientibus avertere quod influit,* ,, *expedit; in inveteratis autem, ipsum* ,, *tantum quod affectæ parti infixum est,* ,, *evacuare.* Galenus de curandi ratione, per venæ sectionem cap. 19.

M. S. a encore été nous chercher des armes dans Oribase, dont la réputation, dit-il, (*a*) fut autrefois si grande.

In principio inflammationum vena secanda est ad revellendum. In inveteratis præcipuè mittendus est sanguis ex

(*a*) Tom. 2. p. 12.

ipsis affectis partibus ; si ab iis non queas, a propinquis mittito. Orib. Synop. lib. 1. cap 10.

Rapprochons aussi les passages que M. S. a pris d'Aëtius, & d'Actuarius ; ils ne sont pas moins pour nous, ni moins opposés à M. S.

„ *Oportet autem in omnibus quidem* „ *inflammationibus incipientibus revul-* „ *sориè facere venæ sectionem . . verum* „ *in affectionibus diuturnis, maximè* „ *quidem ex ipsis partibus ; sin minùs* „ *ex propinquis.* Aëtius Tetrab. 1. „ Serm. 3. cap. 12.

„ *Dum adhuc oberrant humores, &* „ *incertâ sede vagantur, revellere me-* „ *lius est ; at ubi sedem jàm fixerunt,* „ *& loco cuipiam infixi hærent, ex* „ *propinquiori parte evacuare utilius est.* „ Actuarius de method. medendi lib. „ 3. cap. 1.

Fernel, Sennerte, que M. S. appelle aussi à son secours, ne sont pas moins favorables à la dérivation.

„ *Opportunè autem derivatio admi-* „ *nistratur, cum revulsione præmissâ* „ *fluxionis impetus & ardor jam recedit.* Fern. meth. medendi lib. 2. cap. 5.

„ *Tempus commodum* derivationi „ *est, cùm materia in partem influxit,*

„ *& copia materiæ jam dempta est,* „ *affluxusque sedatus.* Sennert. Instit. lib. 5. part. 2. Sect. 1. cap. 19.

Nous omettons ici les textes de Riviere, de Bellini, & d'autres Auteurs que M. S. allégue, & qui ne sont pas moins contraires à ses idées. Nous avons déja suffisamment fait voir que M. S. se trouve directement contredit par les témoignages dont il veut se prévaloir pour justifier, (*a*) dit-il, son opinion sur la nouveauté dont on l'accuse, & pour détromper, s'il se peut, M. Hequet. Comment ces témoignages que M. S. a choisi, pour détromper M. Hequet, ne l'ont-ils pas détrompé lui-même ? Comment prétend-il qu'ils sont pour lui contre M. Hequet, sans être contre lui pour M. Bianchi ? M. S. qui appelle les autres au tribunal de ces Auteurs si respectables, quand il croit qu'ils prononcent favorablement pour sa cause, prétendroit-il avoir droit de se soustraire à ce même tribunal, lorsque ces Auteurs se déclarent contre lui ? Pour nous, nous déclarons que nous ne prétendons point nous prévaloir des suffrages de ces grands Maî-

(*a*) Tom. 2. p. 9.

tres, qui n'avoient pas les connoissances pour prononcer décisivement sur cette matiere.

X L.

Les effets de la dérivation & de la révulsion ne sont ni nuisibles, ni utiles dans la cure des inflammations.

Nous venons de prouver dans l'article précédent, qu'il ne se fait point de dérivation dans les vaisseaux de la partie enflammée, parce que l'obstacle qui arrête le sang dans ces vaisseaux, intercepte la dérivation dans ces mêmes vaisseaux; puisqu'il y intercepte le cours du sang, & que la dérivation ne peut s'étendre que dans les vaisseaux où la circulation est libre. Nous avons fait voir de plus, art. 38. que la dérivation est bornée aux capillaires artériels, qui communiquent immédiatement avec les ramifications de la veine piquée, & que ces vaisseaux sont immédiatement exposés aux effets de la ligature qui y retardent beaucoup plus le cours du sang, que la dérivation ne peut l'accélérer. Ainsi il y a peu de cas où la dérivation puisse s'étendre jusqu'à la partie où eſt l'inflammation, & ſi elle s'y étend, elle ne pénetre pas juſques dans les vaiſſeaux où le cours du ſang eſt arrêté; de plus la ligature annulle ſes effets dans les vaiſſeaux où elle peut avoir lieu. Nous avons vû auſſi que la révulſion n'a d'autres effets que ceux de l'évacuation, & qu'elle n'eſt que l'évacuation même, que cette évacuation eſt égale dans tous les vaiſſeaux du corps où la circulation du ſang eſt libre, & qu'il n'y a que les vaiſſeaux où cette circulation eſt interceptée, qui en ſoient privés; ainſi la révulſion n'a point d'effets particuliers dans aucune partie du corps où l'évacuation a lieu; c'eſt-à-dire, dans aucune partie du corps où la circulation eſt libre, & elle n'en a aucun dans les vaiſſeaux où le cours du ſang eſt arrêté, elle n'en a donc point par conſéquent dans ceux où réſide l'inflammation. Ainſi, ni les effets de la dérivation, ni ceux de la révulſion, ne peuvent être nuiſibles ni utiles dans la cure des inflammations.

La cure des inflammations eſt indépendante de la révulſion & de la dérivation.

De plus, l'étiologie des inflammations, & le méchaniſme de leur guériſon, nous font aſſez comprendre que quand la dérivation & la révulsion s'étendroient jusques dans les vaisseaux où réside l'inflammation, ils n'y produiroient qu'un effet passager & inutile, parce que la guérison d'une inflammation ne consiste pas dans une diminution passagere du sang qui est arrêté, mais dans l'abolition de l'obstacle même qui arrête le cours du sang, c'est-à-dire, dans le relâchement des capillaires artériels qui sont froncés par la cause irritante qui a occasionné & qui entretient l'inflammation: Ainsi c'est ce relâchement qu'il faut obtenir pour dissiper l'engorgement & l'inflammation. Or, il est facile de concevoir que si les saignées procurent cet avantage, ce n'est pas par une petite diminution passagere du sang qui est arrêté dans les vaisseaux engorgés, & que c'est en agissant précisément, comme nous l'avons dit, par la spoliation, sur les membranes des capillaires artériels froncés. Par cette spoliation, elles relâchent ces membranes, & débilitent leur force qui les retient dans une sorte de contraction ou de resserrement spasmodique qui s'oppose au passage du sang, & qui cause l'engor-

La saignée n'agit dans les inflammations que par la spoliation qu'elle cause.

gement de ces capillaires artériels. D'ailleurs, la ſpoliation, en diminuant beaucoup la conſiſtance de la maſſe du ſang, rend par-là ce fluide beaucoup plus coulant, il parcourt plus facilement les fibres muſculeuſes des membranes des capillaires engorgés; ces membranes ſe déployent, le cours du ſang arrêté dans ces mêmes capillaires ſe rétablit; alors l'engorgement & l'inflammation diſparoiſſent. Ainſi quand les ſaignées diſſipent les inflammations, ce n'eſt point en tant qu'elles ſont révulſives ou dérivatives: C'eſt ſimplement en tant qu'elles ſont toutes ſpoliatives, qu'elles guériſſent ces maladies; & le ſuffrage général des Praticiens pour les ſaignées révulſives, & pour les ſaignées dérivatives, n'eſt qu'une mépriſe ſuggérée par des obſervations équivoques interprêtées par l'ignorance: Mais la lumiere diſſipe peu à peu ces obſcurités; autrefois on étendoit beaucoup plus les avantages des ſaignées qui ſe pratiquoient à différentes parties. Celles des arteres temporales, celle de la veine frontale, celle de la ſalvatelle, de la céphalique, de la médiane, de la baſilique, de la poplitée, &c.

avoient chacune dans l'imagination des Praticiens, des ufages particuliers: La découverte de la circulation du fang a fait difparoître ces chimeres qui en impofoient aux plus grands Maîtres des fiécles paffés. Un examen plus rigoureux des loix de cette circulation, diffipera enfin le refte des préjugés que l'on a encore aujourd'hui fur les faignées dérivatives & révulfives.

X L I.

Les faignées dérivatives peuvent être utiles dans les embarras de circulation qui arrivent dans les parties où le fang s'arrête non-feulement dans les arteres, mais auffi dans les veines.

Le cours du fang s'arrête difficilement dans les veines; parce que le calibre de ces vaiffeaux augmente toujours à mefure que leurs ramifications fe réuniffent pour former des branches & des troncs; en forte que le fang qui les parcourt, paffe continuellement d'un chemin plus étroit dans un plus large. Ainfi celui qui coule devant, doit difficilement s'arrêter, & former un obſtacle à celui qui ſuit. Cependant il y a des parties où il ſe forme très-fréquemment des embarras de circulation dans les veines, comme on le découvre par les inſpections anatomiques, dans les diſtributions de la veine-porte aux viſceres de l'abdomen, & dans celles des veines qui ſe déchargent dans les ſinus du cerveau, & on trouve ſouvent ces ſinus eux-mêmes fort dilatés & engorgés. Or, dans ces cas, les ſaignées dérivatives ſeroient fort avantageuſes; parce qu'en évacuant le tronc d'une veine dont les branches ſeroient engorgées, on faciliteroit l'écoulement du ſang arrêté dans ces branches, en l'attirant dans le tronc où ſe fait la ſaignée. Mais on ne peut gueres profiter de cet avantage que dans le cas où l'on peut tirer du ſang des vaiſſeaux dilatés mêmes; telles ſont les veines variqueuſes que l'on peut ouvrir, ou les vaiſſeaux engorgés où l'on peut placer les ſangſuës, ou ceux que l'on peut ſcarifier, & y appliquer les ventouſes: Ainſi dans les ſtagnations où l'on peut procurer cette ſorte de dérivation, elle ne doit pas être négligée.

Remarque sur la saignée du col.

On comprend assez par ce que nous venons d'établir, combien il seroit à souhaiter qu'on pût recourir aux saignées dérivatives dans tous les différens cas qu'on vient d'exposer; mais malheureusement ces saignées qui sont si suspectes à la plûpart des Praticiens, sont presque par-tout impratiquables dans les parties où elles seroient le plus à désirer. On est privé de ces secours dans les visceres de l'abdomen auxquels la veine-porte se distribue. Les saignées du pied, ni celles du bras n'y peuvent procurer aucune dérivation. Celle que cause la premiere se borne au pied, & celle qu'on peut obtenir de la derniere ne s'étend qu'à l'avant-bras & à la main. Ainsi toutes les parties du tronc de notre corps sont donc inaccessibles aux dérivations que peuvent causer ces saignées.

La saignée du col nous seroit-elle plus favorable par rapport à la tête? Pourroit-elle procurer dans l'intérieur de cette partie une dérivation qui pût s'étendre jusqu'aux veines & aux arteres du cerveau & de ses membranes?

L'anatomie semble autoriser l'usage de cette saignée, elle nous apprend que quelque rameaux de veines qui pénetrent dans l'intérieur du crâne jusqu'aux membranes du cerveau, viennent se décharger dans la veine jugulaire externe au-dessus de l'ouverture de la saignée: Cette saignée peut donc procurer par ces rameaux une dérivation qui pourroit s'étendre jusqu'aux membranes du cerveau; mais plus on examine quelle seroit cette dérivation, plus elle paroît s'anéantir. 1°. On s'apperçoit qu'elle seroit proportionnée à ces mêmes petits rameaux; or, si on les considére avec les autres ramifications de la veine ouverte qui sont à l'extérieur du crâne, & à toutes lesquelles se distribueroit la dérivation directe que pourroit procurer la saignée du col, si elle se faisoit sans ligature; on voit que ces ramifications sont si nombreuses & si étendues, qu'on doit regarder comme un très-petit objet la portion de dérivation qui pourroit se faire par les petits rameaux de la veine ouverte, qui viennent de l'intérieur du crâne. 2°. Ces mêmes petits rameaux qui naissent des meninges, ne communiquent point avec les sinus du cerveau, puisque ces sinus se déchargent dans la veine jugulaire interne. Ainsi la dérivation dont il s'agit ne pourroit pas causer de dimotion dans ces sinus, ni dans les vaisseaux du cerveau, ni dans ceux des membranes qui conduisent le sang à ces mêmes sinus. 3°. La ligature qu'on employe pour faire la saignée, retarde beaucoup plus le cours du sang dans toutes les distributions des deux jugulaires externes, que ne l'accéléreroit la dérivation que pourroit causer la saignée. Ainsi toutes ces raisons prouvent évidemment qu'on ne doit rien attendre des effets de la dérivation directe, que peut procurer la saignée du col.

Je crois cependant qu'on peut hazarder ici quelques conjectures très-probables, qui peuvent concilier la théorie avec le témoignage unanime des Praticiens sur les avantages de cette saignée, ou qui du moins ne permettent pas de le rejetter décisivement.

La jugulaire externe que l'on ouvre dans la ſaignée du col, ſe réunit un peu au-deſſous de l'endroit où l'on pratique cette ſaignée, avec la veine jugulaire interne qui rapporte le ſang des ſinus du cerveau. Or, il n'eſt pas certain qu'il ne puiſſe pas ſe faire par cette derniere veine, une dérivation latérale dans la ſaignée du col : Car il ſemble qu'on entrevoit quelques circonſtances qui peuvent la favoriſer, & qu'effectivement il y en a qui méritent attention. Pour les remarquer plus ſenſiblement, il faut ſe reſſouvenir que la ligature qu'on employe pour faire une ſaignée, intercepte la circulation dans la veine piquée; que le ſang que cette veine apporte, ne peut pas alors ſuivre ſa route au-delà de cette même ligature pour aller au cœur; que par conſéquent ce ſang manque pendant la ſaignée dans le trajet de la veine qui s'étend depuis la ligature juſqu'au cœur, d'où il paroît que cette veine étant moins remplie de ſang, celui qui y eſt apporté par d'autres veines y trouve plus de facilité à la parcourir : Mais nous avons rapporté des raiſons qui, dans les autres cas, détruiſent cette vraiſemblance. Il s'agit donc d'examiner ſi ces raisons excluent aussi évidemment toute dérivation latérale dans la saignée dont il s'agit présentement.

1°. Nous avons remarqué qu'aussitôt qu'on applique & qu'on serre la ligature, la colonne du sang qui coule dans la veine comprimée est coupée par cette ligature, & que la partie de cette colonne qui s'étend dans cette veine jusqu'au cœur, oppose d'autant plus de résistance dans cette même veine au sang qui y est apporté par d'autres veines, qu'elle y est privée de la force qui la poussoit, & qui est interceptée aussi par la ligature; d'où il s'ensuit que cette colonne exclud nécessairement toute dérivation par cette veine, du moins jusqu'à ce que cette même veine s'en soit entierement déchargée dans le cœur. Or, cet obstacle qui s'oppose à la dérivation latérale, paroît avoir lieu dans la saignée du col comme dans les autres saignées; il en exclud donc aussi tant qu'il dure, la dérivation latérale.

Mais dans la saignée du col, le trajet de la veine depuis la ligature jusqu'au cœur est plus court que dans la saignée du bras & dans celle du pied;

ainſi la veine ſe trouve plûtôt déchargée de la partie de la colonne qui s'oppoſe à la dérivation.

2°. Nous avons obſervé qu'à meſure que cette colonne avance vers le cœur, la compreſſion de l'air extérieur, joint à la force élaſtique des parois de la veine, reſſerre le calibre de cette veine à proportion de la quantité du ſang que les autres veines y conduiſent ; ainſi par ce reſſerrement, la veine ſe trouve également pleine comme auparavant. Il ne reſte donc pas de vuide qui y favoriſe une dérivation latérale. Or, je ne vois encore aucune raiſon ſur laquelle on puiſſe établir quelque difference à cet égard entre la ſaignée du col & les autres.

3°. Enfin nous avons remarqué que le ſang qui eſt apporté dans la veine qui s'étend depuis la ligature juſqu'au cœur, n'eſt pouſſé dans les veines qui le conduiſent à celle-ci que par la force des arteres qui communiquent avec ces veines, qu'ainſi la réſiſtance étant la même, cette force n'y doit pas pouſſer plus de ſang qu'avant la ſaignée.

Mais il y a outre la force des arteres dans la veine jugulaire interne qui rapporte le ſang de l'intérieur du crâne, une pente qui facilite l'écoulement du ſang qu'elle conduit dans la veine qui s'étend depuis la ligature juſqu'au cœur. Or, s'il y avoit effectivement moins de réſiſtance dans cette veine, comme on peut le préſumer, parce que la colonne du ſang qui y coule eſt moins groſſe, à cauſe de la ſouſtraction de celui qui eſt arrêté par la ligature, cette réſiſtance ne ſeroit de moins que par rapport à une force particuliere dans la veine jugulaire interne, qui ne ſe trouve pas dans les vaiſſeaux collatéraux qui vont ſe décharger dans les veines comprimées par la ligature dans les ſaignées des autres parties. En effet, cette force de plus dans la jugulaire interne, ne peut être que la pente qui y facilite le cours du ſang, indépendemment de l'action des arteres qui portent au cerveau le ſang que cette veine reçoit des ſinus du cerveau. Il paroît en effet que cette pente facilite beaucoup le retour du ſang; car la nature ſemble avoir formé pour modérer la rapidité du retour du ſang, des lacs ou ſinus qui ſont traverſés, pour empêcher leur dilatation par des cordons ou entraves capables d'y ralentir le cours du ſang. Mais c'eſt principalement dans la jugulaire interne que cette pente doit avoir ſon effet particulier, lorſqu'elle trouve moins de réſiſtance dans le tronc de la veine formée par la réunion de cette jugulaire, avec la jugulaire externe qui eſt comprimée un peu plus haut par la ligature. Ces mêmes idées ſe rapportent également à la jugulaire interne du côté oppoſé à la ſaignée; car on doit tout attribuer ici à la ligature qui comprime de côté & d'autre les jugulaires externes; ainſi la ſaignée par elle-même n'a aucune part à l'eſpece de dérivation latérale qu'on peut ſoupçonner ici ſur les conjectures qu'on vient d'expoſer. Dans cette ſuppoſition, la ligature procureroit donc par les deux jugulaires internes une dérivation latérale qui accéléreroit le cours du ſang dans les ſinus du cerveau, & qui ſeroit utile lorſque le mouvement de ce liquide ſe trouve fort ralenti dans ces ſinus, & dans les veines du cerveau & de ſes membranes; rallentiſſement qui eſt aſſez fréquent dans ces vaiſſeaux, comme on voit par les dilatations variqueuſes qu'on y remarque ſouvent, & qui ont ordinairement des ſuites fâcheuſes.

J'avouë cependant que les preuves que je viens de rapporter en faveur de la dérivation latérale dans la ſaignée du col, me paroiſſent ſi foibles, que j'ai preſque honte de les avoir expoſées; car je doute qu'elles ſoient adoptées par ceux qui les examineront rigoureuſement, d'autant plus qu'il eſt à préſumer que la compreſſion de la ligature peut étendre ſon effet juſqu'à la veine jugulaire interne, & retarder du moins un peu le cours du ſang dans cette veine; alors elle produiroit tout le contraire de ce que j'ai voulu établir. D'ailleurs, cette dérivation, quand elle auroit lieu, ne pourroit être utile que pour accélérer le cours du ſang dans les vaiſſeaux du cerveau où la circulation eſt libre; car, comme nous l'avons prouvé, elle ne peut avoir aucun effet dans les inflammations & dans les autres engorgemens où la circulation eſt interceptée; ainſi tous les ſuccès de la ſaignée du col dans ce dernier cas, ne ſont que les ſuccès de la ſaignée en général, qu'on attribue par prévention à cette ſaignée en particulier.

X L I I.

DE L'ARTE'RIOTOMIE.

L'évacuation du ſang des arteres ne peut avoir aucun avantage particulier que dans l'imagination de ceux qui n'ont que de fauſſes idées ſur la dérivation & ſur la révulſion. La révulſion que la ſaignée d'une artere peut cauſer, eſt la même que dans la ſaignée d'une veine, où elle eſt, comme on l'a démontré, bornée à l'évacuation même qui ſe diſtribue également dans tous les vaiſſeaux ſanguins. La dérivation eſt auſſi la même dans l'un & dans l'autre cas, excepté que dans la ſaignée de l'artere, elle s'étend moins loin que dans celle de la veine; car elle ſe borne à la branche d'artere piquée; elle ne parcourt point les ramifications ni les capillaires de cette branche, ni les ramifications des veines qui y répondent: Ainſi elle ne peut point s'étendre juſqu'aux embarras de circulation qui ſeroient dans ces ramifications. Il n'y a donc aucun motif qui puisse nous engager à tirer du sang des arteres.

Nous remarquerons cependant un effet particulier qui arrive par la compression de l'artere que l'on ouvre ; c'est que cette compression qui arrête la circulation, empêche le sang de passer dans les ramifications de cette artere, & par-là elle occasionne une grande révulsion dans ces ramifications. Or, s'il y avoit un embarras de circulation, ou une inflammation dans ces mêmes ramifications, elle empêcheroit le sang de l'artere d'y aborder & d'y augmenter l'engorgement. Mais cet avantage ne dépend point de la saignée, on pourra toujours l'obtenir par la simple compression. C'est ainsi qu'en comprimant les arteres temporales, on diminuë les douleurs de tête qui dépendent de la raréfaction du sang dans les ramifications de ces arteres. C'est de cette maniere aussi qu'on maîtrise une hémorrhagie fournie par une artere que l'on peut comprimer fortement en quelque endroit, pour arrêter de près ou de loin le cours du sang qui va à l'ouverture de cette artere. Il n'y a donc aucune raison particuliere qui puisse déterminer un Praticien à recourir à l'artériotomie.

XLIII.

De la Dimotion que peut causer l'évacuation de la saignée dans les embarras de la circulation.

La foiblesse qu'occasionne la saignée, cause une dimotion dans les inflammations.

Lorsque l'évacuation de la saignée est assez considérable pour causer une grande foiblesse, elle produit dans les embarras de circulation une dimotion fort remarquable; c'est ce qu'on observe facilement dans les inflammations extérieures; car si on saigne un homme qui a une éréſipele au visage, & que cet homme tombe en foiblesse, la partie enflammée qui étoit fort rouge devient pâle, ce qui prouve visiblement que la foiblesse déplace du moins, une partie du sang qui engorgeoit les arteres capillaires. L'évacuation n'est pas la véritable cause de cet effet, c'est la foiblesse qu'elle occasionne qui le produit; car soit qu'on ait tiré peu ou beaucoup de sang, lorsque la foiblesse arrive, l'effet sera le même. Si au contraire le malade soutient sans affoiblissement l'évacuation de la saignée, si grande qu'elle qu'elle soit, on n'apperçoit point cette dimotion. Mais ordinairement les grandes saignées causent un affoiblissement subit qui dure un peu de tems, & quoique cet affoiblissement n'aille pas jusqu'à la syncope, il produit toujours quelque dimotion plus ou moins grande, selon que la foiblesse est plus ou moins considérable. La dimotion que cause l'affoiblissement est ordinairement passagere; car l'engorgement reparoît presque toujours peu de tems après la saignée, avec la même rougeur & la même vivacité d'inflammation qu'auparavant; ce qui prouve que l'embarras de la circulation n'est pas dissipé, & qu'il n'y a que les capillaires où elle n'est pas entierement interceptée, qui se dégagent. Le froid qui survient dans la foiblesse occasionne un resserrement dans tous les vaisseaux capillaires qui a beaucoup de part au dégorgement de ceux de la partie enflammée, & pendant le tems de cette foiblesse; la force des arteres qui poussent le sang dans ces capillaires, est trop languissante pour les remplir dans ce même moment; mais aussitôt que l'affoiblissement est

La dimotion que cause l'affoiblissement est passagere.

passé, & que la chaleur est ranimée ; ces mêmes capillaires se trouvent refournis de sang comme ils l'étoient avant la saignée.

Cas où la dimotion que cause l'affoiblissement est parfaite.

Cependant il arrive quelquefois que cette dimotion dissipe entierement l'inflammation. Un succès si heureux doit être attribué à la facilité avec laquelle le froncement qui arrêtoit le cours du sang a pû céder à la saignée, mais le plus souvent les inflammations résistent aux saignées même les plus abondantes, jusqu'au tems de leur déclin; c'est ce qu'on remarque tous les jours dans les pleurésies : En effet, malgré de nombreuses saignées, elles augmentent jusqu'au neuviéme jour, qui est le terme ordinaire où elles finissent d'elles-mêmes, soit qu'on ait multiplié excessivement les saignées, soit qu'on n'en ait fait que très-peu. Cependant il y a d'autres inflammations qui cédent avant ce terme aux saignées abondantes ; surtout aux grandes saignées promptement répetées ; alors il est à présumer que l'affoiblissement qu'elles causent doit beaucoup contribuer à ce succès : Ainsi on doit dans les cas pressans, par exemple, dans une squi-

Cas où l'on doit recourir à la dimotion par l'affoiblissement.

nancie jugulante, faire chaque fois de grandes ſaignées pour obtenir une dimotion par l'affoibliſſement. J'ai ſouvent dans ce cas tiré à la fois juſqu'à deux livres de ſang, & quelquefois une ſeule ſaignée a diſſipé l'inflammation.

X L I V.

De la dimotion que peut cauſer la ſaignée par la Spoliation, dans les embarras de la circulation

La ſpoliation que cauſe la ſaignée rend, comme nous l'avons déja dit pluſieurs fois, la maſſe du ſang plus aqueuſe, plus fluide, plus coulante. Elle rend auſſi l'action des arteres plus libre & plus fréquente, & elle aſſouplit & relâche les arteres mêmes. Or, on comprend facilement que tous ces effets favoriſent la dimotion; mais il faut les conſidérer dans ſept circonſtances, pour mieux en déterminer les avantages.

Comment la ſpoliation cauſe la dimotion.

1°. Lorſque l'embarras de la circulation a pris naiſſance dans les petits vaiſſeaux ſanguins des tuniques des capillaires artériels où réſide l'inflammation, & que cet embarras eſt arrivé, parce que le fluide qui coule dans

Dans les embarras cauſés par la pléthore ſanguine.

Inflammation par l'embarras de circulation dans les tuniques des capillaires artériels.

ces vaiſſeaux eſt trop garni de partie rouge qui le rend trop épais & trop peu coulant, alors le jeu de ces tuniques eſt empêché, & l'embarras qui s'y fait ferme ou reſſerre le calibre des capillaires artériels formés par ces tuniques, en ſorte que la circulation ſe trouve arrêtée, & l'inflammation s'allume dans tous les capillaires artériels où le ſang eſt retenu; parce que le ſang reſtant continuellement ſous l'action de ces petites arteres, il acquiert une chaleur extraordinaire. Or, dans ce cas où l'inflammation naît de l'épaiſſiſſement cauſé par la pléthore ſanguine, la ſaignée qui dégarnit la maſſe du ſang de ſa partie rouge qui la rend plus fluide & plus coulante, qui rétablit l'action des petits vaiſſeaux artériels dans l'endroit où leur calibre ſe trouve reſſerré, eſt preciſément le remede de ces ſortes d'inflammations; car cette fluidité qu'elle donne au liquide, & l'action qu'elle rend à ces petits vaiſſeaux artériels concourt à procurer le déplacement du ſang, qui engorge les vaiſſeaux des tuniques des capillaires artériels, & qui forme l'obſtacle: Ainſi on peut obtenir alors par la ſaignée une dimotion complette qui diſſipe l'inflammation.

Mais ce genre d'inflammation doit être fort rare, la pléthore ſanguine eſt une cauſe générale. Or, on ne comprend pas comment une telle cauſe peut ſimplement par elle-même produire une inflammation, plûtôt dans une partie que dans une autre, ou plûtôt pourquoi elle n'en produit pas par-tout le corps. On ne peut donc gueres regarder cette cauſe que comme une diſpoſition qui ne peut former d'inflammation particuliere que par le moyen de quelque autre cauſe, ou de quelque autre diſpoſition qui rend les vaiſſeaux d'une partie plus ſuſceptibles que les autres de l'embarras qu'elle peut cauſer: A la vérité, une légere cauſe, comme l'action du froid ſur une partie, ou quelque autre impreſſion paſſagere peut déterminer cet effet, ce qui ne change rien à l'indication que nous préſente ce genre d'inflammation.

Ce genre d'inflammation arrive rarement par la ſeule pléthore ſanguine.

2°. La cauſe la plus ordinaire des inflammations eſt l'acrimonie de quelque matiere ou de quelque humeur, qui en irritant les capillaires artériels, y cauſe un froncement qui y arrête le

Inflammation par le froncement ſpaſmodique des vaiſſeaux cauſé par irritation.

cours du ſang. Or, quand cette irritation eſt légere, le relâchement que la ſaignée cauſe dans ces petits vaiſſeaux, & l'agilité qu'elle donne à leurs parois, font diſparoître le froncement, & procurent une dimotion ou un déplacement qui diſſipe l'inflammation. Mais ce cas, excepté dans les irritations qui arrivent aux playes, ou dans certaines douleurs, ou par quelques cauſes paſſageres, ce cas, dis-je, n'eſt gueres plus ordinaire que le premier; parce qu'il y a peu de grandes inflammations qui cédent ſi facilement à la saignée.

Inflammations invincibles à la ſaignée.

3°. Lorſque l'irritation eſt aſſez conſidérable pour entretenir le froncement juſqu'au terme ordinaire de la réſolution ou de la ſuppuration des inflammations, comme on le remarque dans la plûpart des pleuréſies, qui malgré les ſaignées les plus abondantes, continuent & augmentent juſqu'au tems déciſif de la réſolution, où elles ſe terminent par elles-mêmes, la ſaignée ne peut alors faciliter la réſolution, & s'oppoſer à la ſuppuration ou à la formation de l'abſcès, qu'en rendant la maſſe du ſang extrêmement aqueuſe & fluide; par

Ce remede n'y produit pas de dimotion.

ces dispositions, les vaisseaux froncés se relâchent plus facilement dans le tems décisif de la résolution, & le fluide arrêté devient plus coulant & plus en état d'être déplacé, & de suivre les routes qu'il peut enfiler. Ainsi, quoique ces inflammations, qui, comme nous l'avons prouvé ailleurs, forment toujours le pus qui peut produire un abscès, arrivent à leur terme malgré les saignées multipliées, ces saignées facilitent dans le tems de la résolution, l'écoulement du liquide arrêté, & en partie converti en pus dans les vaisseaux artériels mêmes par l'inflammation, & préviennent la collection du pus qui pourroit former un abscès.

Utilité de la saignée dans ces inflammations.

Il est vrai qu'on peut dire, & il en faut convenir, que dans ce cas là, la saignée n'arrête pas l'inflammation, & que ces effets procurent seulement résolution de la suppuration, en facilitant la dispersion du pus qui pourroit former l'abscès; d'où il est facile de s'appercevoir que quand ces inflammations, qui résistent aux saignées les plus abondantes, ne tendent point à la suppuration, telles sont celles qui dégénerent en gan-

Cas où la saignée est moins avantageuse.

grene, ce qui eſt très-fréquent, ſurtout dans les fiévres malignes, telles ſont auſſi celles où l'engorgement eſt formé par un ſang glaireux qui ſe fixe, s'épaiſſit, & ſuffoque l'action des vaiſſeaux où il eſt retenu, comme dans beaucoup d'inflammations du poulmon, ſurtout dans celles qui ſont connues ſous le nom de fluxion de poitrine, les mêmes indications pour la ſaignée ne ſubſiſtent plus. En effet l'expérience nous aſſure que ces maladies ſont alors inacceſſibles à ce remede. On ne peut recourir alors à la ſaignée qu'en ſuppoſant qu'elle peut rétablir au plûtôt le cours de la circulation dans les vaiſſeaux où s'eſt formé l'embarras qui cauſe ces engorgemens; mais cette ſuppoſition eſt contradictoire avec le fait dans les inflammations qui réſiſtent entierement à la ſaignée. Il n'y a donc que dans le cas où ces inflammations parviennent à produire aſſez d'humeur purulente pour opérer la réſolution, (*a*) qu'on peut dans le cours de la maladie recourir utilement aux ſaignées, & non pour diſſiper ces ſortes d'inflamma-

(*a*) Voyez le Traité de l'Auteur ſur la Suppuration, au Chapitre de la Réſolution.

tions, puiſqu'elles ne peuvent ſe terminer que dans le tems déciſif de la réſolution ; mais pour faciliter dans ſon tems cette réſolution, & prévenir l'abſcès: Peut-être auſſi ſervent-elles à borner l'embarras de la circulation à une étenduë moins conſidérable ; c'eſt ce que nous examinerons dans la ſuite.

4°. La ſpoliation que cauſe la ſaignée ſe borne à la maſſe des humeurs renfermées dans les vaiſſeanx ſanguins, puiſqu'elle ne conſiſte que dans la diminution de la partie rouge de cette maſſe, ce qui rend cette même maſſe plus aqueuſe & plus fluide. Les effets de cette ſpoliation ſur l'action organique des vaiſſeaux doivent ſe borner auſſi aux vaiſſeaux ſanguins, puiſque la maſſe du ſang ne porte pas les changemens qui lui arrivent par la ſpoliation, au-delà de ces mêmes vaiſſeaux. En effet les humeurs qui ſont privées de ſang, & qui roulent dans d'autres vaiſſeaux, ne profitent point de la fluidité qui ne conſiſte que dans la diminution de cette partie rouge: Ainſi les effets de cette ſpoliation doivent ſe borner aux vaiſſeaux ſanguins; c'eſt-

Les effets de la ſpoliation ne s'étendent pas au-delà des vaiſſeaux ſanguins.

à-dire, aux arteres, aux fibres, & aux veines ſanguines. Or, la dimotion que cauſe la ſpoliation eſt procurée par la fluidité qu'elle cauſe dans les humeurs, & par l'agilité & le relâchement que cette fluidité donne aux vaiſſeaux ſanguins. Cette dimotion ne peut être procurée par la saignée que dans ces vaiſſeaux; auſſi ce remede ne produit-il aucun effet remarquable dans les embarras de circulation qui ſe forment dans les autres vaiſſeaux. Il n'agit pas même avec un égal ſuccès dans tous les différens genres de vaiſſeaux ſanguins. La dimotion qu'il cauſe s'exécute par l'action des parois de ces vaiſſeaux qui deviennent plus agiles par la ſpoliation. Or, les parois des veines ont bien moins d'action que celles des arteres; auſſi la ſaignée n'eſt-elle pas à beaucoup près auſſi efficace dans les embarras de circulation qui ſe trouvent dans les veines, que dans ceux qui ſe forment dans les arteres: Et on peut dire en général, que les effets de la ſaignée ſe bornent preſque tous aux maladies qui réſident dans les arteres; c'eſt pourquoi les Anciens la regardoient comme un remede raffraîchiſſant, qui ne leur paroiſſoit utile que dans les maladies chaudes, c'eſt-à-dire, dans les maladies qui dépendoient de l'action des arteres; car les maladies mêmes qui ont leur ſiége dans les arteres, dont l'action eſt foncierement défectueuſe ou abolie, la ſaignée n'y eſt en effet d'aucun ſecours.

Différens effets de la ſpoliation ſelon ſes différens dégrés.

5°. Les effets de la ſpoliation de la ſaignée ſur l'action des vaiſſeaux ſanguins doivent être conſidérés, ſelon les différens dégrés de cette ſpoliation cauſée par des ſaignées plus ou moins multipliées: Car les premieres ſaignées peuvent par le dégagement qu'elles procurent, faciliter l'action de ces vaiſſeaux ſans affoiblir cette action; mais les ſaignées fort abondantes l'affoibliſſent beaucoup, parce que la force de l'action organique de ces vaiſſeaux dépend d'une quantité convenable de ſang. Or, quand la ſpoliation s'étend au-delà de cette quantité qui peut entretenir la force & l'aiſance de l'action organique des vaiſſeaux ſanguins à leur plus haut dégré, elle diminuë de plus en plus cette force à proportion qu'on réïtere les ſaignées. Il eſt vrai que dans les cas où il faut abbattre cette force, & procurer un grand relâchement, comme dans les inflammations qu'on voudroit dissiper dès leur naissance, les grandes saignées sont le remede le plus efficace pour réüssir, quand cette entreprise est possible. Mais le plus souvent, comme nous l'avons déja dit, le succés ne répond pas à notre intention : Et alors l'inflammation qui ne peut se terminer que dans le tems décisif de la résolution ou de la suppuration, doit-elle même régler notre conduite par rapport à la débilitation de l'action organique des arteres qui est causée par les saignées, & qui est irréparable lorsqu'on a porté ce remede à un excès nuisible au méchanisme de la guérison de la maladie. Or, ce méchanisme consiste dans l'action des arteres qui produit une quantité de matiere purulente qui opere la résolution. Il mérite donc une grande attention dans les inflammations des visceres, surtout du poulmon, lorsque l'action des arteres est déja par elle-même fort débile, & où le sang est fort glaireux & disposé à se figer dans les vaisseaux où il est arrêté. Car plus on

Désavantages d'une trop grande spoliation.

ſaignera alors, plus on augmentera ces diſpoſitions, & plus l'embarras fera de progrès, & moins l'action des arteres pourra donner à l'humeur arrêtée, le dégré de coction néceſſaire pour la réſolution. Toutes les fiévres continuës qui doivent auſſi ſe terminer par une pareille coction méritent la même circonſpection, par rapport à la quantité de ſaignées qu'on doit preſcrire dans le cours de la maladie.

6°. L'affoibliſſement de l'action des arteres par la ſpoliation de la ſaignée doit être enviſagé auſſi par rapport aux ſécrétions pendant les maladies; ſurtout dans le tems de leur terminaiſon, où la nature expulſe les humeurs vicieuſes qu'elle a diſpoſées à l'évacuation; car cette expulſion ne s'opere que par l'action organique des arteres capillaires qui forment la partie active du tiſſu des glandes, & qui chaſſent dans les conduits excrétoires, qui naiſſent de ces capillaires artériels, les ſucs vicieux que la circulation entraîne ſucceſſivement dans ces mêmes capillaires. C'eſt donc immédiatement par leur action organique, que s'exécutent les ſecrétions, lorſque les ſucs excrémenteux

Egards qu'exigent les ſecrétions par rapport aux ſaignées abondantes.

Organes & méchanisme des secrétions.

peuvent avoir accès par les pores qui établissent la communication des capillaires artériels des glandes avec les conduits excrétoires qui naissent de ces capillaires. Ces pores forment eux-mêmes le filtre, le crible, le tamis ou le couloir, c'est-à-dire, l'organe secrétoire des glandes; l'organe par lequel les sucs excrémenteux ou hétérogênes sont séparés & expulsés de ces capillaires artériels, par l'action de ces capillaires mêmes; car c'est le jeu de tous ces capillaires entassés dans la glande, qui fait cheminer dans les conduits excrétoires les sucs excrémenteux, à mesure qu'ils y sont reçus. Or, cette fonction capitale des arteres, mérite qu'on ait attention dans l'usage de la saignée, surtout dans le déclin d'une maladie, à ne pas affoiblir cette action des arteres qui opére les secrétions, au-delà du dégré nécessaire pour exécuter régulierement ces secrétions. Ce point de pratique a parû d'une grande importance aux Anciens, surtout dans les inflammations du poulmon, lorsque l'expectoration purulente est établie.

Deux sortes de secrétions

Il y a dans les maladies inflammatoires, parmi lesquelles la fiévre doit être comprise, deux genres de secrétions à considérer. 1°. Celle des sucs excrémenteux qui se forment pendant les maladies, & qui doivent être expulsés journellement. 2°. Celle des humeurs, qui par le méchanisme de la maladie, se charge de la cause de la maladie, l'enveloppe & l'entraîne avec elle dans les secrétions. Le premier genre de secrétions peut être favorisé par la spoliation de la saignée, qui facilite l'action organique des arteres sans trop l'affoiblir. En effet la saignée est fort utile, lorsque la fiévre est fort vive, parce que la force de cette action est fort augmentée par la fiévre, & qu'alors l'irritation du genre artériel s'oppose beaucoup aux filtrations. Mais dans le déclin de la maladie où il y a plus de relâchement, & où s'opére le second genre de filtration, l'affoiblissement de l'action des arteres, par laquelle ces filtrations salutaires s'exécutent, peut devenir trop considérable: Non-seulement la saignée ne convient plus alors; mais on doit pour prévenir cet inconvénient, ne pas porter sans

à envisager dans les maladies, par rapport à la saignée.

Genre de sécrétions que la saignée favorise.

Genre de sécrétions où les saignées trop abondantes peuvent être nuisibles.

nécessité la spoliation trop loin dans le cours de la maladie. Il faut même souvent, pour prévenir les longues convalescences, les récidives, les dépôts ou les abscès, solliciter ces filtrations par les remedes convenables, lorsque le tems de cette espece de filtration est arrivé.

La saignée ne peut pas causer de dimotion dans les vaisseaux exanguins.

7°. Quoique les effets de la saignéee sur l'action des vaisseaux se bornent aux vaisseaux sanguins, il paroît cependant que la saignée, en évacuant une partie des humeurs contenuës dans ces vaisseaux, détermine les sucs qui circulent dans les autres vaisseaux, à venir prendre la place de la portion d'humeurs qui a été enlevée; car il n'est pas douteux que cette évacuation doit se partager également à tous ces vaisseaux; ainsi elle doit y accélérer le mouvement des sucs; or, ne peut-elle pas par-là causer une dimotion dans les embarras de circulation qui se trouveroient dans les vaisseaux où ils sont contenus? Pour juger de cette accélération que la saignée peut causer dans les vaisseaux exanguins, il faut observer que les humeurs qu'ils contiennent, sont au moins à l'égard de celles des vaisseaux sanguins, comme 2 est à 1 ; ainsi en contribuant pour leur part de l'évacuation, ils ne doivent fournir que les $\frac{2}{3}$ de la quantité du liquide qui a été enlevé, pour que l'évacuation soit partagée partout également. Or, supposé que cette évacuation soit de 12 onces, la part des vaisseaux qui ne contiennent que des sucs blancs, ne sera par conséquent que de 8 onces. Ainsi on voit que cette quantité est très petite par rapport à la masse totale de ces sucs qui peut être de 90 livres au moins. Ce ne sera donc pour leur part qu'à peu près un deux centiéme de leur masse. Quand la vîtesse du mouvement de cette même masse augmenteroit dans la même proportion, une telle accélération momentanée seroit-elle capable de produire aucun effet ou aucun ébranlement considérable dans un embarras de circulation formée dans les vaisseaux qui ne contiennent que des sucs blancs, & dont l'action organique ne participe point aux effets que la spoliation de la saignee produit sur l'action des vaisseaux sanguins ? On ne peut donc pas tirer de-là une indication suffiſante pour avoir recours à la ſaignée, dans la vûe de cauſer une dimotion dans les vaiſſeaux exanguins. La purgation ne ſatisferoit-elle pas mieux à cette intention ? Non-ſeulement, parce que l'évacuation qu'elle procure peut être beaucoup plus conſidérable que celle de la ſaignée, mais encore, parce que l'action ſtimulante d'un purgatif augmente l'activité des oſcillations de ces vaiſſeaux : Auſſi l'expérience nous aſſure-t-elle que la purgation eſt un remede très-efficace dans ces ſortes d'embarras, du moins lorſqu'ils ne ſont pas cauſés ou entretenus par quelque irritation que l'action du purgatif pourroit augmenter. Ce n'eſt donc pas à la ſaignée que l'on doit recourir, lorſque les embarras ſe trouvent hors des voyes de la circulation de la maſſe du ſang.

L'inflammation n'arrive pas dans les arteres lymphatiques.

Elle y ſeroit inacceſſible à la ſaignée.

C'eſt pourquoi je ne parle pas des prétendues inflammations que M. Boerhaave a établies dans les arteres lymphatiques, par le paſſage du ſang dans ces arteres ; car ces inflammations ſeroient inacceſſibles à la ſaignée. D'ailleurs, peut-on ſe livrer à une idée ſi peu conforme à la nature de l'inflammation & aux loix de l'œconomie animale; car en reconnoiſſant avec ce célebre Auteur l'exiſtence de ces arteres, on n'y peut trouver la cauſe formelle d'une inflammation. Il faut des vaiſſeaux dont l'action ſoit ſuffiſante pour enflammer le ſang qui eſt arrêté : Que l'on accorde, ſi l'on veut, une action artérielle, c'eſt-à-dire, une force de contraction & de dilatation à ces arteres lymphatiques, cette action doit être au moins proportionnée à leurs fonctions & aux molécules du fluide qu'elles font cheminer. Or, ces vaiſſeaux reçoivent & conduiſent un fluide incomparablement plus ſubtil que le ſang ; leur action ſeroit donc auſſi incomparablement moins forte que celle des arteres ſanguines. Or, ſi les molécules du ſang pouvoient pénétrer, comme on le ſuppoſe, dans ce genre d'arteres, elles les engorgeroient, & brideroient entierement leur action, qui d'ailleurs ſeroit beaucoup trop foible pour les tenir dans cette violente agitation qui cauſe la chaleur de l'inflammation. Ce ſeroit tout au plus ce qu'elle pourroit faire, même à un foible dégré, en agiſſant ſur les parties de la lymphe dont la circula-

L'action des arteres lymphatiques ne peut cauſer d'inflammation.

tion seroit arrêtée dans ces arteres. Il n'est donc pas vraisemblable que l'inflammation du sang puisse s'exciter dans ce genre d'arteres; on conçoit au contraire que si le sang y passoit, & s'y arrêtoit, il n'y formeroit qu'une échymose, qui, comme la plûpart des autres échymoses, ne pourroit se dissiper que par la dissolution des molécules de cette humeur.

Les arteres lymphatiques ne sont pas plus accessibles au sang que les autres vaisseaux exanguins qui naissent des arteres sanguines.

Mais pourquoi M. Boerrhaave suppose-t'il plûtôt le passage du sang dans les arteres lymphatiques, que dans tous les autres vaisseaux exanguins qui communiquent avec les arteres sanguines, & qui reçoivent d'elles les sucs qu'ils contiennent? Ne pourroit-il pas passer de même dans tous les vaisseaux secrétoires, où effectivement il passe quelquefois, comme on en est assuré par les sueurs de sang & par d'autres excrétions sanguines qui arrivent dans les grandes dissolutions de la masse des humeurs? Ne pourroit-il pas aussi passer, & peut-être encore plus facilement dans les vésicules du tissu des graisses, comme cela arrive en effet lorsque quelque cause violente agit sur les vaisseaux sanguins, & y produit une compression ſubite ; tels ſont les coups qui obligent le ſang d'entrer, ſoit par rupture, ſoit par les voyes de communication dans ce tiſſu, où il forme des échymoſes qui s'étendent aux environs de la partie qui a été frappée, & qui ſe diſſipent peu à peu, en s'étendant de plus en plus, & en perdant peu à peu la couleur rouge foncée que leur donnent d'abord les molécules du ſang ; cette couleur ſe termine enfin par la diſſolution de ces molécules en un jaune clair, & alors l'échymoſe diſparoît bientôt entierement. Voilà ce qui arrive au ſang, lorſqu'il eſt obligé d'enfiler des routes qui lui ſont étrangeres, il ne s'enflâmme point, il ſe diſſout, & enſuite il eſt entraîné par le courant des ſucs qui parcourent ces routes.

Fauſſes ſuppoſitions pour établir les inflammations dans les arteres lymphatiques.

Il a donc fallu réunir dans cette hypothèſe, qui par elle-même ne mérite aucune attention, par cela ſeul qu'elle eſt hypothèſe; il a fallu, dis-je, réunir quatre choſes également dénuées de vraiſemblance. 1°. Que le ſang fort raréfié ou fort agité dans les arteres, paſſe dans des vaiſſeaux dont le calibre eſt fort diſproportionné à ſes molécules. 2°. Qu'il ne paſſe que dans ceux de la partie où se forme l'inflammation. 3°. Qu'il y passe & s'y enflamme plus facilement que dans d'autres canaux qui naissent aussi de ces mêmes arteres. 3°. Que ses molécules s'y trouvent à l'aise, & que l'action de ces vaisseaux soit assez forte, pour que ce fluide y puisse acquerir la chaleur d'une inflammation.

Cas où les suppositions sont dangereuses, ceux où elles sont différentes dans la théorie de la Médecine.

Tant de suppositions si peu vraisemblables ne peuvent former la base d'une doctrine aussi importante que celle des inflammations; on ne peut les admettre, lorsqu'il s'agit de s'assurer de la cause formelle d'une maladie. Qu'on raisonne tant qu'on voudra sur les causes efficientes imperceptibles; que l'imagination donne, par exemple, des angles, des tranchans, des pointes, &c. aux particules des matieres âcres & irritantes qui sont la cause efficiente de la plûpart de nos maladies, un tel amusement nous est assez indifférent; ce n'est pas la forme de ces particules qui nous fournit les indications que nous devons suivre. Nous ne pouvons tirer ces indications que de la cause formelle des maladies mêmes. C'est pourquoi on doit être fort attentif dans les recherches que l'on fait sur ce genre de causes, à ne pas se livrer aux simples inductions que nous suggerent des connoissances insuffisantes pour nous conduire à la certitude.

Pourquoi on a supposé dans les fiévres un embarras de circulation dans les arteres capillaires.

Nous ne devons pas ici passer sous silence une autre opinion de M. Boerrhaave, qui a rapport à la théorie des inflammations, & qui peut en imposer sur l'usage de la saignée; parce qu'elle donne une fausse idée de la cause formelle d'un genre de maladies fort communes, où ce remede est employé fréquemment. M. Boerhaave qui a regardé avec raison la fiévre comme une inflammation générale, a crû que cette inflammation étoit causée, comme des inflammations particulieres, par un embarras de circulation dans les petits vaisseaux, qui, en retardant le cours du sang dans les arteres, l'expose plus longtems à l'action de ces vaisseaux qui l'agite & l'échauffe excessivement; en sorte que l'on voit partout, mais surtout dans les visceres, une disposition qui tend à former des phlegmons suivis de suppurations, ou de gangrenes qu'on ne peut prévenir que par d'abondantes saignées, Ainsi une telle

Indications qui résultent de-là pour la saignée.

Fausseté de cette opinion.

idée de la cause formelle de la fiévre présente naturellement une indication qui nous porte à répandre abondamment le sang des malades. * Il est étonnant qu'un Auteur aussi recommandable, & tant de Praticiens séduits par son autorité, se soient livrés à une opinion, dont la fausseté ne peut se dérober à la plus légere attention. Une observation journaliere qui n'a pas dû leur échapper, suffit pour dissiper cet erreur. Qui est-ce qui n'a pas remarqué en effet que dans le tems de la fiévre, le sang sort beaucoup plus abondamment & beaucoup plus rapidement par l'ouverture d'une saignée, que dans un autre tems. Or, comment aura-t-on pû comprendre que le cours du sang qui se porte avec tant de vîtesse, à la veine piquée, & qui passe avec la même vîtesse par les arteres capillaires, soit arrêté ou retardé dans ces mêmes arteres capillaires. Quelque effort qu'on fasse pour accorder ce phénomêne avec l'opinion de ce célébre Professeur,

* *Id quod ad extrema vasorum conicorum stagnat ex nimiâ sanguinis copiâ, quâ vasa comprimantur, reducitur in fluorem imminuta sanguinis copia per sectionem venæ.* Aphor. 607.

sur

ſur la cauſe formelle de la fiévre, il eſt toujours démontré que le ſang paſſe beaucoup plus rapidement des arteres dans les veines, & qu'il circule beaucoup plus promptement dans le tems de la fiévre, que dans un autre tems. Si on avoit voulu ſe convaincre évidemment de ce fait par quelque expérience, on n'en auroit jamais pû employer aucune plus déciſive que celle que nous venons de rapporter. Il y en auroit beaucoup d'autres qui ne ſont pas moins familieres qui pourroient ſervir encore à écarter l'idée de M. Boerhaave ſur l'embarras des capillaires artériels dans la fiévre, & ſur l'indication de déplacer, ou de faire circuler par le moyen de la ſaignée, le ſang arrêté ou retardé dans ces capillaires; mais ce détail ſeroit inutile après une démonſtration qui ne laiſſe ſur ce point important, aucune incertitude ni aucune obſcurité.

INDICATIONS POUR LA SAIGNE'E.

CHAPITRE VIII.

DE L'UTILITE' DE LA SAIGNE'E DANS LES HE'MORRHAGIES

Hémorrhagies où la circulation est libre.

LA Saignée est un des remedes les plus usités dans la cure des hémorrhagies ; mais il doit être souvent fort préjudiciable, lorsqu'il n'est pas administré avec discernement. Pour en régler l'usage, il faut examiner les différentes sortes d'hémorrhagies : 1°. Celles qui sont occasionnées par un rallentissement ou un embarras de circulation dans les vaisseaux ; 2°. celles qui sont causées par irritation ; 3°. celles qui arrivent par corrosion ; 4°. celles qui sont occasionnées par un vice de conformation dans les solides ; 5°. celles qui arrivent par la simple rupture des vaisseaux où la circulation est libre.

Différentes causes d'hémorrhagies.

1°. Ces dernieres doivent être fort rares ; car excepté celles qui sont causées, comme dans les playes, par quelque instrument qui perce, qui rompt, ou déchire ces vaisseaux, on ne comprend pas, lorsqu'on fait attention à la disposition qu'ont les vaisseaux à prêter & à s'étendre, que le simple effort du sang, qui coule librement dans ces vaisseaux, puisse les rompre, même dans le cas où la plénitude seroit fort grande; parce que ces vaisseaux, qui sont fort extensibles, sont toujours soutenus par la compression de l'air extérieur; ou, comme dans la tête, par une boête osseuse qui les contient; ainsi ce genre d'hémorrhagie paroît presque se réduire aux playes & aux ruptures des vaisseaux produites par incisions, coups, chûtes, & autres causes extérieures. Mais dans ces cas, il faut d'abord considérer la saignée par rapport à la dérivation, & envisager cet effet dans toute son étendue, c'est-àdire, dans tout le trajet des vaisseaux qui conduisent le fil du sang depuis le coeur jusqu'à la saignée; parce qu'il se peut que l'hémorrhagie soit fournie par quelqu'un de ces vaisseaux.

Par playe ou rupture de vaisseaux.

Effets de la dérivation dans ces hémorrhagies.

La dérivation attire le sang vers la saignée, & elle accélere son mouvement ; or, voilà les deux effets qu'il faut envisager dans ces hémorrhagies. Plus le sang est attiré vers la saignée, plus il paroît être détourné de l'ouverture du vaisseau qui fournit l'hémorrhagie ; mais plus le mouvement du sang est accéléré dans ce vaisseau, plus aussi il semble qu'il doive s'échapper avec force par l'ouverture de ce même vaisseau. Cependant je ne comprends pas facilement ce dernier effet ; car dans le cas présent, le sang ne marche plus vîte, que parce qu'il trouve plus de facilité à suivre sa route dans le vaisseau qu'il parcourt, tandis qu'il n'en a pas davantage qu'avant la saignée, à sortir par l'ouverture de l'hémorrhagie. Je trouve donc toujours que le premier effet pourroit déterminer, malgré cette plus grande vîtesse, à préférer, s'il étoit possible, les saignées dérivatives dans ces hémorrhagies.

Effets de l'évacuation de la saignée dans ces hémorrhagies.

Les saignées, comme nous l'avons déja dit ailleurs, sont toujours utiles par elles-mêmes dans les hémorrhagies où la compression de l'air peut resserrer les vaisseaux, à mesure que le sang s'évacue par l'ouverture de la saignée, parce que l'ouverture de l'hémorrhagie diminuë à proportion que le vaisseau se resserre : Ajoutez à cela la foiblesse subite qu'elle cause conjointement avec l'hémorrhagie ; car cette foiblesse diminuant tout-à-coup l'action des arteres, rallentit beaucoup la circulation du sang, l'impulsion de ce fluide est moins forte vers l'ouverture de l'hémorrhagie ; le sang fait par conséquent beaucoup moins d'effort pour s'échapper. Mais cette observation ne semble-t'elle pas contredire celle que je viens de faire sur l'augmentation de la vîtesse du sang dans la saignée dérivative ? On pourroit le croire, si on ne faisoit pas attention à la différence des causes & des effets dans ces deux cas.

Dans celui dont il s'agit ici, le sang qui vient vers l'ouverture de l'hémorrhagie, est poussé par l'action des arteres, & cette impulsion donne au sang toute la force avec laquelle il sort par cette ouverture.

Dans l'autre cas, le sang est dérobé à cette ouverture par la facilité qu'il trouve à couler dans le vaisseau, & à se porter vers la saignée, à proportion de l'augmentation de son mouvement, ainsi il se détourne d'autant de l'ouverture de l'hémorrhagie. L'effet du mouvement de la dérivation est donc tout opposé à celui de l'effort du sang qui est poussé vers l'ouverture de l'hémorrhagie par l'action des arteres.

Effet de l'affoiblissement que cause la saignée dans les hémorrhagies.

L'affoiblissement subit de l'action des arteres causé par l'évacuation de la saignée, & par celle de l'hémorrhagie, a encore dans les hémorrhagies des arteres un avantage considérable; en diminuant la force de la contraction de l'artere ouverte: Pour le comprendre, il faut faire attention que dans le moment où la contraction agit avec force sur le sang à l'endroit de l'ouverture de l'hémorrhagie, elle le force, en le comprimant, à sortir par cette ouverture, & entretient par-là l'hémorrhagie: Ainsi on voit qu'il est fort avantageux d'affoiblir promptement, & autant qu'il est possible cette contraction, & d'entretenir cet affoiblissement, afin que l'ouverture puisse se refermer: C'est pourquoi M. Boerhaave défend avec raison de donner alors au malade des remedes qui peuvent relever les forces; il regarde même la syncope comme l'état le plus favorable pour faire cesser entierement l'hémorrhagie.

Dans les hémorrhagies des vaisseaux variqueux.

2°. Parmi les causes les plus ordinaires des hémorrhagies occasionnées par des embarras de circulation, les dilatations anevrismales & variqueuses des vaisseaux sont les plus ordinaires. Les vaisseaux des parties intérieures, par exemple, du cerveau, de ses membranes, des poulmons, de la vessie, de la matrice, du vagin, de l'estomach, des intestins, de la ratte, du pancréas, du foye, les ramifications de la veine-porte, les veines hémorrhoïdales, &c. sont fort sujets à ces sortes de dilatations. On ne doit attendre qu'un foible succès de la saignée contre ces causes, pour prévenir ou arrêter les hémorrhagies; parce que le sang qui séjourne dans ces especes de lacs est peu en prise à l'évacuation, & peu susceptible de dimotion.

Les saignées préservatives contre l'apopléxie ont peu d'effet; pourquoi?

Malheureusement les épanchemens de sang dans le cerveau qui sont presque toujours mortels, sont, comme on l'a remarqué par les inspections anatomiques, ordinairement occasionnées par de telles congestions, lesquelles nous sont presque toujours inconnuës; ainsi on ne peut pas en prévoir les suites funestes. Les saignées de précaution que l'on fait de tems en tems aux personnes que l'on croit exposées à l'apoplexie, sont presque toujours inutiles, parce qu'une saignée ne peut retirer le sang qui séjourne dans les vaisseaux dilatés, affoiblis & intérieurement ulcérés par le séjour du sang qui s'y déprave, surtout celui qui croupit dans les dilatations variqueuses des veines du cerveau. Si c'est au contraire dans des dilatations artérielles ou anevrismales qu'il est retenu, il s'y forme des concrétions polypeuses qui y retardent ou arrêtent son mouvement de progression, l'engorgement & la dilatation augmentent, & enfin l'anevrisme se rompt. On voit donc assez par la nature même de ces dérangemens, qu'une saignée de précaution ne peut être qu'une très-foible ressource, surtout dans une partie qui n'admet point d'évacuation, pour prévenir les funestes effets que l'on redoute. Il faudroit un grand nombre de saignées, pour rendre du moins le sang plus aqueux & plus coulant; mais les dispositions que l'on a à combattre ne sont pas même connuës ; ainsi dans une pareille incertitude, doit-on se déterminer à ces effusions excessives de sang ; encore ne seroient-elles tout au plus qu'un remede passager & insuffisant pour réparer de semblables dérangemens ? L'effet de ces causes ne peut donc pas être prévenu par les saignées de précaution que l'on prescrit avec tant de confiance : Malheureusement nous n'avons pas de meilleurs remedes à y apporter, si ce n'est peut-être un régime rigoureux & continuel.

Dans l'apoplexie sanguine.

Il est aisé de s'appercevoir aussi que les saignées auxquelles on a recours, lorsque l'épanchement est arrivé, sont pareillement d'un foible secours pour résorber le sang épanché. On a crû que par ces saignées on désemplissoit les vaisseaux du cerveau, & que cette déplétion occasionnoit la rentrée du sang par l'ouverture même par laquelle il est sorti ; mais ces intentions ne s'accordent point avec les loix de l'œconomie animale. L'usage que peuvent avoir ces saignées, c'est, comme nous l'avons dit, de rendre le sang plus aqueux & plus fluide ; alors celui qui s'épanche encore après les ſaignées, peut délayer celui qui eſt déja épanché, & procurer par-là une diſperſion qui diminue la compreſſion, & facilite, comme dans les échymoſes qui s'étendent, la réſolution ou réſorbtion de l'épanchement, lorſqu'il n'eſt pas conſidérable: Mais cet effet de la ſaignée n'eſt pas aſſez prompt, quand le mal eſt fort preſſant. On voit cependant beaucoup d'apoplectiques échapper à la mort qui les menaçoit; mais dans ces cas, il eſt bien douteux que la maladie fut réellement cauſée par un épanchement de ſang, & que ces malades doivent leur guériſon aux ſaignées qu'on leur a faites. Les émétiques & les purgatifs qu'on employe ordinairement à la ſuite des ſaignées, peuvent y avoir plus de part; parce qu'ils peuvent déplacer ou enlever plus sûrement les ſucs ſéreux arrêtés ou épanchés, qui ſont la cauſe la plus fréquente de l'apoplexie.

Effets de la dérivation dans l'apoplexie ſanguine.

Quoiqu'il en ſoit, voyons ce qu'on pourroit ici eſpérer de la dérivation, tant dans les ſaignées de précaution, que dans celles que l'on preſcrit pour arrêter & diſſiper l'épanchement. Il ne me paroît pas douteux que dans le premier cas, la dérivation, si on pouvoit l'obtenir, ne fut utile, & qu'elle ne produisit même le meilleur effet que l'on pourroit retirer de la saignée, puisque la principale intention, dans l'usage de la saignée ici, où l'on ne doit pas compter sur la déplétion, est la dimotion ou le déplacement du sang qui séjourne dans les vaisseaux. Or, comment la saignée peut-elle la procurer plus sûrement que par la dérivation? Dans le second cas, on peut juger de la préférence que nous devons encore à la dérivation, par ce que nous avons dit ci-devant de l'utilité de cet effet de la saignée dans les hémorrhagies.

Dans les hémorrhagies des anevrismes & des vaisseaux variqueux de la poitrine & de l'abdomen.

Je ne parle point de l'application que l'on pourroit faire de cette remarque dans les autres cas, où l'on auroit en vûe dans l'usage de la saignée l'accélération rallentie de la circirculation, afin de prévenir dans les dilatations anevrismales ou variqueuses, les hémorrhagies qu'elles peuvent occasionner, soit dans la poitrine, soit dans l'abdomen; parce que sûrement ces saignées dérivatives n'y sont pas pratiquables.

Les concrétions polypeuses qui peuvent arrêter le cours du sang & occasionner des hémorrhagies, ne se forment pas seulement dans les arteres, mais aussi dans les veines; surtout dans les grosses veines proche le cœur, où elles sont presque toujours mortelles. En effet, les hémorrhagies inopinées qu'elles occasionnent sont une des causes les plus ordinaires des morts subites. Mais ces causes ne présentent aucune indication, parce qu'elles sont fort au-dessus de toutes les ressources de l'art.

Dans les engorgemens des veines.

Il y a une autre sorte d'engorgement qui occasionne des hémorrhagies, & qui a beaucoup de rapport avec ceux dont nous venons de parler, en ce que le sang qui est retenu dans les vaisseaux y est privé de tout mouvement, qu'il s'y fige & s'y altere, mais ce n'est pas, comme dans les cas précédens, quelques vaisseaux seulement qui sont engorgés, ce sont presque toutes les ramifications des vaisseaux d'une partie d'un viscere, & quelquefois même de tout un viscere; par exemple, du poulmon, du foye, de la ratte, &c. où le sang s'arrête, se fige & se déprave, au lieu de s'enflammer, comme il lui arrive en effet, lorsqu'il est simplement retenu dans les capillaires artériels. La substance du viscere où est l'engorgement augmente extraordinairement de volume, & ne semble formée que d'une masse de sang brun, épais & privé de tout mouvement. Mais la dépravation putride que ce sang acquiert par son séjour, y cause une acrimonie & un commencement de dissolution, d'où naissent des hémorrhagies plus ou moins considérables, qui forment des flux de sang, des crachemens de sang, &c. Or, dans ce cas, nous ne trouvons dans la saignée, ni même dans tous les autres remedes, aucun secours suffisant contre de tels engorgemens.

Dans les hémorrhagies par inflammation.

Lorsque l'embarras de la circulation se forme dans les capillaires artériels; il produit des inflammations, & occasionne souvent des hémorrhagies, surtout lorsque ces inflammations ont leur siége dans des visceres dont la substance résiste peu à l'effort du sang qui engorge les vaisseaux; delà naissent encore des crachemens de sang, des diarrhées sanguinolentes; d'autres fois l'hémorrhagie prend la voye des urines. Si la maladie réside dans le cerveau, elle peut produire dans ce viscere des épanchemens mortels. Nous ne parlerons pas ici de la cure de ces hémorrhagies, parce qu'elles dépendent d'un genre de maladies que nous examinerons dans la suite.

Dans les hémorrhagies spasmodiques.

3°. Il y a d'autres hémorrhagies qui paroissent moins dépendre d'un embarras de circulation; telles sont, par exemple, les hémorrhagies du nez qui arrivent sans aucune cause remarquable, & qu'on attribue uniquement à la rupture dës vaisseaux; mais dans ces cas-là même, l'embarras de circulation n'a pas échappé à l'observation des Praticiens attentifs. On a remarqué par les signes qui précedent ces hémorrhagies, telles sont la rougeur du visage, la pésanteur de la tête, &c. que le cours du sang est retardé dans ces parties, & y cause une plus grande plénitude qu'à l'ordinaire, ce qui occasionne la rupture du vaisseau qui fournit l'hémorrhagie.

Direction de la nature dans ces hémorrhagies.

Il est difficile de découvrir la cause de cette sorte d'embarras de circulation. Quelques-uns l'ont attribuée avec beaucoup de vraisemblance à quelque contraction spasmodique des vaisseaux, ou de quelque partie membraneuse où ils passent, & qui les comprime ou les étrangle. Ce sentiment est appuyé sur ce que la nature semble dans bien des cas être ellemême la cause directrice de ces sortes d'hémorrhagies, par exemple, des hémorrhagies salutaires qui arrivent en forme de crise dans les fiévres & dans les hémorrhagies périodiques, surtout celles qui, quelquefois dans les suppressions des regles des femmes, suppléent régulierement à cette évacuation.

Prouvée par les dépôts salutaires.

Nous sommes assurés d'ailleurs par l'expérience, que dans beaucoup d'autres cas,* les loix de l'œconomie animale favorisent & gouvernent les éruptions, non-seulement celles du sang, mais souvent aussi des matieres hétérogênes renfermées dans les vaisseaux. Cette direction n'est pas, à la vérité, toujours salutaire; cependant on ne peut pas la rapporter à d'autre méchanisme qu'à celui de l'œconomie animale; car il suffit, pour en convenir, de faire attention aux dépôts qui arrivent dans les maladies, particulierement dans les fiévres malignes & pestilentielles, & qui terminent incontinent ces maladies. Comment, aussi-tôt que le dépôt est déterminé sur une partie, la matiere morbifique qui est repandue dans toute la masse des humeurs va-t'elle se porter & se rassembler toute au même endroit? Un homme, par exemple, est attaqué de la peste, & prêt à perdre la vie, lorsqu'un charbon qui survient extérieurement, rassemble & retient toute la matiere qui formoit une maladie universelle, & délivre aussitôt le malade de cette cruelle maladie. D'où vient le concert général de cette matiere dispersée, qui de toutes les parties du corps va se rendre exactement au lieu où se sont fixées d'abord quelques parcelles de cette matiere? Il faut non-seulement qu'elle y soit conduite par le mouvement de circulation, mais il semble qu'il faille de plus, qu'elle soit détournée de toute autre voye qui ne la conduisoit pas en ce même lieu. Car ne circuleroit-elle pas perpétuellement avec la masse des humeurs, & ne se trouveroit-elle pas toujours distribuée par la circulation même, dans toutes les parties du corps? Il n'y auroit toujours que celle qui suit le fil des humeurs que cette circulation conduit précisément à la partie où le dépôt a commencé, qui pourroit arriver justement à l'endroit de ce dépôt, mais il paroît que de cette maniere, jamais la dépuration des humeurs ne pourroit s'achever parfaitement. Faudroit-il donc alors supposer un méchanisme plus particulier, pour opérer si promptement & si complettement cette dépuration ? Nous ne pouvons cependant l'attribuer qu'à des circulations répétées ; il est vrai qu'il ne paroît pas qu'elles puissent la terminer totalement ; mais elles peuvent l'avancer d'abord avec tant de progrès, que ce qui reste ensuite de matiere vicieuse dispersée ne peut plus causer les mêmes désordres ; & en se déposant toujours de plus en plus, la dépuration parvient du moins à un tel dégré, que la nature peut l'achever facilement par différentes voyes. Cependant on ne peut disconvenir que la nature excitée par un hétérogêne n'agisse quelquefois par un méchanisme particulier & contraire aux loix générales de l'œconomie animale.

Une légere irritation dans une partie, détermine différemment le mouvement des esprits, occasionne des

Causes de cette direction dans les hémorrhagies.

mouvemens sympathiques & spasmodiques, comme nous le remarquons dans l'éternuement, dans le bâillement, dans les affections hystériques & hypochondriaques; mais il y en a de moins remarquables qui sont cependant de même genre, & qui causent dans l'ordre de la circulation & de la distribution des liquides des inégalités remarquables; d'où dépendent des effets particuliers & difficiles à expliquer; parce qu'ils ne sont pas conformes aux opérations ordinaires du méchanisme du corps; c'est pourquoi on les attribue souvent à différentes causes qui n'y ont aucune part. L'abondance du sang, par exemple, où la plénitude générale des vaisseaux paroît être toujours la cause des hémorrhagies qui arrivent inopinément ou irrégulierement, ou qui sont périodiques, du moins pendant un tems: On croit que c'est elle qui ouvre dans les vaisseaux de la matrice une issuë aux regles: Lorsque quelque empêchement s'y oppose, & lorsque des hémorrhagies de quelque autre partie suppléent régulierement à cette évacuation ordinaire; c'est toujours, à ce qu'on croit, cette plénitude générale qui force & qui rompt les vaisseaux qui fournissent l'hémorrhagie.

On sçait, il est vrai, que des irritations dans la matrice causent des mouvemens irréguliers connus sous le nom de vapeurs, que ces mouvemens déterminent le sang à se porter abondamment sur d'autres parties, qu'ordinairement il est poussé brusquement & en grande quantité dans les vaisseaux du visage; cependant quand il arrive alors une hémorrhagie par le nez ou par les yeux, on n'apperçoit pas la liaison qu'il y a entre cet effet, & une cause si remarquable & si immédiate. Or, si une cause aussi facile à saisir échappe à l'attention de la plûpart des Praticiens, comment pourront-ils distinguer les causes particulieres des autres hémorrhagies caussées par de pareilles irritations qui occasionnent des irrégularités dans l'ordre de la circulation, ou qui excitent dans quelques parties des contractions capables d'y arrêter le cours du sang, qui alors rompt quelques-uns des vaisseaux qui le retiennent?

Ces causes secrettes ne peuvent être connuës que par le concours de différentes connoissances qui nous les

On ne doit pas rapporter les hémorrhagies à l'abondance du sang.

décélent, & qui nous font rapporter les hémorrhagies à d'autres causes qu'à l'abondance du sang, même les hémorrhagies qui ne laissent appercevoir dans les parties où elles arrivent, d'autre désordre que la rupture des vaisseaux: On observe en effet que ce ne sont pas toujours les personnes où le sang abonde, qui sont les plus sujettes à ces hémorrhagies, puisque ceux qui sont d'un tempérament pituiteux en ont qui sont habituelles & excessives; les pituiteux mélancholiques, & les pituiteux bilieux y sont sur-tout fort exposés; les uns à cause de l'acrimonie ou *serum salsum*, les autres à cause de l'acrimonie de l'humeur bilieuse, qui cause des irritations & des contractions spasmodiques capables d'occasionner la rupture des vaisseaux, & la fluidité du sang concourt dans ces tempéramens, à rendre l'hémorrhagie plus abondante. C'est par la même raison aussi que les hémorrhagies sont très-fréquentes dans les maladies où la dissolution du sang est considérable: Ce n'est donc pas à l'abondance du sang ni à la plénitude simplement qu'on doit attribuer ces hémorrhagies; car elles sont toujours accompagnées de quelque dérangement particulier dans la circulation & dans la distribution de la masse du sang : En effet la plénitude ou l'abondance du sang ne suffit pas seule, tant que la circulation est libre & réguliere, pour causer une hémorrhagie ; il faut de plus qu'elle soit déterminée par un méchanisme particulier qui dérange l'ordre de la circulation & de la distribution du sang. Ainsi les ruptures des vaisseaux du cerveau, du poulmon, &c. qui arrivent sans causes apparentes, dépendent toujours de quelque disposition particuliere des vaisseaux ou de quelque irritation qui excite des mouvemens ou des contractions spasmodiques, insensibles, mais suffisantes, soit que le sang abonde ou non, pour occasionner la rupture des vaisseaux qui fournissent l'hémorrhagie. On doit donc être très-attentif à ce genre de causes pour prévenir de telles hémorrhagies dans ceux qui y sont sujets ; car il ne suffit pas alors de recourir simplement à la saignée pour diminuer l'abondance du sang, ou pour désemplir les vaisseaux. Il faut s'attacher à procurer l'excrétion des sucs qui peuvent entretenir quelque acrimonie dans la masse des humeurs.

Hémorrhagie par corrosion.

4°. La corrosion des vaisseaux est encore un genre de cause fort ordinaire des hémorrhagies ; mais parmi ces causes, les principales sont les suppurations des ulceres sanieux & des ulceres virulens, les congestions du sang & des autres humeurs, qui croupissent & se dépravent ; il naît de-là une acrimonie qui devient assez corrosive pour ronger les vaisseaux où ces humeurs séjournent, comme on le remarque assez fréquemment dans le scorbut. Les vaisseaux du cerveau sont exposés à cet accident, non-seulement les vaisseaux sanguins, qui comme on le sçait, sont très-sujets dans cette partie aux dilatations variqueuses & anevrismales ; mais encore plus les autres vaisseaux qui se trouvent engorgés de sucs séreux & âcres, parce que le tissu de ces derniers vaisseaux est si délicat & si mince, qu'une médiocre acrimonie les perce facilement, & cause des épanchemens d'humeurs séreuses qui sont la cause de la plûpart des apoplexies.

Effets de la saignée dans les apoplexies.

Ce sont principalement les apoplexies de ce dernier genre qui, lorsque l'épanchement n'est pas fort considérable, peuvent être dissipées par l'usage des émétiques, des sternutatoires & des purgatifs ; & comme ces apoplexies sont les plus ordinaires, la prudence veut qu'on ne s'arrête pas tant à faire de nombreuses saignées, mais que l'on recoure au plûtôt à ces remedes, qui dans les apoplexies sanguines mêmes où il n'y a pas beaucoup de sang extravasé, peuvent être utiles, surtout l'émétique, pour disperser l'épanchement qui comprime le corps calleux ; car on ne doit pas compter beaucoup sur les saignées pour procurer la résorbtion du sang, parce que ce remede, ainsi que nous l'avons déja remarqué plusieurs fois, ne cause pas dans les vaisseaux, comme on le croit, une déplétion qui puisse favoriser la rentrée du sang dans ces vaisseaux.

Utilité des autres évacuans.

Les sucs séreux peuvent, parce qu'ils sont plus fluides & moins grossiers que le sang, être repris par leurs vaisseaux. L'usage des forts purgatifs, qui par leur action excitent beaucoup celle de tous les genres de vaisseaux, & qui causent beaucoup de dimotion ou de mouvement dans les sucs qu'ils renferment, favorisent beaucoup aussi la résorbtion des sucs séreux qui sont épanchés. Ce sont donc les émétiques & les purgatifs qui doivent être notre principale ressource dans les apoplexies; & il est aisé de comprendre par les mêmes raisons qu'ils sont aussi les remedes les plus sûrs que nous puissions employer pour les prévenir, parce qu'ils sont les plus efficaces pour procurer la dimotion du sang & des autres sucs qui séjournent dans les vaisseaux du cerveau, & pour dégager ces vaisseaux; aussi l'expérience, excepté dans les inflammations de ce viscere, s'accorde-t-elle bien visiblement avec cette théorie, dans les cas où les fonctions de cette même partie sont lezées ou empêchées par la présence de quelque humeur, qu'on peut déplacer. On doit donc dans ceux où l'on soupçonne quelque disposition à l'apoplexie, espérer beaucoup plus de ces remedes, que des saignées de précautions auxquelles on a tant de confiance; car elles sont peu utiles pour prévenir les épanchemens séreux qui sont la cause la plus ordinaire des apoplexies; elles ne sont pas non plus d'une grande ressource contre

tre les ſtagnations du ſang dans les vaiſſeaux variqueux du cerveau, qui ſont les cauſes les plus ordinaires de l'apoplexie ſanguine. Dans ce cas, il y a deux choſes enſemble à enviſager; ſçavoir, les dilatations extrêmes des vaiſſeaux, & le croupiſſement du ſang dans ces vaiſſeaux dilatés. Ces dilatations ſont cachées: Nous les ignorons lorſqu'elles exiſtent: D'ailleurs elles ſont peu ſuſceptibles de remede. Le croupiſſement du ſang qu'elles occaſionnent, doit faire redouter dans ce fluide une dépravation capable d'altérer les tuniques des vaiſſeaux, une dépravation qui par conſéquent diſpoſe ces tuniques à ſe rompre. Tout ce qu'on peut faire, pour éviter autant qu'il eſt poſſible cette dépravation, c'eſt de remuer, déplacer, & renouveller le ſang qui croupit: Or la ſaignée eſt un remede inſuffiſant contre de pareilles ſtagnations; il faut ſecoüer, ébranler, exprimer, pour déplacer le ſang qui ſéjourne dans des vaiſſeaux dilatés & forcés, qui n'agiſſent plus par eux-mêmes: On peut donc ſatisfaire plus efficacement à ces indications par les émétiques, & par les ſter-

Uſage des émétiques & des ſternutatoires par précaution contre l'apoplexie.

nutatoires, que par la saignée.

Circonspection sur cet usage.

Nous devons remarquer cependant que l'action des émétiques & des sternutatoires, quoique très-efficace pour déplacer les sucs qui croupissent & qui se dépravent dans ces vaisseaux, doit être suspecte; car lorsque les vaisseaux sont déja fort disposés à se rompre, elle peut par les fortes secousses qu'elle cause, produire sur le champ la maladie qu'on veut prévenir. C'est ce qu'on a observé plusieurs fois, surtout dans les violens éternuemens: Ainsi l'usage de ces remedes exige beaucoup de circonspection. Cependant si on fait attention aux fréquens retardemens de circulation dans les veines du cerveau & de ses membranes, on comprendra assez que l'éternuement doit être très-utile pour hâter le cours du sang qui y séjourne, & pour prévenir, du moins en partie, les grandes dilatations variqueuses de ces veines.

Saignées de précaution contre l'apoplexie, celle du col seroit préférable.

Si l'on peut tirer quelques avantages des saignées de précaution, c'est surtout de celles du col, supposé qu'elles puissent procurer une dérivation dans les vaisseaux du cerveau & de ses membranes; car ce n'est pas pour désemplir ces vaisseaux qu'on doit recourir à la saignée; cette indication est imaginaire, c'est pour rendre le sang plus fluide, & déplacer, s'il est possible, celui qui séjourne dans les vaisseaux variqueux de cette partie; car quoiqu'on ne détruise point une pareille cause qui est très-fréquente, on peut en éloigner l'effet en déplaçant le sang, qui restant immobile dans ces vaisseaux variqueux, s'y déprave, corrode, ou altere les parois de ces mêmes vaisseaux.

Hémorrhagies dans les fiévres.

C'est encore assez ordinairement la corrosion des vaisseaux qui est la cause des hémorrhagies, & des épanchemens de sang qui arrivent dans les maladies où l'acrimonie des humeurs est excessive, & particulierement dans les fiévres colliquatives, dans les fiévres malignes, dans les fiévres pestilentielles, dans la petite vérole, dans le scorbut, &c. Ces hémorrhagies & ces épanchemens sont attribués par la plûpart des Praticiens à la rupture des vaisseaux causée par l'impétuosité du sang: Pour prévenir cet accident, ils ont recours à de nombreuses saignées, surtout lorsque la fiévre est considérable. Mais soit que ces hémorrhagies soient causées par corrosion, ou par irritation, ou par infiltration dans les dissolutions excessives du sang, en sorte que le sang s'échappe par la voye des sueurs, des urines, des crachats, &c. ils ne saisissent pas les vraies indications, en envisageant la raréfaction des humeurs & la plénitude des vaisseaux ; ils ne préviennent pas l'accident qu'ils redoutent, & comme nous le verrons dans la suite, ils s'opposent souvent à la guérison de la maladie, où cette multitude de saignées favorise d'autres accidens qui enlevent les malades. Ainsi, en suivant de fausses indications, l'art ne devient pas seulement inutile, mais alors il contribue ordinairement beaucoup aux événemens les plus funestes.

Usage de la saignée contre ces hémorrhagies.

Quoique la saignée ne soit pas un remede suffisant pour prévenir les hémorrhagies qui arrivent par corrosion, soit que cette corrosion dépende de l'acrimonie des matieres fournies par des suppurations, soit qu'elle arrive par l'acrimonie qui naît de la dépravation des sucs qui croupissent dans les vaisseaux, soit qu'elle dépende de l'acrimonie de quelques matieres ou de quelques humeurs vicieuses retenuës dans les voyes de la circulation, on doit cependant recourir à ce remede lorsque l'hémorrhagie est considérable; parce qu'elle peut l'arrêter, comme nous avons dit, par la foiblesse subite qu'elle cause dans l'action organique des arteres, & par le resserrement du vaisseau ouvert qu'elle occasionne en diminuant le volume du liquide: On doit appercevoir néanmoins qu'elle réussit beaucoup moins quand le sang est trop fluide ou fort dissout, & qu'alors on doit plus compter sur l'usage des astringens que sur les saignées qui augmentent encore la fluidité du sang.

Hémorrhagies par mauvaise disposition des solides.

5°. Dans les hémorrhagies qui sont occasionnées par un dérangement habituel dans le calibre des vaisseaux, qui forme un obstacle au cours du sang, les saignées ne peuvent avoir qu'une utilité passagere; parce qu'elles ne peuvent dissiper un dérangement habituel qui retrécit, ou dilate à l'excès le calibre d'un vaisseau, & qui retarde ou arrête la circulation. Ce ne peut donc être que dans le tems de l'hémorrhagie même que ce remede peut être de quelque secours.

Mais si le rétrécissement du calibre des vaisseaux dépendoit de l'engorgement des petits vaisseaux, & des fibres des parois des veines, ou des arteres capillaires, ou s'il arrive par l'inflammation des parois des troncs artériels ou veineux, comme on l'a observé plusieurs fois par l'ouverture des cadavres, la saignée peut alors dissiper radicalement ce dérangement. Mais comme une légere irritation dans ces parois peut faire naître un petit engorgement de cette espece, capable cependant d'occasionner la rupture d'un vaisseau, & une hémorrhagie considérable, telles que celles qui arrivent par le nez, sans cause apparente, la saignée réussit moins sûrement; parce que les froncemens de ces capillaires des membranes des vaisseaux produits par irritation, ne cedent pas facilement, comme nous le verrons dans la suite, aux saignées mêmes fort abondantes.

Comment les malades peuvent soutenir des hémorrhagies excessives.

On doit être surpris de la quantité énorme de sang qui s'échappe quelquefois dans les hémorrhagies, surtout par celles du nez, de la matrice, des hémorrhoïdes,&c. sans que de telles évacuations causent la mort. Car on a vû quelquefois 18 ou 20 livres de sang s'écouler en moins de deux jours, & même jusqu'à 40 livres dans l'espace de six ou sept jours : Mais dans ce cas, les malades n'évitent la mort que par la longueur du tems de l'évacuation qui se fait continuellement & lentement. Ce tems est suffisant, pour que les vaisseaux qui contiennent les sucs blancs puissent refournir, pendant l'évacuation, la masse des humeurs renfermée dans les vaisseaux sanguins ; en sorte que cette évacuation se partage dans le même tems à toute la masse générale des humeurs, & que la partie rouge ne sort que dans la proportion où elle se trouve avec les sucs qui remplacent continuellement ceux qui s'échappent pendant l'hémorrhagie, & qui se mêlent avec le sang : De cette maniere, celui-ci ne peut jamais être épuisé par l'évacuation, tant que la masse des humeurs peut y contribuer suffisamment & assez promptement : Or, cette masse générale des humeurs est si considérable, comme nous l'avons remarqué, qu'elle peut alors suffire pour ces grandes pertes, & pour soutenir la vie des malades qui les supportent.

Maniere de faire des saignées très-grandes sans exposer la vie des malades.

Ces observations méritent beaucoup d'attention, parce qu'elles peuvent nous encourager à répandre avec profusion le sang dans les cas où l'on est absolument obligé, pour sauver la vie aux malades, de multiplier prodigieusement les saignées, ayant seulement égard d'y employer le tems qui convient, pour que ces malades puissent les supporter. Peut-être que si on laissoit couler modérément le sang, comme dans les hémorrhagies dont on vient de parler, qui durent pendant plusieurs jours, on pourroit tirer sans danger beaucoup plus de sang, & beaucoup plus promptement que dans les saignées où il sort rapidement, & qu'on répete fréquemment. Il faudroit faire pour cet effet, une grande ouverture à la veine, afin de continuer la saignée autant qu'on voudroit par cette même ouverture, en ôtant la ligature pour la placer sur la partie de la veine qui apporte le sang à l'ouverture, & on la serreroit autant qu'il conviendroit pour modérer la sortie du sang, de maniere qu'il n'en sortit qu'environ trois ou quatre palettes en une heure; ainsi on pourroit tirer douze ou quinze livres de sang en vingt-quatre heures; ce qui est possible, puisqu'on a vû des hémorrhagies en fournir jusqu'à vingt livres en trente-six heures. Cette quantité de sang qu'on tireroit en vingt-quatre heures, si la nécessité l'exigeoit absolument, seroit égale à plus de vingt saignées. Or, un malade ne pourroit pas, à beaucoup près supporter une telle quantité de saignées en si peu de tems. Ainsi on pourroit dans un cas fort pressant, tirer de cette maniere en moins de tems, beaucoup plus de sang que par les saignées ordinaires répétées fréquemment. Un jeune homme avoit une squinancie fort pressante; on ne pouvoit pas lui faire de grandes saignées, parce qu'il tomboit en défaillance: J'eus recours à cette méthode à deux ou trois reprises, & en moins de six heures, je dissipai entierement la maladie.

CHAPITRE IX.

DES INDICATIONS qu'on peut tirer de l'Inspection du Sang, pour l'usage de la Saignée.

Infidélité de l'inspection du sang.

L'INSPECTION du sang a toujours parû un moyen fort équivoque pour découvrir les bonnes ou mauvaises qualités des humeurs, & encore plus pour en tirer des indications dans la pratique. Souvent, dit *Baillou*, on tire des veines de personnes saines un sang qui paroît fort mauvais & fort impur, tandis qu'il y en a qui paroît très bon qu'on a tiré à des malades, qui quelquefois ont intérieurement des parties fort endommagées.

Le peu de connoissance que les Anciens ont eû de la nature de nos humeurs, & du rapport que leurs qualités sensibles ont avec le jeu des solides, ne les mettoit pas à beaucoup près à portée de tirer au simple aspect du sang, des conséquences bien justes sur l'état du malade; il suffisoit que le sang leur parût sous une couleur obscure ou différente de sa couleur rouge ordinaire, pour qu'ils le crussent vicié, ou corrompu, ou chargé d'impuretés. *Si crapus & niger est, vitiosus est, si rubet & pellucet integer est.* Cels. lib. II. cap. 10. L'expérience seule a dû faire appercevoir la fausseté de cette regle; car il y a certains tempéramens qui s'accordent avec une bonne santé, où le sang n'a pas cette belle couleur rouge, ni cette consistance peu grossiere qui paroissent si favorables. Les mélancholiques ont le sang épais & d'un rouge brun; ceux qui sont d'un tempérament pituiteux mélancholique, fournissent ordinairement un sang qui se couvre d'une matiere gluante & blanchâtre; cependant ces qualités ne doivent point être suspectes. Nous avons moins aussi à nous défier d'un sang dont le coagulum est fort lié, & même fort coëneux, que d'un sang bien rouge qui se coagule difficilement; car celui-ci est ordinairement infecté d'un âcre dissolvant & très-pernicieux, qui nous doit faire soupçonner de la corruption dans les humeurs, & nous faire redouter du désordre dans les solides. Aussi a-t'on observé que plus le sang est délié & d'un rouge vif & éclatant, plus il se corrompt promptement.* *Wepfer* a remarqué que cette dissolution putride va quelquefois si loin dans certaines fiévres, que le sang ne se coagule point après la mort, particulierement dans certaines petites véroles.**

L'impureté du sang ne se découvre pas par l'inspection du sang.

C'est avoir une idée trop grossiere de l'impureté des humeurs, que d'en juger par la couleur sale & par la consistance épaisse du sang. Ce n'est pas dans la partie rouge des humeurs où résident les matieres vicieuses dont elles sont infectées. Le sang proprement dit est formé de globules grossieres délayées & continuellement lavées par la partie séreuse; ce seroit donc dans ce véhicule que nous devrions chercher à voir ces impuretés, si elles étoient visibles; mais ce qu'il y a de plus impur & de plus nui-

* *In malignis temporum constitutionibus præsertim cum febribus ασποδεις vexant, & ægri uruntur sæpissimè detrahitur sanguis laudabilis magno ægrorum & virium detrimento.* Ball. Epid. lib. 1. p. 8.

** *Wepfer in historia apoplect. 16. in Schol.*

sible dans nos humeurs, est ordinairement ce qui y est le plus subtil & le plus imperceptible; aussi ne doit-on point se proposer de découvrir ces impuretés, ni aucun hétérogêne morbifique par l'inspection du sang.

Fausse idée de putréfaction par l'inspection du sang.

On doit penser la même chose de la putréfaction du sang; car ces glaires sales & blanchâtres dont il se couvre ne marquent point cette putréfaction qu'on croit découvrir par ces qualités; * elles marquent la matiere du sang & de la lymphe dont les molécules ont perdu leur forme ou figure, & paroît sous une forme & sous une couleur qui la déguisent, & la font méconnoître; elle paroît comme une glaire purulente qu'on croit réduire à cet état par la pourriture, tandis que cette substance n'a d'autre défaut que celui d'avoir des molécules qui changent de figure.

I.

Précautions pour l'inspection du sang.

L'inspection du sang demande d'ail-

* *Observatione dignum est Fernelium existimare sanguinis albidinem esse testem redundantis pituitæ: Nos initium putredinis putamus.* Ballon. Epid. lib. 1. p. 15.

leurs bien des précautions, pour ne se pas méprendre très-souvent dans les inductions qu'elle suggere; parce qu'il y a tant d'accidens ou tant de circonstances qui peuvent changer la couleur & la consistance du sang tiré par une saignée, qu'il faut y être fort attentif pour ne pas juger sur de fausses apparences.

Le vase qui reçoit le sang, la maniere dont ce liquide est sorti, le tems qu'il y a qu'il est tiré, la disposition de l'air lors de sa sortie, le froid ou le chaud que la personne a supporté pendant la saignée, le tems d'exacerbation ou de rémission de la maladie, l'âge, le tempérament, l'état du pouls du malade, le transport ou le remuement du sang, le lieu où il est placé après la saignée; tout cela peut y apporter divers changemens considérables.

Par rapport au vase.

Si on tire du sang dans un vase plat & fort large, il s'y trouvera fort étendu, la froideur de l'air qui le pénétrera, & celle du vase le coaguleront promptement, & avant que l'humeur glaireuse, s'il y en a, puisse s'en séparer, & s'élever au-dessus sous la forme d'une huile fort fluide, qui en perdant sa chaleur, doit le couvrir d'une coëne blanchâtre plus ou moins épaisse, & plus ou moins ferme : Ainsi lorsque cette séparation ne se fait pas, quand il y a une dissolution glaireuse dans le sang, on ne l'appercevra pas, ou fort peu pendant la saignée par cette huile fluide, & ensuite par cette coëne qui ne paroîtront point, ou qu'en petite quantité.

Si l'air est fort froid, que la personne saignée s'en soit ressentie assez pour retarder la sortie du sang, ou si le sang est sorti par une petite ouverture, ou s'il a coulé fort lentement, il aura été presque coagulé avant que d'être arrivé dans le vase ; ainsi quand ce vase seroit profond, & que le sang y seroit fort rassemblé, la coagulation empêcheroit toujours la séparation de cette huile glaireuse, qui restant confondue & coagulée avec le sang, attache fortement ses molécules les unes aux autres, enferme exactement les interstices, & y emprisonne la sérosité, de façon qu'elle ne pourra se séparer : Alors le sang paroîtra d'un rouge clair & privé de véhicule.

Par rapport au froid.

Si l'on tire du sang d'un vieillard,

Par rapport à l'âge & aux tempéramens.

d'un bilieux, d'un pituiteux, d'une personne affligée de maladie chronique ou de fiévre colliquative, on trouvera beaucoup de sérosité, si rien n'a empêché sa séparation; mais on n'en connoîtra pas exactement la raison, si on n'est pas déja instruit de l'âge, du tempérament du malade, & de la nature de la maladie.

Par rapport au tems après la *saignée*.

Si on examine le sang peu de tems après qu'il est tiré, sa sérosité ne sera pas encore séparée; si au contraire on l'examine trop longtems après la saignée, & que la dissolution putride commence à s'en emparer, la sérosité paroîtra fort abondante, on ne connoîtra ni dans l'un ni dans l'autre cas la véritable quantité du véhicule du sang.

Par rapport à la maladie.

Si on saigne dans une inflammation, dans une grande fiévre continuë & simple, dans des affections rhumatismales & catharrales, dans une cachéxie glutineuse, dans la plûpart des fiévres lentes non putrides, dans les femmes grosses, même dans les hidropiques, on trouve le sang couvert d'une glaire qui a plus ou moins de consistance, & dont on ne peut tirer d'indications sans être instruit d'ailleurs de l'état du malade & de la nature de la maladie.

Par rapport à d'autres circonstances.

Si on transporte le sang après que la sérosité en est séparée, cette sérosité pourra, étant rémuée, délayer un peu du coagulum du sang, & prendre une couleur rouge, qui empêchera de juger des qualités de cette même sérosité par sa couleur propre.

Si on expose le sang au soleil, la sérosité se dissipera, la surface de ce sang deviendra noire; ainsi on ne pourra juger ni de la quantité de la sérosité, ni des qualités du sang.

Le sang qui sort avec impétuosité, & qui tombe de haut dans les palettes, mousse beaucoup, ce qui fait croire qu'il est subtil, bilieux & fort échauffé, au lieu que si on recommence la saignée peu de tems après, que le sang vienne lentement, & qu'il ne tombe pas de haut dans les palettes, il passera alors pour grossier, lourd & épais.

Si l'on examine le sang d'une même saignée distribué dans différentes palettes où il n'aura pas coulé avec la même vîtesse, sa couleur sera différente dans ces palettes, on croira qu'il différe aussi par ses qualités, &

on est attentif à remarquer si celui qui paroît mauvais est sorti le premier ou le dernier. S'il est sorti le premier, on croit avoir tiré le reste du mauvais sang; si au contraire il est sorti le dernier, on croit que le mauvais sang ne commençoit à s'évacuer qu'à la fin de la saignée; c'est pour faire de telles observations qu'on est si exact à marquer les palettes selon l'ordre dans lequel elles ont été remplies; cette précaution ridicule ne sert qu'à séduire ceux qui jugent sans discernement sur des apparences qui dépendent de circonstances étrangeres au malade, à la maladie, & aux qualités du sang. Pour mieux décider, il faut juger du sang, non-seulement d'une palette, mais de toute la saignée, par celui qui se trouve dans quelqu'une de ces palettes, où l'on doit s'appercevoir que les circonstances y ont apporté le moins de changement.

II.

Le sang couvert d'humeur glaireuse faussement attribué à la pourriture.

Le sang couvert de beaucoup d'humeurs glaireuses qui forment une coëne en se refroidissant, étoit accusé de pourriture par les Anciens: C'étoit par cette coëne qu'ils distinguoient les fiévres continues qu'ils appelloient putrides, des autres genres de fiévres : En sorte que, trompés par la ténacité & par la couleur sale & blanchâtre d'un sang enflammé, c'est-à-dire, fort agité par l'action violente des vaisseaux, ils ont pris, pour fiévre putride, la fiévre la plus simple, & la plus opposée à celle qui est véritablement putride ; ce qui rend leur doctrine sur les fiévres très-obscure, & très-infidele. Cependant lorsqu'on reconnoît la cause de leur méprise, on peut interprêter leur langage, & l'assujettir à des idées plus justes & plus vraies. Mais toujours est-il vrai que cette erreur rend leur théorie doublement défectueuse ; car ayant pris pour fiévres putrides celles qui ne le sont pas, ils n'ont eû aucune idée de celles qui le sont véritablement : En effet, avec quelle obscurité ne s'expriment-ils pas, lorsque dans les fiévres suspectes de malignité, ils disent qu'on peut recourir plus sûrement à la saignée, *si la pourriture l'emporte sur la malignité* ? Or, un tel langage peut-il se concilier avec la vérité, qui est, comme nous l'avons prouvé en divers endroits, que plus la putréfaction est complette, plus la malignité est grande ? Il est aisé de s'appercevoir par-là que la doctrine des Anciens sur la nature des fiévres doit être non-seulement peu instructive, mais d'ailleurs très-fausse. Néanmoins nous ne devons pas penser de même de leurs observations sur les signes, sur les accidens, sur les complications, & sur la cure de ces maladies. Mais ces observations doivent être appréciées avec attention : Car il est certain que n'ayant pas connu la nature ou la cause formelle de ces différentes fiévres, ils n'ont pas pû tirer d'indications claires & exactes pour se conduire avec connoissance dans le traitement de ce genre de maladies ; ils n'ont pû avoir d'autre guide que l'expérience acquise par la pratique, & sur laquelle on ne peut, à cause de l'obscurité qui en est inséparable, établir que des préceptes vagues, obscurs & infideles.

Humeur glaireuse prise faussement pour la pituite.

Lorsque l'humeur glaireuse qui s'éleve sur le sang, prend peu de consistance, quand elle est refroidie, & qu'elle reste sous la forme d'une matiere molle & gluante, les Anciens la regardoient comme une pituite cruë

& glutineuse ; parce qu'ils plaçoient sous le genre de pituite toutes les humeurs de la masse du sang qui n'avoient pas la couleur jaune de la bile, ou la couleur rouge du sang, ou la couleur noire qu'ils attribuoient à la mélancholie. Ainsi cette humeur glaireuse qui paroissoit sur le sang, & qui est de la nature & de la substance de la lymphe, les induisoit encore en erreur dans les jugemens qu'ils portoient sur les maladies où l'on tiroit un sang fort chargé de cette espece d'humeur glaireuse.

Sang coëneux pris faussement pour sang coagulé.

L'humeur glaireuse qui s'épaissit & s'endurcit beaucoup sur le sang, comme dans la pleurésie & dans les autres inflammations du sang, a été regardée par les Modernes comme un indice d'une coagulation ou d'un épaississement considérable du sang & des humeurs, qui a parû être la cause des maladies inflammatoires. C'est sur cette cause prétendue qu'on a établi la nécessité de multiplier beaucoup les saignées dans ces maladies, afin de diminuer le volume du sang, qui par son épaisseur s'embarrasse, s'arrête dans les vaisseaux capillaires, & y intercepte la circulation. Cependant on a dû remarquer que les inflammations ſe forment avant que cette glaire épaiſſe paroiſſe ; car on n'en trouve point ſur le ſang dans les ſaignées que l'on fait ; lorſque ces maladies commencent à ſe déclarer : Ce n'eſt donc pas l'épaiſſiſſement qu'on y obſerve enſuite, qui a donné naiſſance à la maladie : Mais il n'eſt pas moins facile de reconnoître que cet épaiſſiſſement n'exiſte point dans les vaiſſeaux, qu'il n'arrive qu'après la ſaignée, par le repos & par le refroidiſſement de l'humeur glaireuſe, & que cette humeur eſt au contraire, lorſqu'elle ſort des vaiſſeaux dans un état tout oppoſé, c'eſt-à-dire, dans un état de diſſolution ; puiſque dans le tems de la ſaignée, & immédiatement après, elle ſe raſſemble ſur le ſang ſous la forme d'une huile très-fluide & plus légere que le ſang ; ce qu'on ne remarque point dans le commencement de l'inflammation, lorſqu'elle n'eſt point encore parvenue à cet état de diſſolution ; ainſi bien loin qu'une telle humeur marque un épaiſſiſſement dans la maſſe du ſang, elle oblige au contraire à y reconnoître une plus grande fluidité. Les indica-

Sang coëneux eſt une marque de diſſolution glaireuſe.

tions qu'on tire de ce prétendu épaississement n'ont donc aucune réalité.

Sang fort coëneux est produit par inflammation.

Le seul cas, je crois, où l'on puisse découvrir exactement à l'inspection du sang la nature & l'état de la maladie de la personne saignée, est lorsqu'il se couvre d'une coëne fort dure, fort épaisse & fort coriasse; car alors il est presque toujours vrai qu'il est dans un état d'inflammation considérable, soit que cette inflammation réside dans les vaisseaux sanguins d'une seule partie, ou généralement dans ceux de toutes les parties. * Ce dernier cas se trouve précisément dans les fiévres simples & fort violentes, qu'on appelle vulgairement fiévres putrides, à cause du changement total de couleur qui s'observe à la surface du sang. Le premier cas se rapporte à toutes les inflammations particulieres de quelque partie du corps: Mais comme ces inflammations sont presque toujours accompagnées d'une grande fiévre, l'inflammation du sang doit aussi alors être regardée comme générale, & l'humeur glaireuse qui forme la coëne n'est pas pro-

* *Guilielminus de sanguinis naturâ*, §. 19.

duite ſimplement par l'inflammation particuliere, mais auſſi par l'inflammation générale, c'eſt-à-dire, par la fiévre.

Plus il eſt coëneux, plus il y a d'inflammation.

Plus la coëne qui couvre le ſang eſt épaiſſe & dure, plus elle marque la violence de l'inflammation, & l'on peut craindre alors qu'une portion de l'humeur glaireuſe ne ſe raſſemble, ne s'arrête dans quelque gros vaiſſeau, & n'y forme des concrétions polypeuſes qui arrêtent la circulation du ſang, & faſſent périr le malade. On a quelquefois découvert après la mort, de pareilles concrétions dans les ſinus du cerveau, dans les veines & arteres pulmonaires, & ailleurs. Quoique ces funeſtes effets ſoient fort rares, on doit s'attacher à les prévenir par le ſecours de la ſaignée, qui en diminuant la quantité de cette humeur par l'évacuation, & en augmentant la partie ſéreuſe de la maſſe du ſang qui détrempe cette humeur, la rend moins ſuſceptible de concrétion. Je dis que cet accident eſt fort rare; car nous voyons une multitude de malades qui ſupportent pendant pluſieurs ſemaines des fiévres violentes, & très-capables par conſéquent d'occaſionner de de pareilles concrétions, si elles se formoient facilement, & qui guérissent parfaitement de ces fiévres. Ainsi il paroît que la fiévre même la plus violente ne les produit point par elle-même, & qu'il est nécessaire que quelque cause particuliere y contribuë ; aussi apperçoit-on que c'est dans les fiévres accompagnées d'une inflammation ou d'un engorgement particulier de quelque viscere, surtout du poulmon, ou du cerveau qu'elles arrivent, & non dans une fiévre simple. Nous examinerons ce point plus particulierement dans la suite.

Les concrétions polypeuses n'arrivent que par l'interception de la circulation.

Le sang coëneux, peu fourni de sérosité, indique la saignée, surtout dans les inflammations particulieres, pour rendre le sang plus fluide, pour délayer l'humeur glaireuse, pour arrêter les progrès de l'embarras de la circulation, pour modérer l'inflammation, pour la dissiper, s'il est possible, ou pour prévenir du moins l'abscès, si elle parcourt tous ses tems. Plusieurs Praticiens recommandent de continuer les saignées jusqu'au changement de couleur du sang ; mais ce précepte est mal conçû ; car on ne parviendroit

Le sang fort coëneux & peu séreux dans les inflammations, indique la saignée.

Le sang coëneux dans les fiévres simples indique moins de saignées que dans les inflammations.

jamais à épuiser l'humeur glaireuse dans les premiers tems, ni dans la vigueur de l'inflammation; en effet ce n'est que sur le déclin qu'elle peut disparoître en se convertissant en humeur purulente, & en se confondant alors avec la partie séreuse de la masse du sang. Ainsi avant ce changement qui doit arriver naturellement, on épuiseroit plûtôt tout le sang des malades, que de l'obtenir par le moyen de la saignée: Si on a crû y avoir réussi par cette voye, c'est qu'on a attribué à la saignée un effet que la nature seule peut opérer. L'indication qui se présente ici pour la saignée se borne donc à diminuer la quantité du sang & de l'humeur glaireuse, & à augmenter la partie séreuse; ainsi lorsque cette partie est devenuë assez abondante, on a satisfait à l'intention qu'on a dû se proposer, soit dans une inflammation particuliere qui parcourt ses tems, & où il n'y a point d'accidens, qui en leur particulier exigent la saignée, soit dans une fiévre simple continuë, où l'humeur glaireuse étoit fort abondante, où elle formoit une coëne fort épaisse & fort dure, & où la masse du sang parois-

Fausse idée des Anciens, sur la saignée continuée jusqu'au changement de couleur du sang.

ſoit fort peu fournie de partie ſéreuſe. Mais cette privation de partie ſéreuſe eſt moins ordinaire dans les fiévres continuës ſimples, que dans celles qui ſont accompagnées de quelque inflammation particuliere dans une partie : C'eſt pourquoi on peut dans ces fiévres être beaucoup plus retenu ſur l'uſage de la ſaignée : On y a d'ailleurs beaucoup moins d'avantages à obtenir, & beaucoup moins de dangers à éviter par le ſecours de ce remede.

Nous devons avertir que ſouvent la coëne que forme l'humeur glaireuſe ne ſe manifeſte pas par ſa couleur blanchâtre ordinaire ; elle ſe cache, pour ainſi-dire, ſous la propre couleur du ſang, parce qu'il y a eû pendant la ſaignée quelques circonſtances qui n'ont pas permis à la partie rouge du ſang de ſe dégager entierement de l'humeur qui forme cette coëne : Alors la ſurface du coagulum a une couleur rouge vermeille très-peu foncée, & on ne peut reconnoître cette coëne, ſon épaiſſeur, & ſa ſolidité, qu'en diviſant la ſurface du coagulum ; ainſi toutes les fois qu'elle ne paroît pas dans une fiévre ou dans une inflam-

L'humeur glaireuſe mêlée de ſang forme une coëne rouge.

mation, on doit diviser cette surface; pour s'assurer si elle est coëneuse, & si la coëne a beaucoup d'épaisseur & de consistance.

III.

Humeur glaireuse qui ne se durcit pas en se figeant sur le sang.

Lorsque l'humeur glaireuse qui couvre le sang, prend peu de consistance, qu'elle reste fort molle, comme dans les affections catharrales ou rhumatismales, & dans les fausses pleurésies ou fluxions de poitrine, & qu'elle est en grande quantité, elle indique moins la saignée que celle qui forme une coëne fort dure; car l'expérience s'est déclarée contre l'usage de ce remede, du moins dans les Pays & dans les tems où l'on ne s'est pas laissé prévenir en faveur des saignées excessives; mais on a ajouté à l'expérience quelques raisons qui affoiblissent l'autorité de l'expérience même, surtout dans un cas comme celui-ci, où l'expérience a contre elle une diversité de succès qui la rend très-équivoque. Les différentes méthodes des Praticiens présentent toutes la même inconstance dans les événemens; or, dans cette confusion, que peut-on décider par l'expérience?

Ordinaire aux maladies catharrales & fluxions de poitrine.

Si elle indique la saignée.

D'ailleurs les raisons qu'on oppose ne sont fondées que sur un faux principe qui doit les faire rejetter. Tous ceux qui suivent la doctrine des Anciens, croyent que cette glaire n'est qu'une pituite crüe & gélatineuse fournie par son chyle trop mucilagineux, qui est produit par des digestions imparfaites ou par la débilité des vaisseaux.

On l'a crue de nature glutineuse.

Cette doctrine qui a été relevée par M. Boerrhaave * paroît de plus confirmée par le sçavoir de ce célebre Professeur; cependant il est très-facile de ne s'y pas tromper, & de s'assurer jusqu'à quel point le vrai & le faux peuvent être réunis dans cette théorie; car la pituite glutineuse a des caracteres qui la désignent parfaitement, elle tient des huiles mucilagineuses & gélatineuses: Ainsi elle se dissoud dans l'eau chaude, ce que ne font pas les sucs albumineux & muqueux, & entre ceux-ci, les premiers se corrompent facilement, & les derniers sont peu sujets à cette dépravation; ainsi on peut par ces différentes dispositions, reconnoître sûrement ces différens sucs par des ex-

Comment on peut en juger.

* Aphorism. 867, 868, 869.

périences très-faciles : Or j'ai remarqué que cette humeur glaireuse & molle qui se rassemble sur le sang dans les maladies aigues, est véritablement de la nature des sucs albumineux, c'est-à-dire, de la nature de la substance du sang & de la lymphe.

Cette humeur glaireuse est albumineuse.

Il n'est pas douteux qu'il n'y ait des personnes, qui, par leur tempérament où le jeu des arteres est trop débile, sont livrées à une espece de cachéxie habituelle, qui est tout ensemble glaireuse & glutineuse : Alors l'humeur glaireuse qui se rassemble sur le sang qu'on leur tire, même dans l'état de santé, doit tenir beaucoup de l'humeur glutineuse ; c'est-à-dire, des sucs gélatineux qui sont fort glutineux ; & qui dans cet état, dominent dans la masse du sang : Mais c'est toujours dans ce cas même l'humeur glaireuse, qui étant peu propre à prendre ou à conserver la forme du sang, fournit le fond de cette matiere qui se rassemble sur le sang ; car la pituite glutineuse, les sucs gélatineux & mucilagineux ne se séparent point par eux-mêmes de la sérosité du sang ; ces sucs ne s'en séparent qu'autant qu'ils peuvent être en-

Cas où elle peut être en partie glutineuse.

traînés & engagés par l'humeur glaireuſe, & qu'ils peuvent ſe réunir, ſe figer avec elle, & contribuer à former cette matiere qui couvre le ſang: Mais il eſt aiſé en maniant cette même matiere avec les doigts, de reconnoître leſquels de ces ſucs dominent davantage; car les ſucs gélatineux ſe fondent & ſe ſéparent de l'humeur glaireuſe, par la chaleur des doigts.

Elle eſt peu glutineuſe dans les maladies aigues.

Dans les maladies aigues où la matiere glaireuſe abonde, la pituite glutineuſe y a ordinairement très-peu de part; parce que cette matiere eſt toujours le produit de la maladie, c'eſt-à-dire, du jeu des arteres, qui alors détruit la forme des molécules du ſang, & quelquefois à un tel dégré, que la maſſe du ſang ſe trouve très-peu fournie de partie rouge: On s'apperçoit même du progrès de la deſtruction de cette partie, à meſure que la maladie augmente; car dans les ſaignées que l'on fait les premiers jours de la maladie, on tire beaucoup plus de ſang, & beaucoup moins d'humeur glaireuſe que dans celles qui ſe font lorſque la maladie eſt arrivée à ſon plus haut dégré; on reconnoît auſſi que plus l'humeur glaireuſe aug-

Elle paroît être formée du moins en partie de la ſubſtance du ſang réduite en glaire.

mente, plus la quantité du sang diminuë, & que ce changement augmente à mesure que la maladie fait du progrès. Il paroît donc que cette humeur glaireuse est formée de la propre substance du sang, dont la forme, & le volume de ses molécules d'où dépend sa couleur rouge est détruite par l'action des vaisseaux, qui déploye & réduit en glaire la substance des molécules de ce liquide, & qui change aussi tellement l'état des autres qu'elle ne défait pas entierement, qu'elles perdent leur couleur vermeille; en sorte que le sang qui reste est d'un rouge brun fort obscur, même lorsqu'il est mêlé avec l'humeur glaireuse; comme on le remarque lorsqu'il sort par la saignée. De-là vient que dans les engorgemens qui se font en pareil cas dans les poulmons ou dans d'autres visceres, les vaisseaux se trouvent après la mort ordinairement remplis de sang noirâtre & fluide, qui fait croire que la gangrene s'est emparée de la partie engorgée. D'autres fois, l'humeur glaireuse se sépare & se trouve rassemblée & figée dans les vaisseaux, & paroît sous la forme d'une matiere glutineuse, cruë &

Engorgemens d'humeur glaireuse.

épaisse; ce qui a fait penser que cette humeur s'est arrêtée dans la partie engorgée, par sa grossiereté & sa viscosité.

C'est dans cette idée qu'on a crû que la saignée ne convient pas dans les maladies où cette humeur glaireuse & molle abonde; parce qu'étant regardée comme une humeur lente & cruë, la saignée sembloit devoir l'éloigner encore davantage du dégré de coction qui pouvoit seule la tirer de cet état de crudité, de grossiereté & de viscosité.* Voilà donc les raisons qui rendoient ici la saignée fort suspecte, & d'autant plus suspecte, que l'expérience paroissoit aussi ne pas autoriser l'usage de ce remede; ainsi cette expérience obscure appuyée de fausses raisons, devient par-là encore plus équivoque.

Fausse idée sur la grossiereté & crudité de l'humeur glaireuse.

D'où elle paroît s'opposer à la saignée.

Dans ce cas, il sembloit que la grossiereté & la glutinosité de cette humeur indiquoit l'usage des remedes atténuans; mais, comme le remarque l'illustre M. Boerhaave, ** le succès de ces remedes n'a pas répondu aux vûes qu'on s'étoit proposées; on s'est apperçû au contraire qu'ils étoient fort nuisibles. Si on

Cette prétendue grossiereté sembloit indiquer les remedes atténuans.

* Boer. Aph. 869. ** Aph. 870.

avoit examiné plus exactement l'état, & les qualités de l'humeur qu'on veut rendre plus fluide, on auroit apperçû que l'indication qu'elle paroissoit présenter, est au moins aussi chimérique, que l'usage de ces remedes est pernicieux. N'est-il pas étonnant en effet qu'on se soit laissé tromper par la consistance que cette humeur acquiert, en se refroidissant & en se figeant; lorsqu'on pouvoit remarquer dans le moment qu'elle sort par la saignée, que son état dans les vaisseaux est entierement opposé à celui dans lequel on la voit, lorsqu'elle est refroidie & coagulée; car loin d'avoir cette consistance épaisse & visqueuse, c'est une humeur extrêmement fluide, c'est le sang même tombé en dissolution. Il n'y a donc ici ni vraie crudité, ni épaississement à combattre.

Loin d'être grossiere, elle est fluide à l'excès.

Quoique l'humeur glaireuse considérée en elle-même, ne puisse pas être taxée de crudité, puisqu'elle est la matiere même du sang parvenu au dégré d'élaboration nécessaire pour former les molécules de ce liquide; on peut cependant, en l'envisageant sous la forme qu'elle reçoit par la maladie, la regarder relativement à cette mala-

Comment on peut regarder l'humeur glaireuse comme crue.

die, comme susceptible d'un dégré de coction; c'est-à-dire, d'une coction qui la convertisse en humeur purulente; ce qu'elle ne peut acquerir que par la maladie même, & ce qui est avantageux pour la guérison du malade; mais moins cette humeur glaireuse qui se rassemble sur le sang après la saignée, prend de consistance en se refroidissant & en se figeant, plus elle elle est éloignée de ce dégré de coction: Les dispositions nécessaires pour l'acquerir sont peu favorables de la part de la maladie; ces dispositions désavantageuses sont ordinairement un pouls qui, quoique fréquent, est trop mol & trop foible pour exciter la chaleur qui peut opérer une telle coction; & plus alors l'humeur glaireuse est abondante, plus l'action des arteres reste débile; parce qu'une grande partie du sang qui pouvoit la rendre ferme & vigoureuse, est détruite, & que cette humeur qui coule à la place du sang dans les fibres qui exécutent cette action organique, est trop déliée & trop fluide, pour que ces fibres puissent convenablement satisfaire à leur fonction.

Coction qu'elle doit acquerir.

Dispositions désavantageuses à cette coction.

C'est en ce sens qu'on peut en

Ces dispositions s'opposent à la saignée.

pareil cas regarder l'uſage de la ſaignée comme fort déſavantageux, parce que ce remede ne peut qu'augmenter ces diſpoſitions qui s'oppoſent à la coction qu'on voudroit obtenir, je veux dire, à cette coction qui peut convertir l'humeur glaireuſe en une humeur qui s'allie & s'uniſſe facilement aux ſubſtances âcres & irritantes qui cauſent la maladie, & avec les ſucs excrémenteux, & qui puiſſe être reçue & expulſée avec eux par toutes les voyes excrétoires; au lieu que tant qu'elle reſte ſous la forme d'humeur glaireuſe, ces voyes lui ſont entierement fermées, elle n'eſt aucunement capable d'excrétion; c'eſt pourquoi les Praticiens méthodiques la regardent comme dans un état de crudité qui la rend inacceſſible à tous les évacuans: Ce ſeroit en effet aller contre toutes les regles les plus inviolables de l'art, que d'en tenter aucun préciſément pour évacuer ce genre d'humeurs: De-là vient que quand l'humeur glaireuſe ne peut parvenir au dégré de coction qui la rend ſuſceptible d'évacuation, la cure de la maladie eſt fort difficile.

Cas où les évacuans peu-

Quoique cette humeur ne puiſſe

point être enlevée par les évacuans, ces remedes sont cependant quelquefois fort utiles, comme nous le remarquons dans les fluxions de poitrine qui arrivent dans l'Hyver par le défaut de transpiration, & où les humeurs se trouvent chargées de sucs excrémenteux; car c'est l'évacuation de ces sucs, & non de l'humeur glaireuse qu'on doit avoir en vûe, lorsqu'on se propose de provoquer les sécrétions.

vent être utiles.

Elevé dans un Pays où l'on est excessivement prévenu en faveur de la saignée, & où l'on répand le sang à peu près avec la même profusion dans les fiévres catarrhales & dans la fausse pleurésie, que dans les vrayes inflammations, je me suis livré imprudemment dans la premiere Edition de cet Ouvrage à quelques raisonnemens qui sembloient appuyer une pratique entretenue par un usage établi & soutenu par l'expérience des Praticiens de la plus haute réputation, qui le suivent constamment; mais je serai plus en garde conrre cette prétendue expérience, qui est d'autant plus séduisante & dangereuse, qu'elle paroît être le fruit des travaux d'une multitude de Médecins les plus

Préventions pour la saignée dans la dissolution glaireuse.

consommés dans la Pratique, & qui se copient les uns les autres. J'étois comme eux assujetti à cette imitation aveugle qui perpétue les fausses pratiques. Mais enfin on peut appercevoir les dangers d'une conduite si peu raisonnable, & si éloignée de celle des vrais Médecins, qui ne connoissent d'autre méthode que celle qu'ils ont étudiée dans les Ouvrages des plus grands Maîtres, qui s'assurent par eux-mêmes de la certitude des connoissances sur lesquelles les préceptes de l'art sont établis, & qui ne reconnoissent d'autres modeles dans la Pratique que ceux qui ont découvert la vérité, qui l'ont mise en évidence, & qui ont eû assez de prudence pour marquer les doutes qu'ils ont conçûs & qu'ils n'ont pû éclaircir. Je me suis appliqué à examiner plus rigoureusement les raisons qui autorisent les methodes que l'on suit avec le plus de sécurité dans la cure de ces maladies, & j'ai en effet reconnu l'insuffisance de celles qui m'avoient déterminé à me déclarer en faveur de la pratique vulgaire dans les maladies où abonde l'espece d'humeur glaireuse dont il s'agit; je croyois que c'étoit à cette humeur qu'il falloit attribuer les fâcheux effets que l'on redoute dans ces maladies; parce que réellement elle est avec le sang la matiere des engorgemens qui font périr les malades; or ne pouvant être évacuée par la nature ni par les remedes, je crus aussi qu'il falloit l'enlever par la saignée: Je ne pensois pas que cette évacuation même pouvoit la multiplier, en augmentant dans les vaisseaux les dispositions, par lesquelles ils la produisent, & que ce sont ces dispositions qui les mettent hors d'état d'opérer une coction qui peut terminer la maladie.

Fausses raisons en faveur de la saignée.

Mais d'ailleurs étois-je bien fondé à envisager cette humeur comme la cause des engorgemens que je voulois prévenir? Les humeurs fort fluides, qui coulent dans les vaisseaux, ne forment ces engorgemens que parce qu'elles y sont arrêtées par quelque contraction dans les vaisseaux qui leur ferme le passage: Voilà donc précisément la cause qui produit & qui entretient l'engorgement. Or, si les saignées les plus abondantes ne peuvent agir sur une telle cause, elles ne peuvent ni prévenir ni dissi-

Les engorgemens de l'humeur glaireuse sont causés par des contractions ou étranglemens des vaisseaux.

L'évacuation de la ſaignée ne peut diſſiper ces engorgemens.

per un engorgement dans des vaiſſeaux où les liquides qui y abordent continuellement ſont retenus. Mais ne puis-je pas en diminuant beaucoup par les ſaignées la maſſe de ces liquides, m'oppoſer à l'engorgement? N'eſt-ce pas ôter une grande partie de l'humeur qui pourroit le produire? Examinons attentivement quel avantage on peut tirer de-là? J'enleverai, je le supppoſe, $\frac{1}{10}$ de la maſſe des liquides, en multipliant beaucoup les ſaignées; or, puis-je me flatter d'éviter par cette évacuation l'engorgement, ou de le rendre moins conſidérable faute de liquide; ma prévention en faveur de la ſaignée ne m'aveugle pas aſſez, pour que j'oſe me promettre un tel ſuccès: Ce n'eſt donc pas l'humeur glaireuſe elle-même, c'eſt-à-dire, le ſang tombé en diſſolution, & devenu extrêmement fluide, coulant, & peu ſuſceptible d'inflammation, qui dans le cas préſent, indique d'abondantes ſaignées, pour prévenir l'engorgement; c'eſt la cauſe même de l'engorgement, que je dois avoir en vûe; je veux dire, les contractions qui étranglent, qui froncent les vaiſſeaux & arrêtent la circulation dans une partie où se fixe quelque matiere irritante : C'est à cette cause même, ou du moins à ses effets que nous devons remonter, pour tirer les indications qui peuvent nous diriger dans la cure de la maladie ; nous verrons dans la suite quels peuvent être les effets de la saignée sur une cause, contre laquelle ce remede n'a de rapport que fort indirectement.

I V.

Lorsque le *coagulum* du sang, qui se couvre d'humeur glaireuse plus ou moins coëneuse, ne forme qu'une petite île qui nâge dans beaucoup de sérosité, il n'indique pas par lui-même la saignée, quand même l'humeur glaireuse seroit fort coëneuse & fort dure ; parce que la masse du sang se trouve alors fort dégarnie de sa partie rouge, & que ce qu'il en reste est nécessaire pour entretenir les opérations de la nature, qui est, plus que le Médecin & les remedes, le véritable agent qui travaille à la guérison de la maladie. Les Observateurs rapportent beaucoup de faits, où l'on voit que les Médecins qui ne connoissent point ces bornes, ont tellement épuisé les

Humeur glaireuse dans les cas où le sang est en petite quantité.

La saignée est nuisible dans ces cas.

malades, que la nature devenue entierement impuiſſante a ſuccombé ſous la maladie ; & on a remarqué par l'ouverture des corps qu'il ne ſe trouvoit plus, ou preſque plus de partie rouge dans les vaiſſeaux : De plus, il faut faire attention que la plûpart des fiévres détruiſent beaucoup cette partie ſi eſſentielle à la vie ; ſur-tout lorſque la nature a à ſoutenir & à vaincre une maladie, dont la guériſon doit s'exécuter entierement par les opérations de l'œconomie animale : Dans la plûpart des fiévres continuës, la matiere fébrifique, c'eſt-à-dire, la matiere âcre & irritante, doit être incorporée par la coction dans des ſucs qui l'enveloppent, & qui l'entraînent dans les voyes excrétoires, par leſquelles elle eſt expulſée hors du corps : Si, par des ſaignées trop abondantes, cette coction eſt empêchée, le délétere ne pourra être dompté ; une fiévre ſimple que la nature auroit promptement & heureuſement terminée, dégenere en une fiévre maligne mortelle, ou du moins fort longue, fort dangereuſe, & ſuivie d'une convaleſcence qu'on peut encore regarder comme une prolongation de maladie, où les moindres erreurs dans la conduite du malade occasionnent des dérangemens ou des accidens qui ont quelquefois des suites très-fâcheuses.

Dans ces cas mêmes les inflammations n'exigent pas d'abondantes saignées.

Dans les inflammations des visceres qui peuvent être terminées favorablement & sans abscès par une coction purulente parfaite, on occasionne souvent l'abscès par des saignées excessives, qui en affoiblissant trop l'action organique des vaisseaux, sont cause que la coction ne se fait qu'imparfaitement: L'humeur purulente qui conserve de la crudité, & qui ne peut s'allier avec la partie séreuse de la masse des humeurs, n'est pas délayée ni entraînée par ce véhicule; ainsi la résolution devient plus difficile, & l'abscès est souvent inévitable; surtout lorsqu'on continue sans ménagement les saignées pendant le tems de la coction, comme on fait ordinairement; parce qu'alors les symptômes étant plus véhémens, ils semblent indiquer davantage ce remede. C'est pourquoi cette fâcheuse terminaison des inflammations, surtout des inflammations des visceres, n'est pas moins fréquente, après avoir répandu le sang avec profusion, que lorsqu'on a trop ménagé les saignées.

La saignée est encore moins indiquée alors dans les maladies chroniques.

Dans la plûpart des maladies chroniques, le sang se trouve ordinairement en petite quantité, & souvent couvert d'humeur glaireuse plus ou moins coëneuse; parce que les matieres vicieuses, dont les humeurs restent chargées, détruisent le sang, & entretiennent une irritation fébrile qui empêche la formation de cette humeur, & la réduit en partie en humeur glaireuse, qui peut prendre en se refroidissant plus ou moins de consistence, selon la chaleur que peut causer l'action des vaisseaux qui produit cette humeur. Or, dans ce cas où la masse du sang est si peu garnie de partie rouge, il n'est pas nécessaire de faire observer que la saignée, qui en dépouilleroit encore davantage cette masse des humeurs, ne pourroit être que très-désavantageuse, à moins que ce ne fut dans quelque circonstance particuliere, où l'on ne pourroit combattre un accident pressant, que par le secours de ce remede.

V.

Sang abondant peu

Lorsqu'au contraire la partie rouge

est fort abondante, que le coagulum ne dépose presque pas de sérosité, sans qu'aucune circonstance en ait empêché la séparation, & que la saignée ait été faite à une personne vigoureuse qui se plaint de lassitude, d'accablement, d'engourdissemens, de roideurs, & de douleurs dans les membres, tous signes de pléthore sanguine qui indiquent clairement la saignée, on peut hardiment dans ce cas multiplier les saignées, quand on a d'ailleurs à combattre quelque maladie où ce remede est avantageux; mais lorsqu'on n'a que la pléthore à dissiper, ces accidens disparoissent facilement par un très-petit nombre de saignées, & même ordinairement par une seule: Ainsi quand ils persistent après quelques saignées dans une personne où il n'y a pas de maladie qui se déclare manifestement, on peut soupçonner quelque disposition morbifique; surtout une disposition scorbutique, particulierement dans un tempérament sanguin mélancholique, qui peut fournir, comme dans la pléthore sanguine, un sang épais & abondant, qui véritablement indique la saignée, mais où elle ne suffit pas

pourvû de sérosité, indique la saignée.

pour diſſiper entierement cette diſpoſition.

Raiſons pour & contre la ſaignée alors dans les fiévres ardentes.

Dans les fiévres ardentes, le ſang eſt quelquefois peu pourvû de ſéroſité, * & l'acrimonie domine beaucoup; ces deux circonſtances indiquent d'abondantes ſaignées, pour procurer une plus grande quantité de ſéroſité, & pour modérer par la crudité, que la ſaignée occaſionne, l'acrimonie des humeurs: Cependant comme la coction ſe fait promptement dans ces maladies, & que le ſalut du malade dépend de cette opération de la nature, il ne faut pas s'y oppoſer par des ſaignées exceſſives; ſur-tout dans le tems même de la coction: Ainſi dans ce genre de maladies, comme dans toutes les autres, où les ſaignées abondantes ſont néceſſaires, on doit autant qu'il ſe peut y ſatisfaire dès les premiers tems de ces maladies, afin de laiſſer enſuite, dès que les premiers ſignes de coction paroiſſent, la nature travailler paiſiblement à la délivrance du malade. **

* *F. Hoffm. de Judicio*, §. 13.

** Voyez ci-après Ch. X. chaleur de la fiévre.

V I.

Le sang qui domine en sérosité d'une couleur jaune & ardente, & qu'on a tiré d'une personne qui a une fiévre violente, le pouls vigoureux & ferme peut encore nous déterminer à recourir à la saignée, pour relâcher & rassouplir les membranes des arteres, & rendre leur action moins ferme & moins forte; surtout lorsque ce remede n'a pas encore été porté fort loin. Mais cette indication demande beaucoup de discernement; car il ne s'agit pas ici d'entreprendre, comme font les simples Praticiens, de réprimer la fiévre en épuisant le sang des malades: Cette entreprise seroit vaine; la saignée ne modere pas la vîtesse du pouls, elle l'accélere. La fiévre n'est point soumise à nos remedes, & l'expérience nous assure journellement de l'impuissance de l'art contre cette maladie. Une fiévre continue plusieurs semaines avec violence, & augmente de jour en jour malgré les saignées les plus abondantes, & les purgations fréquentes: Elle ne s'arrête que lorsqu'elle est arrivée à son

Sang où une sérosité jaune & ardente abonde, indique la saignée.

Surtout lorsqu'il y a rigidité spasmodique dans le pouls.

La saignée n'est pas un remede curatif de la fiévre, mais seulement auxiliaire & conditionel.

terme, si le malade a pû échapper aux accidens qu'elle entraîne souvent avec elle, ou s'il a pû soutenir les tentatives excessives de l'art qui épuisent les forces, & portent le désordre dans les opérations de la nature. Ce qu'on doit se proposer ici se réduit à apporter seulement quelques modifications utiles dans le jeu des vaisseaux. Plus les membranes des arteres sont roides & fermes, plus elles agissent rudement & fortement sur les liquides, plus cette action y excite de chaleur, plus il y a de disposition au spasme, & plus cette disposition s'oppose aux sécrétions qui doivent se faire pendant le cours de la maladie; les purgatifs & les autres évacuans sont des remedes irritans qui augmentent ces mêmes dispositions; mais au contraire les saignées & les humectans procurent un relâchement favorable.

Cependant lorsque cette roideur est causée par une irritation spasmodique, qui dépend de quelque partie affectée, les saignées les plus abondantes sont souvent utiles pour la combattre, comme nous le verrons ailleurs. Ainsi dans une fiévre violente où la partie séreuse domine beaucoup,

coup, c'est-à-dire, où la masse des humeurs est déja peu garnie de partie rouge, on ne doit pas se régler aveuglement sur la violence de la siévre, & sur la véhémence du pouls pour l'administration de la saignée, parce que ce remede est insuffisant pour réprimer cette siévre, & parce que la spoliation qu'il peut procurer est déja à un dégré où il n'est plus gueres permis de multiplier les saignées: Car on doit craindre de les porter à un excès qui débiliteroit trop les facultés du corps, & qui s'opposeroit aux efforts de la nature d'où dépend entierement le salut du malade.

Comment la saignée peut alors être nuisible.

La couleur vive & ardente de la sérosité, est ce qui peut, comme nous l'avons remarqué, nous déterminer le plus à recourir aux saignées; car elle marque une grande inflammation dans les humeurs, & elle la marque même plus sûrement que le toucher, parce qu'on peut confondre par le tact l'ardeur d'acrimonie, avec la simple chaleur, ce qu'on doit exactement distinguer dans la cure des siévres; car si la saignée peut être de quelque utilité pour modérer celleci, & faciliter les secrétions;

Utilité de la saignée.

Inſuffiſance & inconvénient de la ſaignée.

elle eſt d'ailleurs entierement incapable de détruire celle-là, qui dépend immédiatement d'une matiere âcre & piquante, & qui en agiſſant ſur l'organe du toucher, cauſe un ſentiment de chaleur cauſtique, d'un genre tout différent de la chaleur d'inflammation. Cette matiere qui eſt diſtribuée dans toute la maſſe des humeurs, & qui ne peut être enlevée qu'en très-petite quantité par la ſaignée, eſt quelquefois un diſſolvant qui détruit beaucoup la partie rouge. Or, ſi on contribue encore par la ſaignée à dégarnir la maſſe du ſang de cette partie rouge, on a tout à craindre qu'avant que la maladie ſoit finie, cette même matiere de ſon côté ne détruiſe exceſſivement le ſang, & n'abbatte les forces, comme on l'a ſouvent obſervé. D'ailleurs un tel hétérogêne, outre ſa malignité cauſtique, a quelquefois une qualité délétere qui attaque le principe vital, & produit alors les effets les plus funeſtes, en éteignant la vie du corps ou de quelque partie, d'où s'enſuit également la mort du malade; ce qui arrive en effet très-ſouvent par ce genre de cauſe.

Mais dans ces derniers cas, la partie séreuse de la masse du sang ne prend pas ordinairement cette couleur jaune rougeâtre & vive qui désigne l'inflammation des humeurs : Ainsi il ne faut pas négliger d'examiner avec attention l'état de cette sérosité, pour démêler dans la maladie des dispositions si différentes.

La couleur de la sérosité du sang est plus éteinte dans le dernier cas.

Pour mieux juger de la couleur de cette même partie séreuse, il ne faut pas la considérer dans le même vaisseau où est le sang, parce que la couleur rouge de celui-ci releve la couleur de celle-là ; on doit la verser doucement dans un autre vase, & s'il est possible ; dans un vase de fayance ; parce que l'émail blanc favorise beaucoup mieux l'effet de la lumiere qui la pénetre & qui l'éclaire, que les matieres dont la couleur est matte & obscure. On doit aussi la comparer avec l'urine du malade, pour juger de la conformité qui doit se trouver entre leur couleur ; car si l'urine étoit beaucoup plus pâle & plus cruë, on reconnoîtroit par-là que la bile excrémenteuse qui doit être continuellement expulsée par la voye des urines, est retenue dans la masse

Précaution pour juger de la couleur de la sérosité.

des humeurs où elle peut causer de très-grands désordres. Mais cette comparaison exige qu'on ait égard à quelques circonstances qui pourroient faire porter un jugement qui ne seroit pas exact. Car si on a fait la saignée dans un redoublement, & que le malade ait rendu l'urine que l'on examine, dans un tems de remission, ou dans un tems où il auroit beaucoup plus bû que dans celui où l'on auroit fait la saignée, l'urine pourroit être alors moins colorée que la partie séreuse du sang que l'on a tiré, sans que cette différence fut désavantageuse; parce que dans le premier cas, l'urine ne se ressentiroit pas de l'état de la chaleur du redoublement où l'on a fait la saignée, & que dans le dernier, l'humeur bilieuse s'y trouveroit beaucoup plus délayée, à cause de la grande quantité de boisson que le malade auroit pris.

Couleur jaune de la sérosité du sang.

Lorsque la sérosité est fort jaune, que la même couleur se remarque dans les urines, & qu'au contraire les matieres fécales sont blanches ou très-peu colorées, que la couleur jaune se répand par toute la peau, particulierement sur le blanc des yeux, que les urines & la sérosité du sang teignent en jaune les linges qu'on y trempe, on a alors tous les signes d'une ictéritie ou jaunisse causée par le défaut de filtration & d'excrétion de la bile par le foye; ainsi on ne doit avoir en vûe alors que de rétablir la secrétion de cette humeur qui est retenue dans la masse des liquides. La saignée peut par le relâchement qu'elle porte dans les petits canaux du foye destinés à cette secrétion, & par l'aisance qu'elle donne à l'action de ces petits tuyaux, faciliter les fonctions de ce viscere, & rendre l'effet des remedes moins irritant & plus sûr. On doit surtout y avoir recours quand cette maladie attaque une personne d'un tempérament fort vif, & que l'on a à craindre que la bile n'excite une fiévre violente.

La couleur jaune de la sérosité du sang n'est pas toujours un signe de l'abondance de la bile.

La couleur jaune de la sérosité n'est pas toujours une marque de l'abondance de l'humeur bilieuse; car cette couleur dépend souvent des globules du sang qui ne se réunissent pas au coagulum, & qui reste dispersés dans la sérosité. * Ce cas peut se dis-

* *D. Rega Aph. 618.*

tinguer lorsque les circonstances, & surtout les urines, ne permettent pas de croire que la sérosité doive abonder en humeur bilieuse.

VII.

Sang qui ne se coagule pas, ou que peu, & qui est fort rouge.

Lorsqu'on a tiré dans une fiévre continue un sang dont le coagulum ne prend pas une consistance bien ferme, & ne se couvre point d'humeur glaireuse, & dont la surface est d'un rouge clair & bien vermeil, & fort facile à se diviser, sans qu'on apperçoive aucune ténacité ou fermeté, on doit soupçonner une dissolution putride dans la masse des humeurs, qui ordinairement se manifeste par des sueurs fœtides, ou par des selles dont les matieres sont peu liées & fort puantes, & d'autres fois, mais plus rarement par un *Diabetes* ou un flux immodéré d'urine de mauvaise odeur. Quelquefois il arrive aussi dans ces maladies des hémorrhagies considérables causées par l'acrimonie & la dissolution de la masse du sang, & on remarque même lorsque la dissolution est fort grande, que le sang s'écoule avec les urines, ou avec les sueurs. On a même souvent remarqué

Il est suspect de putréfaction.

Elle se remarque par ces évacuations.

en pareil cas une telle dissolution dans le sang, que celui qu'on tiroit par la saignée n'étoit plus susceptible de coagulation, & qu'il en exhaloit une odeur fœtide. **

S'il se fait alors des éruptions inflammatoires à la surface du corps, leur suppuration n'est point purulente, elle ne fournit que des matieres sanieuses ou ichoreuses, c'est-à-dire, séreuses & âcres, & ordinairement le fond des pustules est brun, ou plombé, & gangréneux. Quelquefois la suppuration se déclare d'abord sans inflammation par de petites pustules blanches remplies d'une liqueur ichoreuse; d'autrefois le sang s'arrête dans les capillaires de la peau, & y forme des taches gangréneuses connues sous le nom de pourpre, ce qui marque qu'il y a dans les humeurs une qualité délétere qui éteint le principe de la vie dans les endroits où elles se déposent. Quelquefois cette malignité

Par les éruptions pourpreuses.

** *Wepfer. in Hist. apoplect. 16. in Schol. Forestus, l. 1. obs. 17. in Schol. F. Hoffm. in dissert.* §. 13. *D. Rega Aph. 630, 635, 645. Wan-Svviten. in Boerhaav. Aph. 730. Albert. Semeiologia, sect. 4. cap. 2. Ballonius, Epid. l. 1. pag. 8.*

est indépendante de la putréfaction; mais plus ordinairement elle est l'effet d'une pourriture parvenue à un dégré, qui non-seulement porte la dissolution dans les humeurs, mais y cause encore une dépravation pernicieuse; en sorte que la fiévre se trouve tout ensemble putride & maligne.

Par les accidens.

Ordinairement les accidens ne se bornent pas à des éruptions, ni même à des abscès extérieurs, mais elle en produit aussi dans l'intérieur. D'autres fois elle attaque de plusieurs manieres, selon le dégré de malignité, le principe vital, elle cause des gangrenes, ou elle jette le malade dans des assoupissemens dangereux, ou dans un état d'angoisse & de foiblesse extrême dans lequel il est continuellement exposé à perdre la vie; quelquefois elle produit des accidens opposés, elle irrite par son acrimonie le genre nerveux, & cause des mouvemens convulsifs, des délires, des engorgemens par contractions spasmodiques, des inflammations brûlantes, caustiques, ichoreuses, & gangréneuses, &c.

La saignée est peu favorable dans le cas de pourriture.

Les saignées sont d'une foible ressource dans ces fiévres putrides malignes, & même dans celles qui sont simplement putrides, c'est-à-dire, dans celles qui se bornent à la dissolution des humeurs. En effet cette dissolution est elle-même une contre-indication à la saignée; parce qu'elle détruit les globules du sang, & qu'elle en dégarnit ordinairement beaucoup plus qu'il ne faut, la masse des humeurs: Ainsi on ne doit pas seulement se retenir dans l'administration de la saignée, lorsque la dissolution putride parvient à ce dégré; mais il faut la prévoir, de crainte qu'après avoir répandu beaucoup de sang, cette même dissolution venant à faire un grand progrès, elle ne détruise presque le reste, & ne mette la nature hors détat de soutenir cet épuisement.

Indication que présente la putréfaction des humeurs.

Les indications que nous présentent ces maladies doivent donc nous porter à ménager le sang, à s'opposer autant qu'il est possible aux progrès de la pourriture par l'usage des acides aqueux & des sels neutres les moins stimulans, tels que le nitre, le sel de Glauber, le cristal minéral, les terres absorbantes, le petit lait qui est chargé du sel tartareux fixe du lait, &c. On doit procurer continuellement l'évacuation des sucs parvenus à un dégré de dissolution putride où ils peuvent être nuisibles, & où la nature tend elle-même à les expulser par les voyes excrétoires les plus disposées à les recevoir, entre lesquelles la plus ordinaire est la voye des selles.

Fausses idées des Anciens sur la fievre putride.

Les Anciens, comme nous l'avons remarqué, ont eû une autre idée de la fiévre putride; puisque c'étoit précisément la fiévre continuë inflammatoire susceptible de coction purulente qu'ils appelloient fiévre putride, soit que cette espece de fiévre fut simple, ou accompagnée de malignité. Dans ce dernier cas ils avoient égard, par rapport à la saignée, à la malignité, & à cette prétendue pourriture; c'est-à-dire, à la dissolution du sang en humeur glaireuse, qui ôte au sang sa forme & sa couleur rouge, & qui étoit regardée par ces Maîtres, comme les effets d'une dépravation putride. Mais ces idées ne leurs étoient pas suggérées par des connoissances Physiques; c'étoit uniquement par ces changemens qui se remarquent si sensiblement dans le sang, qu'ils lui attribuoient cette dé-

Ils ont confondu la dissolution glaireuse avec la pourriture.

pravation; & c'étoit au contraire par les accidens qui excédoient les symptômes ordinaires d'une maladie, qu'ils jugeoient de la malignité de cette maladie. Lorsque les changemens dont nous venons de parler étoient plus considérables que ces accidens, la pourriture leur paroissoit surpasser la malignité; mais quand ces mêmes changemens étoient peu remarquables, & que les accidens étoient à un haut dégré, la malignité leur paroissoit alors l'emporter de beaucoup sur la pourriture.

Leur distinction de la malignité & de la pourriture.

C'étoit sur ces idées si contraires aux connoissances qui, dans les fiévres putrides & malignes, nous font juger du dégré de malignité où la pourriture elle-même est parvenue, que les Médecins Galéniques se régloient dans l'usage de la saignée: Ils redoutoient ce remede lorsque la malignité leur paroissoit plus grande que ce qu'ils appelloient la pourriture; mais ils en usoient beaucoup plus librement; lorsque la pourriture leur paroissoit plus considérable que la malignité, *Maximè convenit*, (a) *sanguinis miss-*

Leurs préceptes sur la saignée dans les fiévres putrides & malignes.

[a] Apud Bonet. Merc. comp. de febr. malig. §. 3.

sio ratione magnitudinis morbi, calidæ intemperiei & putredinis: At in quantitate metiendâ, summa prudentia necessaria est, cum ratione malignæ qualitatis potiùs noceat; ab eâ enim facultas vitalis maximè labefactatur, & qui veneno assumpto sanguinis missionem patiuntur, in exitium præcipitari solent: Ideò si venenata qualitas putredini prævaleat, minori copiâ sanguis mittendus: Si putredo magis, majori: Atque ita si ex morboso apparatu præsertim, & putridis humoribus intrà venas coercitis oriatur, iterari potest sanguinis missio semel, bis, aut ter, donec sarcina humoris vitiosi in venis contenti exonerata sit: Idque imprimis si visceris cujusdam inflammatio adesse, aut imminere videatur, quod non raro solet contingere: Maturè autem & morbi initio instituenda est sanguinis missio. Si enim malum progressum fuerit, & in totam massam sanguineam malignitas diffusa, non solum non confert, sed etiam naturam maximè debilitat, ita ut Authores plurimi transactâ die quartâ, sanguinem mittendum non esse censeant. Iterandam esse venæ sectionem intelligimus, dit Lazare Riviere, lib. 17. cap. 1. *Si sanguis primò detractus val-*

dè putris fuerit, ejusque in venis copia superesse videatur : Imò verò licet sanguis ab initio purus, ac minimè corruptus appareat, non tamen desistendum est ab illius detractione: Quin potius ea continuanda est donec impurior & corruptus appareat : Et certè hic locum habet præceptum Hippocratis 4. de vict. rat. in morb. acut. de pleuritidis curatione, ut scilicet sanguinis detractiones continuentur usque ad coloris mutationem : Ut si ab initio corruptus educatur, continuetur evacuatio donec purior appareat, & contrà si ab initio laudabilis prodeat, eo usque educatur, donec impurus & corruptus educatur.

Erreurs des Anciens sur la nature de la fiévre putride, sur la pourriture & sur la malignité qui l'accompagne.

C'est ainsi que la fiévre purement inflammatoire & susceptible de coction purulente étoit toujours confondue avec la fiévre putride. La pourriture qu'on imputoit à cette sorte de fiévre ne devoit pas en effet être suspecte de malignité ; car ce n'est que la dissolution glaireuse qui se manifeste dans ces fiévres, qu'on a pris pour une pourriture : Mais il n'en est pas de même de la vraye pourriture ; car plus elle est dominante, plus elle est pernicieuse par sa propre malignité : Ainsi les idées des Anciens sur l'usage des ſaignées révulſives & dérivatives dans les fiévres où la pourriture, diſent-ils, domine la malignité, ne ſont que de pures fictions.

Sur les ſaignées révulſives & dérivatives dans ces fiévres.

Il eſt vrai qu'avant la découverte de la circulation, ils pouvoient penſer que quelque partie de la maſſe des humeurs pouvoit, ſoit par le croupiſſement, ſoit par le mêlange de quelques matieres pourriſſantes, ſe corrompre dans une partie des vaiſſeaux, ſoit dans des veines, ſoit dans des arteres, quelquefois dans les grandes veines ou dans les grandes arteres, d'autres fois dans les capillaires. Mais ſelon eux, cette pourriture étoit toujours le produit d'une chaleur étrangere & contre nature : Ainſi, lorſque cette pourriture ne paroiſſoit pas dans les premieres ſaignées, c'étoit parce qu'elle n'étoit pas encore répandue dans toute la maſſe des humeurs; & s'ils n'ouvroient pas les mêmes veines dans les ſaignées ſuivantes où le ſang commençoit à ſe couvrir d'humeur glaireuſe, ils croyoient avoir rencontré une des veines où cette prétendue pourriture étoit retenue : Cette illuſion les engageoit à ouvrir différentes veines,

& à choisir celles où ils s'imaginoient qu'ils pourroient obtenir la révulsion, ou la dérivation de cette même pourriture.

Causes de la malignité selon les Anciens dans les fiévres putrides malignes.

La malignité, qui, selon eux accompagnoit la pourriture, c'est-à-dire, la dissolution glaireuse du sang étoit ordinairement attribuée aux matieres qui étoient retenues ou qui s'étoient introduites dans la masse des humeurs; & qui y occasionnoit cette pourriture: De-là vient qu'ils ne la regardoient point comme une dépendance de la pourriture, mais comme la cause même de cette même pourriture; c'est pourquoi ils tiroient séparément de l'une & de l'autre des indications différentes. Tel étoit le systême ou la fausse doctrine des Anciens sur la fiévre putride maligne; c'est-à-dire, sur l'objet le plus ordinaire & le plus intéressant de l'art de guérir. Les découvertes qu'on a faites depuis, dans la Physique du corps humain, n'ont pû se concilier avec de telles idées: Ce qui paroissoit clair, est devenu confus, obscur, & discordant. On a abandonné cette doctrine, & avec elle toutes les connoissances que l'expérience d'un grand nombre de siecles avoit procurées, & que les Anciens avoient réunies à leur systême, pour se former sur la cure des fiévres qu'ils appelloient putrides, & de celles qui leurs paroissoient tout ensemble putrides & malignes, une méthode rationelle, où l'observation étoit interprêtée par le systême, & où le systême se prêtoit à l'observation. De cette alliance de l'erreur avec des vérités obscures, mais journellement confirmées dans la pratique, résultoient des dogmes & des préceptes plus ou moins fidels, selon que l'expérience la plus décisive y dominoit plus ou moins sur le rationel.

Erreurs des Modernes sur ces causes.

Mais au lieu que ces dogmes, & ces préceptes ayent été éclairés & épurés par les nouvelles découvertes, il s'en est formé d'autres, beaucoup plus erronés, sur ces découvertes mêmes; l'expérience des Anciens a été rejettée; on s'est livré entierement au raisonnement; on a élevé successivement sur des hypothèses suggérées par des vérités purement Physiques, divers systêmes, & diverses méthodes, qui n'étoient que de simples productions Logiques. Tels ont été le systême de la fermentation, le ſyſtême général des inflammations du cerveau, celui de la trituration, de l'acidité de la lymphe, de la coagulation du ſang, &c.

Sentimens de M. Boerhaave ſur les prétendues fiévres putrides des Anciens.

M. Boerhaave mieux inſtruit de la doctrine des Anciens, & plus frappé des vérités qu'elle renfermoit, a tâché de concilier les dogmes de ces grands Maîtres ſur les fiévres putrides ſimples, & ſur les fiévres putrides malignes, avec ſes recherches ſur la Phyſique du corps humain. Il a crû qu'on pouvoit rapporter à l'action exceſſive des arteres, l'inflammation des humeurs, leur diſpoſition putride, & leur malignité; en ſorte que cette ſeule cauſe peut faire tous les déſordres que l'inflammation, la diſpoſition putride & la malignité peuvent cauſer dans les liquides & dans les ſolides, (*a*) en ſorte que dans la cure de ces fiévres, nous ne devrions avoir primitivement en vûe que cette action perverſe des arteres, puiſqu'elle eſt la cauſe de toutes les dépravations qui peuvent produire tous les mauvais effets que nous avons à craindre. (*b*) La principale in-

(*a*) Aphoriſm. 84, 100, 592, 593, 689, 698, 730. (*b*) Idem Aph. 690, & ſeq.

dication que nous aurions à remplir pour prévenir ces dépravations, seroit de modérer autant qu'il est possible l'action excessive des arteres par les saignées & par les remedes sédatifs. Cette méthode seroit fort simple & fort commode à suivre dans un genre de maladie si ordinaire & si funeste; mais le succès y répond peu dans les Pays où elle est adoptée. On peut même appercevoir combien la théorie, sur laquelle elle est fondée, est peu conforme aux connoissances que fournissent la Physique, & la Pratique de la Médecine réunies.

Selon cette opinion, l'indication la plus pressante dans la fiévre seroit de calmer la chaleur.

Il est certain que M. Boerhaave n'ignoroit pas les autres causes qui pouvoient se réunir à l'action excessive des arteres, & contribuer avec elle à pervertir nos humeurs, & à produire dans les fiévres putrides malignes, tous les désordres qui résultent de cette perversion; car jamais Médecin n'a réuni tant de connoissances solides que cet illustre Professeur: Mais il a crû qu'indépendamment de ces causes, l'action excessive des arteres suffisoit seule pour porter la perversion des humeurs au suprême dégré de malignité, (a) & que jointe aux

[a] Aphor. 695.

autres causes, elle est encore elle-même la plus redoutable; même si redoutable, qu'elle peut suffire seule pour les faire naître. (*a*) Ainsi il ne regarde pas la fiévre simplement comme la cause de l'inflammation des humeurs, de la dissolution glaireuse du sang, (*b*) de la coction purulente, (*c*) de la destruction des sucs gras en bile excrémenteuse; mais encore comme un principe de dépravation putride & de malignité; & par conséquent, plus une véritable putréfaction se manifeste, & plus la malignité se déclare dans une fiévre, plus cette fiévre par elle-même présente, surtout si elle est un peu considérable, une indication pressante, qui porte à ne rien négliger pour affoiblir & modérer l'action des arteres.

Ces idées auxquelles je m'étois livré, parce que je n'avois pas pû encore les examiner suffisamment, & parce que la prudence me prescrivoit de m'attacher à la doctrine du plus grand Maître & du Médecin le plus éclairé

Doutes sur cette opinion.

[*a*] Aph 100. [*b*] qui elle-même étoit, selon les Anciens, une putréfaction. [*c*] Autre putréfaction selon eux. Voyez M. Wanswiten, Com. in Aph. 730.

de ce siécle, & qu'elles étoient les plus conformes à la méthode des Praticiens François de la plus haute réputation. Cependant elles me paroissoient fort confuses, & me causoient beaucoup d'inquiétude. Je sentois qu'elles étoient si vagues & si discordantes avec les observations des Anciens, & avec l'expérience journaliere la plus décisive, qu'enfin elles me devinrent fort suspectes, & alors je tâchai d'éclaircir mes doutes.

Elle est fondée sur l'expérience.

J'examinai d'abord si on étoit assuré par l'expérience que la fiévre simple cause effectivement une altération putride dans les humeurs, & si cette altération parvient du moins quelquefois à un dégré de malignité, ou d'acrimonie capable de causer tous les désordres qu'on lui attribue. Il paroît très-certain que la simple action excessive des arteres dispose beaucoup nos humeurs à la pourriture; car lés corps de ceux qui meurent de fiévres simples, fort vives, ou d'autres maladies simplement inflammatoires, se corrompent plus promptement que ceux d'une personne qu'une blessure mortelle reçûe en pleine santé fait périr sur le champ: On sçait d'ailleurs que c'est une propriété de l'action des vaisseaux, même dans l'état de santé, de rendre nos humeurs de plus en plus alcalescentes, & par conséquent de plus en plus susceptibles de pourriture, à mesure qu'elle les perfectionne, & qu'ensuite elle les change en sucs excrémenteux.

Est-elle combattue par l'expérience?

Mais avons nous quelque preuve que cette seule action, si excessive qu'elle soit, fasse plus que de les disposer à la pourriture, qu'elle volatilise leurs parties salines & huileuses au point de leurs donner une acrimonie pernicieuse; si elle produisoit cet effet, on devroit toujours le remarquer dans les fiévres violentes qui durent un peu longtems: Cependant il y a de telles fiévres qui durent plusieurs semaines sans aucune marque de malignité, ni d'altération putride. Dans les grandes inflammations phlegmoneuses qui se terminent par des suppurations,& qui produisent des abscès simplement purulens, l'action des vaisseaux & la chaleur qu'elle cause y sont extrêmes; cependant elles ne forment que du pus, qui est une humeur à la vérité fort susceptible de pourriture, mais qui n'a encore aucun caractere de putréfaction ni d'acrimonie, immédiatement après qu'il est formé par l'action des vaisseaux :* Or, dans de pareilles inflammations, cette action est incomparablement plus violente que dans les plus grandes fiévres : De plus, ces grandes inflammations sont elles-mêmes toujours accompagnées d'une fiévre très-forte ; car y a-t'il en effet d'autres fiévres où l'action des vaisseaux soit plus vigoureuse & plus violente, où l'inflammation des humeurs soit à un plus haut dégré, que dans les grandes inflammations de poitrine? Il peut, à la vérité, y en avoir, où la chaleur soit plus ardente; mais cette chaleur dépend alors d'une acrimonie caustique, qu'on ne doit pas confondre avec la chaleur de l'inflammation des humeurs causée par la seule action des vaisseaux. C'est cette chaleur ardente que les Anciens appelloient chaleur de combustion, pour la distinguer de la chaleur de putréfaction qui, selon leur doctrine, est précisément, comme on le remarque par-tout, la chaleur d'inflammation. Or, dans les grandes

* Voyez le Traité de l'Auteur sur la Suppuration purulente, Chap. 2.

inflammations phlegmoneuses, il y a donc, outre l'inflammation particuliere & excessive de la partie où est le phlegmon, une très-grande inflammation de toute la masse du sang, sans que l'action violente des arteres, qui la cause, produise aucune altération putride remarquable par aucun des caracteres de la putréfaction, même de la putréfaction sourde ou imparfaite. (*a*) Il semble au contraire qu'alors tout s'oppose à ce genre d'altération; l'expérience la plus journaliere, la plus constante & la plus décisive ne nous permet donc pas de croire qu'une fiévre simple, quelque violente qu'elle soit, devienne par elle-même une véritable fiévre putride, & encore moins une fiévre putride maligne. (*b*)

Observations qui semblent l'appuyer.

Mais ne voit-on pas tous les jours des inflammations phlegmoneuses extérieures dégénérer en gangrenes : Or cette terminaison ne nous assure-t-elle pas qu'effectivement l'action des vaisseaux qui enflamme les humeurs ar-

[*a*] Cependant M. B. a pensé que le pus est formé par la putréfaction. Aph. 387.

(b) *Arteriarum motus : ut minus putrescant humores, maximum usum præstat.* Galen. comm. 3. in lib. 3. Epidem. cap. 1.

rêtées, les pervertit aussi, lorsqu'elle porte l'inflammation à un trop haut dégré. On tire ici d'une expérience équivoque, une conséquence trop décisive, avant que d'avoir approfondi & examiné rigoureusement l'expérience même. Quelle est la durée, & quel est l'état de ces inflammations qui dégénerent en gangrenes sous nos yeux? Ces deux choses doivent être considérées exactement, pour juger si c'est par la durée & par la violence de l'inflammation, que la gangrene survient à ce genre de maladie. Or, les grands Chirurgiens apperçoivent toujours, dès les premiers tems de ces inflammations, un caractere, & des dispositions qui annoncent cette fâcheuse terminaison: Ainsi la gangrene commence à s'emparer de l'inflammation, avant que l'inflammation parvienne à un haut dégré, & avant qu'elle ait eû le tems de pervertir elle-même, si elle le pouvoit, le sang arrêté qui forme la tumeur; & souvent même la gangrene se déclare & se décide entierement dès les premiers jours de la maladie; ce n'est pas alors à l'inflammation qu'on peut attribuer la perversion des humeurs

Ces observations bien examinées n'y ont aucun rapport.

meurs qui causent cette gangrene ; puisque nous voyons tous les jours de grandes inflammations qui durent beaucoup plus longtems, qui vont jusqu'à leur terme, & qui ne donnent aux Chirurgiens expérimentés aucune inquiétude par rapport à ce genre de terminaison. (*a*)

Peut-on attribuer la gangrene à une inflammation parvenue à un dégré excessif.

Ce seroit donc parce que l'inflammation seroit parvenuë tout d'abord à une telle violence, qu'elle produiroit aussi-tôt dans les humeurs cette dépravation qui cause la gangrene. Mais on observe le contraire dans les inflammations qui tendent à cette terminaison ; on y remarque un affaissement, une disposition oedémateuse & pâteuse, qui fait reconnoître dans l'inflammation une langueur qui ne montre que de la débilité & de l'impuissance dans le jeu des arteres, & qui loin de nous marquer que ce soit la violence de l'action de ces arteres & de l'inflammation, qui va faire naître la gangrene, que ces dispositions nous annoncent, elle nous apprend au contraire que c'est la gangrene qui affoiblit cette action pres-

[*a*] Voyez le Traité de l'Auteur sur la Gangrene, Chap. 14.

que dès la naissance de l'inflammation, & qui l'éteint ensuite entierement.

De telles inflammations ne se remarquent-elles pas par la chaleur ardente?

Mais les malades ne sentent-ils pas alors dans ces inflammations mêmes une chaleur brulante, qui prouve la violence excessive de ces mêmes inflammations? Cette chaleur ardente que ressent le malade n'en impose pas aux grands Maîtres; ils sçavent qu'elle est si ordinaire aux gangrenes qui arrivent primitivement par le vice des humeurs, & sans aucune inflammation, que les malades s'en plaignent encore beaucoup, lors même que la partie qui tombe en gangrene est déja fort froide: Ainsi dans les inflammations qui dégénerent en gangrene, ils ne confondent pas cette ardeur caustique avec la vraie chaleur de l'inflammation; ils ne confondent pas non plus un dépôt de matiere maligne, qui cause une inflammation gangréneuse, avec une tumeur simplement inflammatoire; & ils sçavent encore que l'action des arteres qui cause l'inflammation, est si peu la cause de la gangrene, qu'ils croyent au contraire qu'elle s'y oppose; c'est pourquoi ils sont si retenus dans l'uſage des remedes capables de la brider, & ils ont recours au contraire à ceux qui peuvent la fortifier & la ranimer, lorſqu'elle devient languiſſante par quelque diſpoſition à la gangrene qui débilite l'action des vaiſſeaux. Ainſi, bien loin que l'expérience que procure l'exercice de la Chirurgie, nous apprenne que dans les inflammations, la ſimple action des vaiſſeaux pervertiſſe quelquefois les humeurs au point de faire dégénérer l'inflammation en gangrene, elle enſeigne au contraire aux Praticiens à la défendre & à la ranimer dans les inflammations qui tendent à dégénérer en gangrene.

Comparaiſon des inflammations gangreneuſes externes avec les internes.

Il étoit donc très-néceſſaire d'examiner avec ſoin cette expérience qui trompe les Praticiens qui ſont peu verſés dans la Chirurgie, qui les induit à croire que dans l'inflammation ſimple, l'action des arteres corrompt les humeurs, & fait naître des gangrenes, & qui au contraire éclaire les Maîtres de l'Art, & leurs preſcrit une conduite dans les inflammations extérieures, qui peut ſeule ſervir de modele aux Médecins dans la cure des maladies inflammatoires qui ſont cachées dans l'intérieur ; parce que dans ces maladies, l'observation est trop obscure & trop infidele pour conduire aux indications que l'on a à remplir dans les cas où l'on a à craindre des gangrenes intérieures.

Résultat qui prouve qu'on a pris la fiévre inflammatoire pour la fiévre putride.

Ce détail suffit pour faire connoître qu'on a toujours confondu la fiévre putride avec la simple fiévre inflammatoire, qui produit une dissolution glaireuse, & une coction purulente,& qui n'est nullement putride ; & pour faire remarquer que les Médecins bornés à cette fausse idée de la fiévre putride, n'ont connu ni la nature, ni les signes, ni les effets, ni la cure des fiévres véritablement putrides ; s'ils ont quelquefois parlé de la colliquation des humeurs, qui est un effet commun à la fiévre putride & à d'autres fiévres, mais cependant toujours inséparable de la fiévre putride, ils ne l'ont pas rapportée à la fiévre qu'ils appellent putride, du moins comme un phénomêne, ou comme un des signes caractéristique de cette fiévre ; ils l'ont attribuée aux fiévres ardentes, malignes, pestilentielles, hectiques, &c. & ne l'ont envisagée que dans un dégré excessif & presque toujours désespéré ; aussi ne trouve-t'on dans les Auteurs aucune méthode, aucune regle pour le traitement des fiévres véritablement putrides, & pour prévenir les effets funestes de ces maladies qui sont communes & si dangereuses.

On ignore pourquoi on préfere la purgation à la saignée dans les fiévres putrides.

Les Praticiens de routine ne comprennent pas encore aujourd'hui, pourquoi on préfere, dès les premiers tems, la purgation à d'abondantes saignées dans ces fiévres. On se récrie sur ce qu'on n'observe pas même alors les regles dictées dans les Ecoles. Mais ces regles doivent-elles être suivies dans la cure d'un genre de maladies dont on n'a jamais parlé dans les Ecoles ? Ainsi sans connoître ces maladies, ni les indications qu'elles présentent, ils regardent comme des loix inviolables, des regles scholastiques, qui par une fausse application sont nécessairement meurtrieres, dans une fiévre dont la nature ni la méthode de la traiter n'ont jamais été examinées ni exposées par les Maîtres de l'Art.

Les indications doivent se tirer de la nature même

Ce n'est point sur les accidens qu'on doit se régler dans la cure de ces fiévres. Les diverses especes

de la fiévre putride, & non des accidens.

d'hétérogêne qui causent des maladies fort différentes, produisent toutes cependant les mêmes accidens; sçavoir, des inflammations, des gangrenes, des éruptions, des mouvemens convulsifs, des assoupissemens léthargiques, des syncopes, le délire, l'abbattement, &c. C'est de la nature même de la maladie qu'il faut tirer les indications qu'on a à remplir. Dans une telle fiévre, c'est la saignée qu'on doit employer pour combattre ces accidens; dans une autre, ce sont les purgatifs; dans les autres, ce sont d'autres remedes; ainsi ce n'est pas sur le simple récit des accidens qu'on peut juger des différentes conduites qu'on doit tenir dans la cure de ces différentes maladies.

Nécessité de hâter la purgation dans ces fiévres.

L'indication la plus pressante & la plus décisive pour la vie du malade, est d'évacuer sans délai les matieres putrides qui croupissent dans les premieres voyes, & dont une partie déja passée dans le sang a fait naître une fiévre putride. C'est cette partie qui est mêlée avec les humeurs, & sur laquelle l'Art n'a plus de pouvoir, qui produit inévitablement tous les désordres & tous les accidens qui arrivent : Il est donc très--mportant d'empêcher qu'il ne passe dans les vaisseaux une plus grande quantité de cette matiere pernicieuse ; car il est évident par le péril qui accompagne ces maladies, que s'il passoit beaucoup plus de ces matieres, de telles maladies deviendroient absolument mortelles. On ne doit donc pas alors employer les premiers momens à suivre si aveuglement les regles de l'Ecole, qui prescrivent de recourir à d'abondantes saignées pour préparer à la purgation ; car dans ces cas, les saignées, en diminuant le volume de la masse du sang dans les vaisseaux, peuvent y attirer les matieres putrides des premieres voyes, la nature elle-même tend à se débarrasser de ces matieres malfaisantes ; & souvent il n'y a d'ailleurs aucune indication qui marque que les saignées soient nécessaires pour préparer à une évacuation qui d'abord se borne aux premieres voyes, & qui ne demande ordinairement d'autres précautions, que beaucoup de diligence.

Cette pratique n'est pas particuliere à ce genre de maladie, elle est observée dans toutes les fiévres par

Souvent aussi dans les autres fiévres.

les grands Maîtres, lorsque les indications le requierent. Mais il y a une conduite qui est propre aux fiévres vrayement putrides, qui doit être fondée sur la nature de ces maladies, & qui n'est ni suffisamment ni distinctement établie dans les Ecrits des Médecins. Ce n'est pas dans l'état des solides, ni dans leur action organique, que l'on doit chercher les indications curatives; c'est la dépravation spontanée des humeurs, ce sont ses effets & ses progrès sur ces humeurs qui les fournissent; ce n'est qu'en satisfaisant à ces indications, qu'on peut prévenir ou remédier aux désordres qu'une telle dépravation peut porter dans les parties solides. Les matieres putrides qui ont passé des premieres voyes dans les vaisseaux, impriment aux humeurs leur caractere putride, la corruption s'étend, & la malignité s'accroît avec la pourriture.

Cette malignité irrite les parties solides, elle excite & entretient la fiévre, elle attaque les esprits, trouble, affoiblit, intercepte leur mouvement; elle cause dans l'action des parties organiques de l'érétisme, du déréglement, de la débilité. Si elle se jette & se fixe sur quelques-unes de ces parties, elle y intercepte le cours de la circulation, elle produit des inflammations de mauvais caractere, qui dégénerent promptement en gangrenes, ou qui forment des abscès purulens & putrides. Tels sont les différens désordres que nous avons à redouter de la malignité, qui naît des progrès de la dépravation spontanée des humeurs dans les fiévres putrides.

Indications curatives de la fiévre putride.

Les indications curatives qu'on a à remplir, sont de s'opposer à ces progrès, & d'évacuer les sucs corrompus à mesure qu'ils se multiplient par la contagion putride qui se communique aux humeurs. On doit arrêter, autant qu'on peut, les progrès de la pourriture par les remedes qu'on connoît qui s'opposent le plus à l'accroissement d'une dépravation si nuisible. On évacue les sucs corrompus par les voyes qu'ils semblent déja choisir eux-mêmes pour s'échapper: Quelquefois c'est par les sueurs; alors on provoque, ou entretient cette évacuation plus ou moins (selon qu'elle est plus ou moins considérable, & que le malade peut la supporter) par l'usage des diaphorétiques appropriés aux accidens de la maladie : D'autres fois c'est par les urines, qui alors deviennent fœtides presqu'aussi-tôt qu'elles sont sorties ; dans ce cas, on doit avoir recours aux diurétiques acéteux, aux acides minéraux, & aux sels fixes neutres les plus apéritifs, les moins âcres, & particulierement au cristal minéral & aux sels tartareux aigrelets, entr'autres ceux qu'on tire des végétaux par la Chymie hydraulique : Mais ordinairement c'est par la voye des selles que cette évacuation est indiquée, ce qu'on apperçoit facilement par des déjections fluides & fort fétides, & par la facilité avec laquelle on provoque ces déjections, pour le peu qu'on les excite par des remedes purgatifs. Or, il faut être très-attentif à entretenir par ces remedes l'évacuation des sucs putrides qui se forment continuellement ; autrement la masse des humeurs s'en trouvera si infectée, la pourriture fera tant de progrès, & la malignité parviendra à un si haut dégré, qu'il n'est pas possible que le malade ne succombe aux désordres & aux accidens de la maladie ; surtout si les matieres qui l'ont fait éclore étoient déja fort dépravées & fort malignes. Il est encore très-avantageux de seconder ces évacuations par l'usage des vésicatoires: L'irritation que causent ces remedes, déterminent les substances malignes à se fixer à la partie où ils sont appliqués; on peut par-là prévenir des dépôts mortels, lorsqu'on craint que ces subbstances ne se jettent sur quelques parties intérieures.

Circonspection sur l'usage de la saignée dans ces fiévres.

La saignée n'est qu'un remede conditionnel dans les fiévres putrides; car la cure de ces maladies pourroit souvent s'accomplir parfaitement sans ce remede, surtout lorsque la dissolution putride est fort considérable, parce que cette dissolution dégarnit beaucoup la masse des humeurs de sa partie rouge; ce qui tient lieu, quelquefois même beaucoup plus qu'il ne faut, de la spoliation que procure la saignée.

Cas où la saignée est utile dans les fiévres putrides.

Les saignées ne sont indiquées que dans le commencement de la maladie, lorsque la partie rouge abonde, qu'il est nécessaire de faciliter le jeu des arteres, d'assouplir & relâcher leurs parois, & de faciliter l'action des secrétions, & lorsque l'inflammation que la fiévre excite dans les humeurs est fort considérable, ce qu'on remarque par l'humeur glaireuse, qui alors forme sur le sang qu'on tire par la saignée, une coëne fort épaisse & fort dure; mais dans ce cas même, la saignée doit être prescrite avec beaucoup de prudence, parce que cette disposition du sang s'oppose à la pourriture, & tend à la coction purulente, qui enveloppe les matieres putrides, & peut terminer heureusement la maladie: On doit donc craindre d'intervertir, par d'abondantes saignées, cette opération salutaire de la nature, en contribuant avec la pourriture à débiliter à l'excès l'action des solides. Mais on ne peut retenir les Médecins sur l'usage de ce remede; l'habitude les entraîne, ils le poussent souvent si loin, que lorsqu'il arrive ensuite des redoublemens où les malades sont prêts à succomber sous les accidens, on est obligé de recourir aux cordiaux les plus vifs, pour réveiller & ranimer les forces.

Pernicieux usage des saignées de précaution dans ces maladies.

Les saignées qu'on a coutume de prescrire sans indication, & seulement par prévoyance dans le dessein de prévenir des accidens que l'on pense qui pourroient arriver, sont très-suspectes; parce que les accidens qui surviennent dans les fiévres putrides malignes, & dans toute autre fiévre maligne, par l'excès de la malignité de la cause de la maladie, même les inflammations, ne peuvent être ni prévenus ni combattus par la saignée; & que souvent, outre les accidens que l'on craint, il en arrive d'autres que ces saignées occasionnent ou rendent mortels, comme nous le remarquerons dans la suite.

Pourquoi on prodigue si fort la saignée.

Cependant on s'est imaginé dans ce siécle, surtout depuis qu'on a mis les saignées du pied à la mode, que ce remede est propre pour prévenir ou pour dissiper tous les accidens qui arrivent dans les fiévres, & particulierement ceux qui attaquent le cerveau. Un jeune Seigneur tomba malade de la petive vérole, je le saignai deux fois avant l'éruption: On appella en consultation trois Médecins de la plus haute réputation: La fiévre étoit fort vive, & accompagnée de symptômes ordinaires qui annoncent la petite vérole. Lorsque l'éruption parût, le malade commença

Observation à cet égard.

à rendre par la voye des selles, à l'aide des lavemens, des matieres fort brunes & fort fétides: Elles continuerent pendant le premier & le second jour de l'éruption à paroître avec les mêmes caracteres. Au bout de ces deux jours, il tomba dans un assoupissement, avec un tel accablement, qu'il n'avoit plus ni mouvement ni connoissance: Cet état effrayant fut attribué, suivant le préjugé ordinaire & dominant, à une inflammation du cerveau, pour laquel-quel on prescrivit la saignée du pied. Je fis mes représentations contre ce remede qui alloit achever d'éteindre la vie du malade; je leur parlai de la dépravation putride que j'avois remarquée, & qui sûrement étoit la cause de cet état; une telle idée parût fort étrange: Ils persisterent pour la saignée, parce que cet état d'abbattement ne leur paroissoit dépendre que de l'embarras du cerveau. Mais les personnes qui s'intéressoient à la vie du malade avoient été plus sensibles à mes raisons qu'à leur opinion; le funeste événement que j'assurai devoir arriver par la saignée, & le succès que je promettois, si on avoit recours à la purgation, formoient une opposition qui rendoit la saignée si redoutable, qu'on n'acquiesca pas aveuglement à la décision des Consultans: On sçavoit l'intérêt que je prenois au malade, & l'état de foiblesse & d'abbattement où il étoit, inspiroit une grande répugnance pour ce remede. Les Médecins consulterent eux-mêmes leur prudence, ils n'étoient pas sûrs que le malade ne périt dans la saignée, & mon opposition les rendoit comptables de l'événement: Cependant ils ne pouvoient acquiescer à la purgation; ils m'opposerent que dans le tems de la fiévre & de l'éruption, un purgatif ne convenoit pas; ils ajouterent même que ce remede pouvoit occasionner une diarrhée: Langage qui marquoit assez combien ils étoient éloignés de l'idée que l'on doit avoir de la nature, des effets & du traitement d'une maladie putride; car l'accident mortel qu'ils redoutoient, n'arrive ordinairement que parce qu'on ne prévient pas par la purgation dès les premiers indices de la dissolution putride, une colliquation ou une fonte générale des humeurs, qui produit dans les petites véroles putrides, & dans les autres fiévres putrides, ces fluxs de ventre abondans, qui ne laissent plus de ressource pour la vie des malades. Aussi toute ma réponse se borna-t'elle à leur dire, que je ne craignois pas une diarrhée causée par un purgatif; mais que je défiois les plus fameux Praticiens de remédier à celles qui arrivent faute de les avoir prévenues par la purgation. Un de ces Médecins fort éclairé, & fort attaché à la famille du malade, sentit l'indication que nous avions à remplir; mais il fallut prendre une sorte de tempérament qui réunit tous les suffrages en faveur de la purgation, & quoiqu'il fut peu convenable dans un cas si pressant; il me suffisoit pour agir à propos; on me dit que si la fievre se rallentissoit, je pourrois faire ce que j'avois proposé. Cette décision conditionnelle n'étoit qu'une maniere d'acquiescer qui ne devoit pas tirer à conséquence. En effet, je me déterminai aussi-tôt qu'ils furent sortis de la chambre du malade, à dissoudre quatre grains de tartre stibié dans huis verres d'eau; j'en fis prendre ſur le champ un verre au malade, les autres verres furent diſtribués de demie-heure en demie-heure. A peine le ſecond verre fut-il pris, que le malade évacua une grande quantité de matieres très-fétides; car c'eſt un des caractere des fiévres vraiment putrides, que d'obéir très-facilement aux purgatifs. Après cette évacuation, le malade commença à ouvrir les yeux; on continua à faire prendre le remede qui opéra avec un tel ſuccès, que la parole, la connoiſſance, le mouvement, les forces revinrent bien-tôt: Ce changement fut ſi prompt, qu'au dernieres évacuations, le malade pouvoit s'aſſeoir ſur le baſſin, & que les Médecins trouverent à leur retour l'accident entierement diſſipé. Ils furent ſi contens de ce ſuccès, qu'ils convinrent qu'on continueroit la purgation tant qu'elle ſeroit indiquée par la facilité des évacuations, & la mauvaiſe qualité des matieres: L'éruption ſe fit parfaitement, & le malade étoit très-bien; mais lorſque la fiévre de la ſuppuration s'alluma, on crût qu'il falloit ſuſpendre la purgation; les matieres étoient toujours trésmauvaises. Je fis remarquer que le parti qu'on prenoit étoit dangereux, & on en fut assuré par l'événement; car deux jours après que les évacuations furent interrompuës, la tête commença à s'embarrasser, le pouls se concentra, le malade étoit dans un délire comateux. Je pressai de nouveau les Consultans à revenir au plûtôt aux purgatifs; mais le plus ancien de ces Médecins ne vouloit pas se prêter à cette conduite, qu'il trouvoit entierement opposée à l'usage. Cependant l'état du malade l'embarrassoit; il sentoit bien que je ne consentirois jamais à la saignée du pied, qui est si usitée en pareil cas; d'ailleurs il me voyoit déterminé à évacuer le malade malgré sa répugnance, & ce fut principalement cette résolution qui lui arracha son suffrage. La purgation dissipa, comme la premiere fois, tous les accidens, la fiévre ne parût plus un obstacle à cette évacuation, on la continua jusqu'à la fin de la maladie; parce que la qualité des matieres, & l'opération aisée des purgatifs présentoient toujours la même indication, & en y satisfaisant complettement, même pendant une partie de la convalescence, le malade fut enfin délivré de la maladie & de toutes les suites qu'elle pouvoit entraîner après elle.

Effets d'une grande dépravation putride: Observation.

La dépravation putride parvenue à un haut dégré dans les premieres voyes, peut faire éclore tous les symptômes d'une fiévre ardente; en voici un exemple bien sensible. Le Cocher de M. le Comte du Luc fut saisi d'une fiévre violente, avec une diarrhée & une anxiété extrême; les déjections étoient noires, d'une puanteur insupportable, avec une acrimonie brûlante, & une soif intolérable; il entroit lors de l'exacerbération, dans des agitations violentes, & des impatiences qui alloient jusqu'à l'emportement: On sentoit en lui touchant la peau, une chaleur ardente & âcre. Sa soif étoit si pressante, qu'il devenoit furieux, lorsqu'on ne lui donnoit pas à boire aussi-tôt qu'il en demandoit: Quand on approchoit de lui avec le pot pour lui verser à boire dans un gobelet, il saisissoit le pot même avec précipitation, & quelque promesse qu'on lui fît de ne le point laisser manquer de boisson, il ne le rendoit qu'après l'avoir vuidé. Le ſujet étoit jeune & vigoureux; je le fis ſaigner ſept fois en trois jours; mais ne devant pas retarder l'évacuation des matieres putrides qui ſéjournoient dans les premieres voyes, & ſans doute dans la véſicule de la bile, je lui fis prendre trois fois l'émétique, tantôt ſeul, tantôt avec de la manne, dans l'eſpace des jours mêmes qu'il fut ſaigné. On le ſaignoit dans le commencement & dans le fort du redoublement qui arrivoit chaque jour, & on le purgeoit à la fin & dans le tems de la rémiſſion. Par cette conduite, la maladie qui avoit parû ſi formidable, céda fort promptement à cette méthode. Cependant quand la maſſe du ſang ſe trouve fort infectée de ſubſtances putréfactives, elles cauſent ordinairement dans les humeurs une putré-faction qu'elles entretiennent pendant longtems, & quelquefois cette dépravation ne ceſſe qu'après que toutes les humeurs qui en ſont ſuſceptibles ont été ſucceſſivement détruites; j'ai vû en effet des maladies de ce genre durer pendant pluſieurs mois, & j'étois très-attentif à entretenir les évacuations, à mesure que la contagion putride des humeurs produisoit des matieres corrompues, & que le ventre continuoit d'obéir avec facilité aux plus doux purgatifs:

Insuffisance de préceptes des Auteurs pour la cure des fiévres putrides.

Lorsque je commençai à pratiquer, je n'avois sur ces maladies que de fausses idées que j'avois puisées dans les livres : Je purgeois, à la vérité, comme il est recommandé par les Maîtres de l'Art, lorsque je soupçonnois des matieres vicieuses retenues dans les premieres voyes; mais après avoir satisfait à cette indication, je ne connoissois plus aucune regle sur l'usage de la purgation dans les fiévres avant le déclin de ces maladies, surtout avant les coctions si respectées avec raison par les anciens Praticiens, mais qu'ils établissent indistinctement dans toutes les fiévres continues. Ils nous défendent de purger dans le commencement des maladies aiguës, si ce n'est dans le cas d'orgasme ou de turgescence, c'est-à-dire, lorsque la nature tend elle-même à évacuer les humeurs vicieuses; mais ils nous avertissent que ce cas est rare; Ce précepte vague, confus &

obscur, n'a été ni approfondi, ni déterminé, on est sans cesse exposé à des méprises funestes; tantôt il se présente des évacuations qui se font par irritation, & qui paroissent indiquer la purgation; tantôt il n'y a pas d'évacuations, quoiqu'il y ait des dispositions pressantes pour la purgation; tantôt la masse des humeurs est mise en dissolution par des substances qui ne sont pas putrides, & qui causent des évacuations qui épuisent les malades, & contre lesquelles les purgatifs ne conviennent pas; tantôt la dissolution putride ne commence à se déclarer que par des évacuations excessives que l'on craint d'augmenter par la purgation, & de faire périr le malade; tantôt des fiévres sont susceptibles d'une coction qu'on pourroit troubler par l'usage des purgatifs; tantôt elles n'en sont pas susceptibles, & ne présentent point dans aucun de leurs tems, d'indication pour la purgation. Dans toute cette diversité, on voit les Praticiens tenir toujours à peu près la même conduite, qui est de préparer par d'abondantes saignées la voye aux purgatifs. Ils ne tirent point d'indications de la nature

Conduite qu'on tient ordinairement dans la cure des fiévres.

de la maladie : On est convenu qu'il faut multiplier plus ou moins la saignée, selon que la fiévre est plus ou moins forte, plus ou moins longue, & qu'elle est accompagnée plus ou moins d'accidens qui paroissent dépendre d'embarras de circulation ou du trouble des esprits animaux, qu'il faut la préférer dans tous ces cas aux purgatifs, tant que le malade peut la soutenir. Lorsqu'on est amplement satisfait sur le nombre des saignées, ou que l'on croit qu'il faut en réserver quelques-unes pour y avoir recours dans un autre tems en cas de besoin, ce remede cede la place à la purgation qu'on répete plus ou moins, selon que la fiévre fournit des intervalles favorables, & selon qu'elle dure plus ou moins longtems, & que la bile paroît s'évacuer. Ainsi c'est la durée, la force, les circonstances de la maladie, & la présence des accidens qui dirigent & qui varient cette conduite, & non des indications tirées de la nature même de la maladie, ou de la source des accidens.

Défaut de cette conduite.

Les sens suffisent pour saisir toutes ces apparences extérieures, qui par une espece de convention, tiennent lieu d'indications dans la cure des fiévres ; mais l'incertitude, l'erreur, les mépriſes continuelles ſont inſéparables d'une telle conduite. Plus on avance dans l'exercice de la Médecine, plus on s'apperçoit, ſi on reſléchit ſur les événemens, de l'infidélité de cet art, & plus on ſent la néceſſité de l'approfondir, pour découvrir, s'il eſt poſſible, des fondemens ſolides. Mais plus on les cherche, plus on apperçoît qu'il faut, pour y parvenir, pénétrer profondement dans la Phyſique du corps humain, des maladies & des remedes, pour apprécier enſuite les dogmes & l'expérience que les Maîtres de l'Art nous ont tranſmis, & pour ne pas nous livrer aveuglement aux méthodes des Praticiens de routine, ni aux opinions des inventeurs de ſyſtèmes hypotétiques.

CHAPITRE

CHAPITRE X.

DES INDICATIONS pour les Saignées abondantes dans les Maladies inflammatoires.

I.

Objet particulier de ce Chapitre.

NOus avons déja parlé amplement en divers endroits de cet Ouvrage, des effets de la Saignée dans les maladies inflammatoires; c'eſt-à-dire, dans la fiévre, qui eſt une inflammation générale des humeurs, & dans les inflammations particulieres qui arrivent aux différentes parties extérieures ou intérieures du corps. Lorſque nous avons parlé des effets de la ſaignée dans ces maladies, nous avons expoſé les indications qu'elles préſentent par elles-mêmes, & le rapport de ces indications avec les effets de la ſaignée. Il ne nous reſte ici qu'à marquer s'il eſt poſſible, l'étendue de ces indications, par l'uſage ou l'expérience des Praticiens,

X

& par la nature ou le méchanisme de la guérison de ce genre de maladies. Mais nous ne pouvons envisager ici ces maladies, que dans leur état le plus simple ; c'est-à-dire, comme purement inflammatoires, & non pas comme fiévre & inflammation généralement parlant ; car la diversité des complications de maladies qui se joignent aux fiévres & aux inflammations, apporte une variété infinie dans la cure de telles maladies : Ainsi nous nous tromperions beaucoup, si nous nous réglions dans l'usage de la saignée sur les noms vagues & généraux de fiévres & d'inflammations. L'état inflammatoire qui est commun, mais à différens dégrés à tous ces genres de maladies, doit souvent y être si peu l'objet de la cure de ces mêmes maladies, qu'on doit bien se garder de les traiter comme fiévre ou comme inflammation ; parce qu'alors la fiévre ou l'inflammation n'est pas ce qu'il y a de redoutable, & que souvent c'est même ce qu'il y a de plus avantageux. Or, il ne nous est pas possible d'entrer présentement dans ces détails, ils sont trop étendus &

trop nombreux ; ce sont des matieres qui doivent être traitées séparément, parce qu'il ne suffit pas de les envisager simplement par un côté, c'est-à-dire, simplement par rapport à la saignée, il faut de plus découvrir toutes les indications que chacune de ces maladies présente, afin de s'y conformer, en satisfaisant avec discernement aux unes & aux autres. Ce n'est donc que dans les cas simples, où la saignée est fréquemment indiquée, qu'on peut faire en général quelques remarques sur la quantité des saignées qui y conviennent. (*a*)

(*a*) Je m'étois plus étendu dans le Traité de l'Art de guérir par la saignée, sur différentes maladies ; mais je m'étois fixé à des indications trop vagues, trop générales, & par conséquent infideles, entr'autres dans les fiévres putrides dont j'ai parlé à la fin du Chapitre précedent, dans les fiévres malignes, dans la petite vérole, dans les fiévres intermittentes, &c. D'ailleurs, je suis entré dans un détail plus circonstancié sur l'inflammation, sur les playes, sur la gangrene dans mon Traité de la Suppuration, & dans mon Traité de la Gangrene ; & je me propose d'étendre dans la suite mes recherches sur les différens genres de fiévres compliquées, sur les différens genres d'éruptions fébriles, & sur les différentes especes d'inflammations particulieres.

Les Médecins ne conviennent pas entre eux sur la quantité des saignées.

Quoique la saignée soit un des remedes les plus usités dans la Médecine, il n'y en a point sur lequel il y ait eû plus de variété & plus de contradictions dans les opinions des Médecins, sur lequel les Praticiens ayent plus d'incertitude & d'inconstance, & sur lequel on ait plus mal raisonné & plus mal observé, surtout par rapport à la quantité du sang qu'on doit tirer, dans les maladies où l'on croit que la saignée est le remede le plus essentiel, & celui qui doit être le plus répéré. En effet, qu'a-t'on établi & déterminé à cet égard, par le sçavoir & par la pratique? Rien. Les Médecins suivent chacun leur opinion ou leur fantaisie: On donne dans les excès opposés, & l'expérience semble autoriser également des pratiques si différentes; en sorte qu'on ne sçait pas, si réellement plus ou moins de saignées sont nécessaires, inutiles ou nuisibles. Voilà le produit de toutes les idées des Médecins les plus célebres, de différens tems & de différentes Nations; c'est ce que nous allons prouver par leur doctrine & par leurs observations. Ce détail est nécessaire pour nous délivrer des préjugés qui nous ont été ſuggérés par les Maîtres qui nous ont inſtruits, par la réputation des fameux Praticiens & des Auteurs célebres, par l'uſage des différens tems & des différentes Nations.

I I.

Parmi les Auteurs qui ont voulu déterminer la quantité de ſang qu'on peut tirer dans une maladie où la ſaignée doit être portée le plus loin qu'il eſt poſſible, ſans préjudicier à la vie du malade, Riolan a été un de ceux qui ſe ſont expliqués le plus clairement. La voye qu'il prend pour déterminer la quantité de ſang qu'on peut tirer à un malade, eſt bien ſimple. Il eſtime combien un homme peut avoir de ſang (c'eſt-à-dire, de liquide dans les vaiſſeaux ſanguins) & il décide qu'on peut en tirer la moitié. Ainſi il croit qu'on peut en tirer ſûrement & fort avantageuſement, quinze livres d'un Allemand ou d'un Flamand, dans une fiévre continue violente, parce qu'on préſume qu'il a trente livres de ſang. Mais il borne cette évacuation à dix livres pour un

Sentiment de Riolan ſur la quantité des ſaignées.

François, parce qu'il ne lui accorde que vingt livres de sang, (*a*) Il établit apparemment cette différence sur ce que les hommes ont plus de corpulence en Allemagne & en Flandre, qu'en France. Mais est-ce par la corpulence qu'on peut déterminer la quantité du sang qu'il y a dans chaque homme? Cette regle sûrement seroit très-fausse; car les hommes gras & pituiteux qui ont le plus de corpulence, ne sont pas ceux qui ont le plus de sang, ni ceux qui ont le plus de vigueur & d'activité. D'ailleurs, il ne suffit pas de déterminer combien les vaisseaux sanguins de chaque homme contiennent de liquide; il faut sçavoir de plus si ce liquide abonde plus ou moins en partie rouge ou en sang proprement dit; car la masse du sang peut être égale dans deux hommes, où dans l'un elle seroit si peu fournie de partie rouge, qu'à peine y en auroit-il suffisamment pour satisfaire aux fonctions du corps, tandis que dans l'autre, cette masse en seroit beaucoup plus garnie qu'il ne faudroit, dans une maladie où l'a-

Erreur de cet Auteur.

(*a*) Enchir. Anat. pag. 224.

bondance de cette partie rouge pourroît être fort nuisible. Dans un homme même qui depuis peu auroit été beaucoup saigné, ou qui auroit supporté une grande hémorrhagie, les vaisseaux sanguins pourroient être aussi remplis de liquide qu'ils l'étoient avant ces évacuations : Or, devroit-on conclure de-là qu'on pourroit encore lui retrancher la moitié de la masse de son sang, & qu'aussi-tôt que ces vaisseaux seroient remplis, on pourroit utilement dans la récidive d'une fiévre, répéter de nouveau la même évacuation, &c. ? Ce n'est donc pas par le volume de la masse du sang, ou par la quantité du liquide renfermé dans les vaisseaux sanguins, qu'on peut régler le nombre des saignées que l'on doit faire à un malade.

Fausses raisons qu'on allegue en faveur des saignées abondantes.

Voilà cependant quelle a été, surtout depuis la découverte de la circulation du sang, jusqu'aujourd'hui, la doctrine des Médecins, pour autoriser les saignées abondantes. Leurs vûes se réduisent à rendre la circulation du sang très-libre, à prévenir les embarras & les ruptures des vaisseaux; & rien n'a parû mieux satisfaire à ces vûes, que de les désemplir beaucoup ; alors l'imagination représentant ces vaisseaux à demi pleins & déchargés de la moitié de leur fardeau, on pense que ces mêmes vaisseaux peuvent maîtriser facilement le reste du liquide qu'ils renferment, & qui trouve dans ces vaisseaux un espace beaucoup plus étendu, où il peut se mouvoir avec beaucoup de liberté. Il n'est pas nécessaire d'avoir étudié en Médecine, pour former ces raisonnemens : De pareilles idées peuvent se présenter à tous les hommes, surtout aux hommes les moins instruits, parce que l'imagination qui les fournit à l'esprit, même malgré lui, n'est point troublée par des connoissances qui pourroient contrarier des idées si claires, si simples & si communes ; ainsi pour cette partie de la Médecine, il ne falloit point de livres, l'imagination suffisoit à chaque Praticien pour le conduire dans l'administration de la saignée. Les malades qui en voyant couler leur sang respectoient le phantôme du sçavoir, auroient été bien étonnés, si on leur avoit appris que les Médecins, même les Médecins les plus imposans par leur réputation, ne différoient des autres hommes que par la hardiesse de verser le sang, & d'épuiser les forces presque jusqu'à extinction de la vie, présumant toujours qu'un tel remede peut être salutaire, tant que le malade respire; parce qu'ils sont très-persuadés que plus ils abbattent les forces du corps en répandant le sang, plus ils croyent soulager les vaisseaux & les faire dominer sur les liquides qui y circulent. Ils n'avoient pas même apperçû que le principal effet des saignées multipliées, est de débiliter l'action organique de ces vaisseaux, & de rallentir le mouvement de la circulation. Ils pensoient seulement qu'en procurant au sang, par cette évacuation, un prétendu vuide dans les vaisseaux, il pouvoit les parcourir plus librement. Pour empêcher de mourir, il suffit, selon eux, d'entretenir & de faciliter par la saignée la circulation du sang, & on ne peut mieux y réussir qu'en la multipliant beaucoup; il vaut mieux, dit-on, que le malade meure par ce remede, que par la maladie, parce qu'il vaut mieux le défendre contre la mort par un remede qui peut le faire succomber, que de l'abandonner à ſon ſort. Toutes les autres opérations de l'œconomie animale dans leſquelles pouvoit conſiſter le méchaniſme de la guériſon des maladies, & qui exigeoient le ménagement des forces, étoient entierement ignorées, troublées & débilitées par ces Médecins, qui ne penſoient qu'à aſſurer la circulation par l'effuſion du ſang. Lorſqu'un malade qui avoit ſoutenu quinze ou vingt ſaignées, & plus, échappoit de ſa maladie, & de cès nombreuſes ſaignées, le Médecin admiroit ſon courage, & trouvoit dans un tel ſuccès, une expérience qui favoriſoit ſes erreurs.

On n'a donné aucune raiſon ſolide pour autoriſer les ſaignées abondantes.

Ainſi, tous les raiſonnemens ſur leſquels les Médecins ont établi la néceſſité des ſaignées abondantes, étant évidemment faux, & leurs obſervations infideles & contredites par celles des autres Praticiens, il faut regarder comme nul tout ce que l'on a avancé, pour prouver la néceſſité des ſaignées abondantes, ou pour les proſcrire. Nous allons cependant rapporter ici la diverſité des ſentimens & des uſages des Médecins de différens ſiécles & de différens Pays, afin de n'être point ſubjugués par l'autorité des Praticiens, dont les témoignages s'entre-détruiſent les uns les autres.

Diverſité de ſentimens des Auteurs ſur la quantité de ſang qu'on doit tirer aux hommes de différentes régions.

Riolan cite dans le même endroit pluſieurs Auteurs, ſur l'uſage des fréquentes ſaignées chez les différentes Nations. » *Valeriola*, dit-il, remarque que dans les régions chaudes, » on doit être auſſi retenu ſur la ſaignée, qu'on doit peu la ménager » dans les régions froides, & que par » cette raiſon, on doit ſaigner beaucoup plus abondamment les Allemands & les François, que les Eſpagnols, les Maures & les Aſiatiques. Mais aujourd'hui on voit » au contraire que les Allemands, les » Flamands, les Anglois, & les autres » peuples Septentrionaux, redoutent » autant la ſaignée, que les Eſpagnols & les François ſont portés » à répandre le ſang avec profuſion. Galien veut qu'on tire peu de » ſang à ceux qui ont la chair blanche, molle & tendre, tels que ſont » les François; & il dit que les » Nations Septentrionales ſupportent » difficilement les ſaignées abondantes, & qu'il en eſt de même des

Celui de Valeriola.

Celui de Galien.

» Ægyptiens ; mais que ceux qui ha-
» bitent les régions moyennes entre
» celles-là, les ſoutiennent mieux ;
» ainſi il ne penſe pas qu'on doive
» faire de grandes ſaignées à ceux qui
» habitent les Pays Septentrionaux, &
» qu'on ne doit pas, par exemple,
» leur tirer deux ou trois livres de
» ſang en une ſaignée ; cependant il
» ne prétend pas qu'on doive s'abſte-
» nir de les ſaigner. Il a même ob-
» ſervé qu'en Angleterre, en Alle-
» magne, dans les Pays-Bas, où les
» ſaignées ſont peu fréquentes, ſur-
» tout en Allemagne, où les malades
» abandonnés à la chaleur exceſſive
» des fiévres ardentes, ſans qu'on leur
» tire du ſang, ou très-peu, périſſent
» ſuffoqués d'apoplexie, ou tombent
» en paralyſie ou dans d'autres mala-
» dies longues & incurables ; d'autant
» plus que les hommes de cette Na-
» tion ſe livrent à boire & à manger
» continuellement, & avec voracité,
» & que, comme les Anglois, ils ſont
» plus adonnés à l'uſage de la vian-
» de que les autres Nations, qu'ils
» ont plus beſoin de la ſaignée, &
» qu'elle leur eſt très-avantageuſe. J'ai
» en effet remarqué, dit Riolan, que

» dans des cas preſſans, elle leur a été » fort ſalutaire.

» Il paroît par toutes les hiſtoires » des maladies rapportées dans les » véritables Ecrits d'Hippocrate, & » dans ceux qu'on lui attribue, que » ce grand homme avoit rarement » recours à la ſaignée : On voit ſeu- » lement qu'il ſaigna *Anaxion* le hui- » tiéme jour d'une pleuréſie. Mais, ſe- » lon Galien, Hippocrate ne rap- » porte cet exemple, que comme un » cas remarquable, attendu qu'ordi- » nairement il ne preſcrivoit plus la » ſaignée après le quatriéme jour de » maladie, & que pour lors il ne fait » pas mention de ce remede, étant » employé ſelon l'uſage ordinaire.

Obſervation de Riolan ſur Hippocrate.

Il ſemble, dit Duret, qu'Hippocrate bornoit ſa Médecine aux clyſteres & à la diette, & qu'il avoit rarement recours aux purgatifs. Mais Riolan rejette cette idée, il ne lui paroît pas vraiſemblable qu'Hippocrate reſtât auprès de ſes malades comme un ſpectateur oiſif, occupé à obſerver la nature, ſans adminiſtrer de remedes, ou très-peu, de crainte de la troubler ; puiſqu'il parle au contraire de la ſaignée comme du principal remede, par lequel on doit commencer la cure des maladies, & qui dans les pleurésies doit être continué jusqu'à ce que le sang change de couleur; il est certain d'ailleurs qu'Hyppocrate même ordonne la saignée jusqu'à défaillance, (*a*)

Sentiment de Forestus & de Plater.

Forestus dit qu'en Hollande & en Allemagne, qui sont des régions fort froides & humides, on doit moins tirer de sang qu'en Italie & en Espagne. (*b*) Ce Médecin, avant que de se fixer en Hollande, avoit pratiqué en Italie & dans le centre de la France, & on voit dans ses observations, qu'il étoit dans tous ces différens Pays également retenu sur l'usage de la saignée; car dans les fiévres continues de quatorze jours & plus, il n'avoit ordinairement recours qu'une fois ou deux à ce remede. Plater qui pratiquoit en Suisse, ne portoit pas plus loin la saignée, même dans les fiévres ardentes.

Celui d'Hoffman.

Fréderic Hoffman, quoique fort instruit de la doctrine des Médecins Grecs, étoit fort modéré aussi sur

(*a*) Riolan. Enchirid. Anat. pag. 522. ad 529.

(*b*) Lib. 1. Observat. 12. in Schol.

l'usage de la saignée. On voit dans Sydenham la même circonspection dans l'administration de ce remede dans les fiévres: L'expérience où la pratique des Médecins de quelques autres Nations n'ont point inspiré à ces Praticiens, le goût ou l'instinct de verser le sang avec profusion. *Amatus* qui exerçoit en Portugal dans le seiziéme siecle, ne faisoit ordinairement dans les fiévres qu'une saignée plus ou moins grande, selon le tempérament du malade, & la violence de la maladie.

Celui de Sydenham.

Celui d'Amatus.

Primerose dit qu'on ne peut donner de regles sur la quantité du sang qu'on doit tirer dans les maladies, que c'est aux Médecins qui traitent les malades à en décider, que les Anciens tiroient jusqu'à trois livres de sang, ou jusqu'à défaillance, que Galien en a tiré jusqu'à six livres, & qu'Avicenne dit qu'on peut en tirer jusqu'à dix livres en un même jour, ou jusqu'à la mort du malade.

Celui de Primerose.

Celui d'Avicenne.

Si l'Art ne peut pas donner de regles sur la quantité de sang qu'on doit tirer dans les différentes maladies, selon la nature & la violence de ces maladies, & selon la constitution des malades, où les Praticiens

Les connoissances de l'Art ont été insuffisantes pour régler la quantité du sang qu'on doit tirer dans les maladies.

puiſeront-ils les connoiſſances néceſ-ceſſaires pour en décider ? Car ſi l'Art fourniſſoit ces connoiſſances, s'il avoit pû, dis-je, établir clairement des indications qui marquaſſent le beſoin de tirer plus ou moins de ſang, il pourroit de même déterminer à peu près les cas où l'on doit tirer telle ou telle quantité de ſang, & alors le Médecin pourroit, à l'inſpection du malade & de la maladie, ſe déterminer par des connoiſſances exactes, à répandre du ſang plus ou moins abondamment. Au défaut de ces connoiſſances, il ne peut ſe décider qu'aveuglement, ſelon l'uſage des fameux Praticiens du Pays, ou ſelon les préventions que ſon imagination lui ſuggere, ou ſelon les ſentimens des Auteurs qui lui en impoſent le plus. Auſſi voit-on ſur ce ſujet une variété étonnante dans la conduite des Médecins.

Opinion généralement reçue ſur l'uſage de la ſaignée.

Il faut avouer cependant que les Médecins conviennent en général qu'il y a des maladies où il faut ſaigner plus abondamment que dans d'autres; mais ces préceptes généraux ſont ſi vagues, que dans ces différentes maladies mêmes, ils tombent dans les excès les plus opposés : On voit même avec surprise que presque dans tous les Auteurs qui traitent de la cure de la même maladie, la saignée y est prescrite avec une telle irrégularité, qu'on ne sçait pas même si c'est une ou plusieurs saignées qu'on propose : Il semble que dans l'exposition des indications & des regles du traitement d'une maladie, doubler un remede, le tripler, le quadrupler, &c. ne méritoit pas l'attention des Auteurs. En effet, rien n'est plus rare que de trouver dans les Livres la suite du progrès, de l'état & des accidens d'une maladie, qui peuvent indiquer journellement les saignées qu'il convient de faire pendant le cours de cette maladie ; en sorte que dans une multitude innombrable de Livres de Médecine, les jeunes Praticiens n'y trouvent aucune instruction sur l'usage de ce remede, qui est souvent le principal secours qu'il doit administrer au malade. Ce n'est presque jamais que dans les observations ou les histoires particulieres des cures de maladies, communiquées par les Praticiens mêmes qui ont traité ces maladies, qu'on trouve quelquefois le récit du nombre de ſaignées qu'ils ont preſcrites; mais on voit en même tems, dans ces récits, une différence extrême à cet égard dans la conduite des Médecins. Voici à peu près les regles les plus remarquables qu'on trouve dans les Auteurs les plus recommandables.

Sentiment de Valerius Martinius ſur la quantité de ſaignées dans les inflammations.

Valerius Martinius (*a*) dit que dans les grandes fluxions [ou inflammations] qu'on doit combattre par la ſaignée, on en fera deux le premier jour, une le ſecond, & une autre le troiſiéme; mais que s'il y avoit une grande plénitude, & en même tems une grande inflammation, il faudroit non-ſeulement ſaigner deux fois dans un même jour, mais trois fois, quatre fois & plus. Galien permet, dit le même Auteur, de tirer juſqu'à une cotyle, ou environ douze onces de ſang au plus, à un enfant de quatorze ans dans les maladies inflammatoires aigues, telles que l'eſquinancie & la pleuréſie, & ſi une ſeconde ſaignée eſt néceſſaire, il la borne à une demi-cotyle. C'étoit l'uſage des Anciens, lorſqu'ils répétoient la ſaignée, de

Celui de Galien dans les mêmes maladies.

[a] De ſanguin. educt lib. 3. cap. 20.

tirer moins de ſang dans la ſeconde que dans la premiere, & moins dans la troiſiéme que dans la ſeconde. On voit un exemple de cet uſage dans Galien, (*a*) qui tira trente-ſix onces de ſang à une fébricitante en trois jours. La premiere ſaignée fut de ſeize onces, la ſeconde de douze onces, la troiſiéme de huit onces.

Celui de Foreſtus dans les fiévres ardentes.

Foreſtus (*b*) reconnoiſſant l'utilité de la ſaignée dans les fiévres ardentes, cite *Amatus*, qui dans une fiévre de ce genre, fit tirer huit onces de ſang, & le lendemain encore autant. Cependant *Foreſtus* ſe bornoit ordinairement à une petite ſaignée dans ces fiévres. Il rapporte ſeulement un exemple de deux petites ſaignées qu'il fit en pareil cas; & quoique cette pratique paroiſſe ne devoir pas réuſſir autant que celle des Médecins qui ſaignent abondamment dans ces maladies, elle doit cependant avoir des ſuccès fort ſéduiſans; car la ſaignée n'eſt point un remede curatif dans la fiévre; parce que la guériſon de ce genre de maladie s'opere par la nature même: Ce ne peut être que dans

La fiévre n'indique pas par elle-même la ſaignée.

[*a*] Comment. 3. in Epidem. l. 6. C. 29.
[*b*] Lib. 2. Obſervat. 20. in Schol.

la vûe de prévenir quelque accident ; qu'on doit prescrire ce remede ; & peut-être que souvent cette précaution n'est pas nécessaire. C'étoit l'idée de *Prosper Martianus*, qui a remarqué dans ses Commentaires sur Hippocrate, que ce grand Maître n'a jamais eû recours à la saignée contre la fiévre, en tant que fiévre simplement, parce que la fiévre n'est pas mortelle précisément par elle-même ; c'est une maladie par laquelle la nature se délivre d'une cause nuisible, & qui n'est dangereuse que par accident ; comme dans le cas d'une pléthore sanguine, où la saignée est nécessaire, ou dans le cas d'une complication de maladies ; & dans ce dernier cas, la saignée peut être utile ou nuisible, selon le genre de complication. M. Boerhaave tire de la fiévre même des indications pressantes pour la saignée ; mais comme on l'a démontré ci-devant, Chap. 7. art. 56. & Chap. 9. art 3. il établit ces indications sur une fausse théorie.

Sentiment de Sydenham dans les fiévres dépuratoires ou putrides.

Sidenham (*a*) se borne à une saignée dans les fiévres dépuratoires ;

[*a*] Sect. 1. cap. 4.

c'est-à-dire, dans les fiévres qui finissent par coction, lesquelles se terminent ordinairement le quatorziéme jour. Il pense seulement qu'on peut la répéter dans les tempéramens vigoureux & sanguins, dans ceux qui sont intempérans sur l'usage du vin ou de la bonne chere, & dans ceux qui ont le sang fort enflammé ; mais hors ces cas, il prétend qu'une seule saignée suffit. Il dit même (*a*) que quand il trouvoit des malades qui avoient supporté des évacuations de sang trop considérables, il ranimoit la fiévre par l'usage du diascordium pris en assez grande dose, seul, ou mêlé avec des eaux cordiales, afin de procurer par la fiévre même la coction qui doit terminer la maladie. Ainsi ce Médecin n'avoit pas intention, en prescrivant la saignée, de diminuer la fiévre, ni de débiliter les forces. Riolan (*b*) croit au contraire qu'il faut tirer dans ce même genre de fiévres la moi-

[*a*] Ibid.

(*b*) In febribus putridis continuis, etiam ardentibus, potest innoxiè ante septimum diem, pro vehementiâ febris, vel intra decimum quartum diem, dimidia quantitas demi. Itaque si Germanus vel Belgà (ex Plempio) habeat in corpore sanguinis libras tritié du sang du malade; c'est-à-dire, faire quinze ou vingt saignées en quatorze jours, & dans les fiévres ardentes, en tirer la même quantité avant le septiéme jour.

Celui d'Amatus dans les fiévres continues.

Amatus (*a*) rapporte un fait, dont on trouve peu d'exemples dans la pratique. Il dit que dans une fiévre putride, c'est-à-dire, du genre de celles dont on vient de parler, il fit tirer quatre livres de sang (48 onces) en une saignée, sans que le malade tombât en foiblesse, la fiévre cessa entiérement le lendemain. Mais il y a bien de l'apparence que cette fiévre n'étoit pas une véritable fiévre putride, comme on l'entend ordinairement, c'est-à-dire, une fiévre du genre de celles qui se terminent par coction, & qu'il l'a jugée putride, selon l'idée commune, par l'humeur glaireuse & coëneuse qui aura parû sur le sang. Mais cette humeur se trouve souvent dans des fiévres qui ne sont pas du

ginta, quindecim libræ securè & salutariter poterunt vacuari intrà terminos ipsos præscriptos. At nobis Gallis, qui vix viginti libras sanguinis habemus, decem tutò detrahi possunt. *Anatom. pag* 522.

(*a*) Cent. 3.

genre de celles qu'on a appellées putrides, & même dans des personnes qui n'ont pas de fiévre. Il y a tout lieu de croire au contraire que cette fiévre étoit du genre de celles qu'on a appellées synoches non putrides, lesquelles sont ordinairement causées par quelques sucs excrémenteux retenus, & se terminent assez ordinairement le quatriéme jour, non par coction, mais par simple défoecation ou dépuration de ces sucs excrémenteux que la fiévre allie à d'autres sucs qui les entraînent par les filtres excrétoires.

Mauvais usage chez les Anciens de la saignée jusqu'à défaillance dans les fiévres synoches non putrides.

C'étoit principalement dans ce genre de fiévre que les Anciens pratiquoient la saignée jusqu'à défaillance, & croyoient opérer par ces copieuses saignées la guérison de la maladie. (*a*)

Mais les fiévres de ce genre peuvent se terminer aussi promptement, sans ce remede extrême & même dangereux, qui d'ailleurs est fort irrégulier par rapport à la quantité de sang

(*a*) At in synocho non putri, per venæ sectionem subitò aliquando cessat febris..... verùm in Synocho putri plures expectamus crises. *Forestus lib.* 1. *obs.* 18, *in Schol.*

qu'on tire par de telles ſaignées ; puiſqu'il y a des perſonnes qui tombent en foibleſſe preſqu'auſſitôt que la veine eſt ouverte, & qu'il y en a d'autres, qui ſans ſe trouver mal, ſoutiendroient de très-grandes ſaignées, comme on le voit par l'exemple même que nous venons de rapporter, & comme je l'ai expérimenté pluſieurs fois dans l'eſquinancie, où je tirois dans une même ſaignée autant de ſang qu'il étoit poſſible, ce qui alloit quelquefois à deux ou trois livres. *Foreſtus* (*a*) donne un exemple remarquable de cette irrégularité qu'il a obſervée dans deux freres également robuſtes, dont l'un ſupportoit une ſaignée de deux livres, & l'autre n'en pouvoit pas ſoutenir une de quatre onces, ni quelquefois même de deux onces, ſans tomber en foibleſſe. Le précepte de tirer du ſang juſqu'à défaillance, eſt donc un précèpte abſurde ; mais il eſt de plus, fort dangereux, ſurtout par rapport aux perſonnes qui peuvent ſupporter des ſaignées énormes ſans tomber en foibleſſe ; car ſi on s'obſtine à leur tirer

(*a*) Lib. 1. obſerv. 12. in Schol.

du

du ſang juſqu'à les faire tomber en défaillance, on éteint réellement leurs forces, & on expoſe leur vie. Auſſi les plus celebres Auteurs, entr'autres Amatus, (*a*) Valer. Martinius (*b*) ont-ils rejetté très. déciſivement cette regle pernicieuſe des Médecins Grecs, & elle a été effectivement abandonnée par tous les Praticiens. On fait, ſelon qu'on le juge à propos, des ſaignées plus ou moins grandes, où la ſyncope ſurvient ſouvent; mais c'eſt ſans avoir en vûe cet effet; car on ne l'enviſage ordinairement que comme un obſtacle qui empêche en certains cas de tirer autant de ſang qu'on le voudroit.

Défaut de la ſaignée juſqu'à défaillance.

III.

Les Médecins ſuivoient une autre regle dans les inflammations & dans les fiévres qu'ils appelloient putrides; ils continuoient les ſaignées juſqu'à ce que le ſang changeât de couleur. Riviere a expoſé fort exactement cette regle. Quoique le ſang, dit-il, ſoit pur, & ne paroiſſe aucunement cor-

Pratique erronnée de la ſaignée juſqu'au changement de couleur.

(*a*) cent. 3.
(*b*) de. ſangu. educt. lib. 3. cap 14.

Fausse regle des saignées faites à différentes parties.

rompu au commencement de la maladie, on ne doit pas discontinuer la saignée; il faut au contraire la répéter, jusqu'à ce qu'il soit impur & corrompu; mais si d'abord il paroît corrompu, il faut continuer la saignée, jusqu'à ce qu'il devienne pur. Il y a cependant, continue le même Auteur, quelques variétés à observer: Car si le sang qu'on tire au commencement est louable, on doit répéter la saignée à la même veine, afin que le sang putride qui y est renfermé plus loin, soit déplacé & tiré plus promptement. Mais si on tire d'abord du sang putride, on doit saigner ensuite à l'autre bras; & si les symptômes dénotent que la pourriture est dans un rameau inférieur de la veine-cave ascendante, il faut après deux ou trois saignées du bras, saigner ensuite à la saphêne deux ou trois fois.

Fausses idées des Médecins sur la putréfaction locale du sang.

Avant la dêcouverte de la circulation, les Médecins croyoient que le sang qui leur paroissoit putride après quelques jours de la maladie, & après avoir tiré auparavant du s[illegible] paroissoit pur, ils cr[illegible] ce sang qui ensuite [illegible] croupiſſoit dans quelque veine, d'où les ſaignées précédentes l'avoient déplacé par dérivation ou par révulſion. Ils ſaignoient enſuite du côté oppoſé pour y produire le même effet; mais comme le ſang y paroiſſoit alors dès la premiere ſaignée avec les apparences de la corruption, ils ſoupçonnoient, par l'augmentation des ſymptômes de la maladie, qu'il y avoit dans quelques autres vaiſſeaux, du ſang corrompu qui y croupiſſoit, & c'étoit pour le déplacer qu'ils avoient recours à la ſaignée du pied. Mais lorſque le ſang paroiſſoit corrompu dès les premieres ſaignées faites à différentes veines, ils ne s'occupoient plus gueres de la dérivation ni de la révulſion, ils ne s'attachoient qu'à tirer du ſang juſqu'à ce qu'il changeât de couleur, c'eſt à-dire, juſqu'à ce qu'il leur parût pur. Ainſi, lorſque le ſang leur paroiſſoit pur au commencement de la maladie, ils ſaignoient juſqu'à ce qu'il parût corrompu; & lorſque tout d'abord, il leur paroiſſoit corrompu, ils en tiroient juſqu'à ce qu'il leur parût pur. Dans le premier cas, ils croyoient déplacer par des ſaignées dérivatives ou

Leur conduite dans l'adminiſtration de la ſaignée par rapport à ces idées.

Leur opinion par rapport à la dérivation & à la révulſion, ſelon ces mêmes idées.

révulſives, le ſang corrompu qui croupiſſoit dans un endroit de la veine éloigné de celui où ils ſaignoient. Dans le ſecond, ils croyoient que le ſang corrompu ſe trouvoit à l'endroit de la veine où ils faiſoient la ſaignée ; ce ſang corrompu étant alors à portée d'être enlevé, ils continuoient la ſaignée, juſqu'à ce que le ſang pur contenu plus loin dans les mêmes veines, vint occuper la place du ſang corrompu qu'ils avoient enlevé par des ſaignées répétées, juſqu'à ce que le ſang pur parût. Mais ſans doute la principale cauſe de cette conduite étoit que l'accroiſſement de la maladie, ſurtout d'une inflammation, les déterminoit à multiplier les ſaignées, & qu'ils croyoient trouver dans les changemens de couleur du ſang qui paroiſſoient dans le cours de la maladie, des raiſons qui appuyoient cette conduite.

Fauſſeté de ces opinions & de ces idées.

Riviere qui pratiquoit dans le tems de la découverte de la circulation du ſang, & qui avoit pris dans les Ecoles des idées entierement oppoſées à cette découverte, dédaigna, comme font tous les Praticiens routiniers, une nouvelle connoiſſance, qui en détruiſant ſes erreurs, l'auroit dépouillé de ſa ſcience. En effet, la circulation a fait connoitre évidemment la fauſſeté de ces cantonnemens de ſang putride, retenu & croupiſſant dans quelques portions de veines. Le mouvement progreſſif du ſang qui parcourt continuellement & rapidement tous les vaiſſeaux artériels & veineux, diſtribue par tous ces vaiſſeaux le ſang tel qu'il eſt; en ſorte qu'il ne peut être plus pur, ou plus impur en un endroit qu'en un autre. Si celui qu'on tiroit d'une veine au commencement de la maladie paroiſſoit pur, il étoit certainement pur dans tous les vaiſſeaux ſanguins; & lorſque dans la ſuite on en tiroit d'impur, il étoit de même par-tout également impur; enfin lorſqu'il reparoiſſoit pur, ce dernier état étoit encore général. Tous ces changemens étoient donc différens états qui s'étendoient dans toute la maſſe du ſang, & contre leſquels les prétendues ſaignées révulſives & dérivatives étoient inutiles; car ils arrivent également, ſoit que l'on ſaigne, ſoit que l'on ne ſaigne pas, & ils ne fourniſſent par eux-mêmes aucune indication pour ce remede. Ainsi les regles que les Anciens avoient établie sur ces changemens pour continuer ou pour cesser les saignées, ou pour les pratiquer en différentes parties du corps, n'avoient aucun fondement.

I V.

D'où se peuvent tirer les indications pour la saignée dans la fiévre.

Quelles sont donc les véritables indications que la fiévre peut présenter par elle-même pour la saignée ? Il faut pour les découvrir, sçavoir 1°. En quoi consiste la cause formelle ou le méchanisme de cette maladie. 2°. Quels sont ses effets ? 3°. Comment s'opere la guérison de cette même maladie, selon les différentes causes qui la produisent.

Ce que c'est que la fiévre.

La fiévre est une augmentation de la vîtesse & de la force du mouvement du cœur & des arteres. Mais souvent cette augmentation de vîtesse & de force est accompagnée, dans le tissu organique même de ces vaisseaux, d'une disposition spasmodique, qui gêne ou contraint l'action de ces mêmes organes ; en sorte que la cause irritante qui excite & qui hâte leur mouvement, suscite en même tems

Les principales indications pour la saignée se tirent d'une sorte d'affection spasmodique qui accompagne souvent la fiévre.

dans leurs membranes une tension ou une contraction qui bride ces membranes, & les empêche de se déployer & d'agir avec une entiere liberté. Or, comme il y a dans ces organes un plus grand effort d'activité que dans l'état naturel, & qu'ils ne peuvent y satisfaire pleinement, cette contrainte ou cette action gênée peut occasionner quelque irrégularité ou quelque dérangement dans les fonctions de ces mêmes organes, & dans l'ordre de la circulation & de la distribution du sang qu'ils contiennent. Ainsi l'indication qui se présente, est de dissiper ces dispositions qui empêchent le méchanisme essentiel à l'état présent de l'œconomie animale, de s'exécuter complettement & facilement.

Indications pour la saignée qui se tirent de la pléthore sanguine dans la fiévre.

La quantité de la partie rouge de la masse du sang peut contribuer beaucoup à augmenter ou à entretenir de telles dispositions, en rendant cette masse du sang moins coulante, & moins fluide qu'il ne faut pour passer librement dans les fibres sanguines des membranes des vaisseaux, & pour satisfaire par-là à l'activité & à l'agilité que doivent avoir alors ces membranes, qui ſont excitées par la cauſe de la maladie à agir avec une vîteſſe & une force extraordinaire. Ainſi il faut alors recourir à la ſaignée pour dégarnir la maſſe du ſang d'une portion de ſa partie rouge, & rendre cette maſſe plus fluide & plus coulante, afin qu'elle ne puiſſe pas gêner l'action des arteres.

Les conjectures tiennent quelquefois lieu de cette indication.

Il eſt rare cependant que cette indication ſoit aſſez ſûre & aſſez remarquable, pour nous faire connoître exactement la néceſſité de la ſaignée: Mais on y ſupplée par de ſimples conjectures, qui ne nous portent que trop à recourir à ce remede par précaution, en cas de beſoin: Car il eſt à préſumer par la connoiſſance même de l'œconomie animale, que le plus ſouvent il doit être inutile; parce que naturellement la maſſe du ſang peut n'être pas trop garnie de partie rouge, & être aſſez fluide & aſſez coulante pour n'apporter, pendant le cours de la maladie, aucun obſtacle à l'action des vaiſſeaux. Nous ſommes d'ailleurs aſſurés par l'expérience, qu'effectivement les fiévres continues, conduites par des Médecins qui craignent de répandre le ſang de leurs malades, guériſſent ſi ordinairement, qu'il eſt difficile de juger, par les ſuccès, ſi leur pratique n'eſt pas auſſi avantageuſe que celle des Médecins, qui dans toutes les fiévres continues indifféremment, répetent pluſieurs fois la ſaignée; & ſi elle ne l'eſt pas beaucoup plus que celle d'autres Médecins qui répandent le ſang avec profuſion. Ainſi quand l'indication dont nous venons de parler eſt douteuſe, nos conjectures ne devroient pas nous induire à tirer beaucoup de ſang.

Cas où cette indication eſt fort remarquable, combien elle peut exiger de ſaignées.

Il eſt vrai cependant que cette indication eſt aſſez manifeſte lorſqu'elle dépend d'une pléthore ſanguine qui ſe fait connoître par le tempérament du malade, par l'inſpection du ſang, par des laſſitudes ſpontanées & douloureuſes: Alors on doit répéter la ſaignée, juſqu'à ce qu'on n'ait plus aucun indice, ni même aucun ſoupçon de cette pléthore: Mais ordinairement deux ou trois ſaignées peuvent ſuffire pour ſatisfaire pleinement à cette indication.

En rempliſſant cette indication, on ſatisfait à celles qui ſe tirent de l'épaiſſiſſement du ſang.

On ſatisfait auſſi aux intentions qui naiſſent de l'idée de l'épaiſſiſſement du ſang; car cet épaiſſiſſement ne peut conſiſter que dans l'abondance de la partie rouge; parce que les molécules qui la composent sont les plus grossieres de toutes les autres molécules des différens sucs dont est composée la masse des humeurs qui forment le véhicule, où nagent des molécules du sang. En effet, les molécules de ces humeurs sont si petites, qu'on n'en peut appervoir aucune avec le microscope; mais celles du sang y paroissent sous un volume fort considérable. Ainsi l'épaississement de la masse du sang ne peut naître que de l'abondance des molécules du sang même, & on ne peut remédier à cet épaississement qu'en diminuant la quantité de ces molécules: Ce qu'on exécute sur le champ par la saignée. Toutes les autres idées que l'on a de l'épaississement de la masse du sang, & les prétendus remedes dissolvans & atténuans que l'on prescrit pour diviser & subtiliser le sang, ne sont que des chimeres; (*a*) car chercher à subtiliser le sang par de tels remedes, ce seroit chercher à le détruire; parce que ces remedes n'agiroient qu'en di-

[*a*] Voyez dans le premier vol. de l'Académie de Chirurgie, le Mémoire de l'Auteur, sur les vices des humeurs, troisiéme Partie.

viſant, en hachant ou diſſolvant les globules qui le compoſent. Heureuſement de tels agens ſont peu connus, & ſi on les connoiſſoit, on s'appercevroit bientôt qu'ils ſeroient de véritables poiſons.

V.

Quelle ſorte d'affection ſpaſmodique indique la ſaignée dans la fiévre.

On ne peut pas parler auſſi déciſivement ſur le nombre des ſaignées qui peuvent convenir lorſqu'il y a dans les membranes des vaiſſeaux une contraction ſpaſmodique qui empêche qu'elles ne puiſſent ſe déployer & agir librement; car la ſaignée ne peut diſſiper cette diſpoſition, qu'en relâchant ces membranes, qu'en leur procurant une grande agilité, & qu'en affoibliſſant leur force organique, au point qu'elles ne ſoient plus en état de ſe contracter, ou de ſe roidir par l'impreſſion de la force irritante qui agit ſur elle. Or, ce n'eſt que par l'examen du pouls (hors les tems de friſſons, d'horripulation & de dépreſſion dans le commencement des accès, & des redoublemens), que l'on peut juger de l'état, & de la perſévérance de cette diſpoſition ſpaſmodique, & de la néceſſité de répéter plus ou moins les ſaignées.

Affections ſpaſmodiques où la ſaignée peut être nuiſible dans la fiévre.

Mais il faut bien faire attention que la préſence, & la durée de cette même affection ne ſuffiſent pas ſeules pour nous autoriſer à la pourſuivre par les ſaignées multipliées ; il faut de plus que la vigueur ou la force de l'action organique des vaiſſeaux le permettent ; car ſi cette action eſt languiſſante, la ſaignée ne peut être que nuiſible ; comme on l'obſerve en effet dans certaines fiévres malignes, lorſque le délétere produit une grande irritation, qui fronce les tuniques nerveuſes des vaiſſeaux, & qu'en même tems ce délétere débilite, ou tend à éteindre le principe vital ; ou lorſque le ſpaſme dépend d'une irritation locale, & fixe de quelque partie membraneuſe ou nerveuſe. Or, ces ſortes de ſpaſmes accompagnés d'angoiſſes, & de foibleſſe, ne cedent pas aux ſaignées, & ce remede ne peut qu'augmenter la proſtration des forces. Ce n'eſt pas ici le lieu d'entrer dans le détail de pareilles complications ; (*a*) nous nous bor-

[*a*] Les principales ſont les diverſes eſpeces, les diverſes cauſes & les divers effets

nonsà l'usage de la saignée dans les fiévres simples, où nous n'envisageons l'affection spasmodique, causée par l'irritation de l'hétérogêne fébrile, qu'autant qu'on peut soupçonner que la force même de l'action organique de la tunique musculeuse des arteres contribue à la contraction de ces vaisseaux. Or, en remplissant l'indication que présente la pléthore sanguine, on satisfera presque toujours dans les fiévres simples, à celle qui se tire de cette sorte de contraction spasmodique: Car lorsqu'on aura dégarni la masse du sang de sa partie rouge, assez pour la rendre fort fluide & fort coulante, on diminue la force organique des vaisseaux, on procure à leurs membranes l'agilité qui leur est nécessaire pour se mouvoir avec une entiere liberté, & pour n'être plus si susceptible de cette roideur, de cette tension ou contraction spasmodique excitée par l'irritation même qui cause la fiévre; c'est-à-dire, l'accélération du mouvement de ces membranes. Ainsi

Caractere de l'affection spasmodique qui indique sûrement la saignée dans la fiévre.

du spasme, les engorgemens spasmodiques, la putréfaction des humeurs, les gangrenes, les dépôts sanieux, &c. où la saignée est ordinairement inutile, & souvent fort nuisible.

quand cette affection dépend tout ensemble de l'irritation & de la force organique des membranes des arteres, quatre ou cinq saignées suffisent ordinairement pour la dissiper. Dans ce point de pratique, le Médecin n'est pas réduit à de simples conjectures: Il trouve dans l'état même du pouls la regle de sa conduite. En effet les Praticiens accoutumés à examiner le pouls, peuvent reconnoître facilement s'ils ont satisfait pleinement à l'indication qu'ils ont à remplir ; ainsi c'est par cet examen qu'on doit déterminer la quantité de saignées qu'on doit prescrire en pareil cas ; pourvû qu'on ne confonde pas cette disposition spasmodique avec un pouls vigoureux, ample, & véhément, que ceux qui aiment à répandre le sang appellent *pouls plein* ; mais qui est au contraire un pouls fort avantageux, & par lequel les grands Maîtres augurent favorablement du succès de la maladie.

C'est l'état du pouls qui doit décider de la quantité de saignées qu'indique cette affection dans la fiévre.

Voilà les indications que le méchanisme de la fiévre présente pour la saignée, dans les dispositions ou dans les circonstances dont on vient de parler: Car ce méchanisme dans lequel consiste la fiévre n'en présente

La fiévre n'indique pas par elle même la saignée.

point par lui-même, lorſqu'il s'exécute librement; parce qu'il eſt tout enſemble le méchaniſme de la maladie, celui de la guériſon de cette même maladie. Ainſi quand il s'exécute bien, il peut opérer la guériſon ſans le ſecours de la ſaignée. La ſaignée n'eſt donc pas alors un remede indiſpenſable, ni même un remede utile pour la guériſon de la fiévre.

V I.

Symptômes de la fiévre.

Les effets ſenſibles du méchaniſme de la fiévre ſont les ſymptômes même de cette maladie; mais ces effets ou ſymptômes n'ont pas été diſtingués avec aſſez d'exactitude : On confond ſouvent ſous le nom générique de ſymptômes des complications de maladies, des accidens, &c. ce qui répand une grande obſcurité ſur les indications qui ſe préſentent dans la cure des fiévres. Nous ne pouvons pas, nous l'avons déja dit, nous livrer ici à l'examen de tous ces objets; parce qu'ils n'ont pas, comme la fiévre ſimple, & les inflammations ſimples, à beaucoup près, autant de rapport avec le ſujet que nous traitons. La ſaignée ne peut leur convenir que dans des circonstances particulieres, où l'on peut se décider par la théorie générale des effets de ce remede. D'ailleurs, cet examen est trop étendu, & embrasse trop d'indications différentes, pour qu'il puisse convenir à un traité particulier de la saignée. Ainsi je me bornerai ici aux symptômes ou phénomênes qui dépendent précisément de la fiévre simple, & spécialement à ceux qui peuvent fournir, ou semblent fournir par eux-mêmes quelques indications pour la saignée.

Trois genres de phénomênes de la fiévre.

Ces phénomênes sont de trois sortes. Il y en a qui ne dépendent pas simplement de la fiévre, mais aussi de la disposition ou de l'état du corps du malade; tels sont ceux dont nous avons parlé, qui ont rapport à la pléthore sanguine. D'autres sont des effets essentiels & inséparables de la fiévre, comme la chaleur, la raréfaction des humeurs, l'accélération du mouvement de la masse du sang, &c. Les autres sont des effets salubres & particuliers à la guérison de la maladie, comme la coction, les évacuations critiques, &c. De tous ces phénomênes, il n'y a que ceux des deux premieres classes qui ont rapport à notre ſujet: Nous avons parlé des premiers; voyons ſi les ſeconds préſentent réellement quelques indications pour la ſaignée.

Les ſymptômes ou phénomènes ſenſibles de la fiévre ne préſentent point d'indication.

Les grands Maîtres ont remarqué que les ſymptômes ne fourniſſent pas par eux-mêmes d'indication pour la cure de la fiévre: (*a*) Ils ont même reconnu que dans la vigueur de la maladie, la véhémence des ſymptômes ne préſente point d'indications pour s'y oppoſer; qu'au contraire elle marque que la nature travaille avec ſuccès à la coction, & à la guériſon de la maladie: Car lorſque les ſymptômes ſont violens, la maladie n'eſt pas plus grande, ni dans un état moins avantageux, il eſt même plus favorable que dans le commencement; parce que les opérations de la nature s'exécutent alors plus puiſſamment, & plus efficacement pour la délivrance du malade. (*b*) Les Praticiens

(*a*) Curatio ad nullum ſymptoma pertinet; ſed ad morbum producit. *Galen. comm. 2. in lib. 2. Epid. cap. 9.*

(*b*) Si magnus pulſus, ſi febris inſignis, ſi ſymptomata urgent, ſi æger æſtuat inſigniter, an Medicus aliquid tentabit? .... forte morbus tunc conſiſtit in vigore, pus fit, oppugnatur qualitas materialis quæ tam vehementem paroxiſmum intulit..... ſymp-

ignorans, ou les simples artisans en Médecine, sont beaucoup plus impatiens & beaucoup plus entreprenans; ils se regardent comme les vrais ouvriers de la guérison des fiévres; ils ne voyent alors qu'un état violent & dangereux, où les opérations de la nature ne produisent plus que des effets nuisibles qu'il faut réprimer. Ils en envisagent trois entr'autres dans les fiévres violentes; sçavoir, la chaleur extraordinaire, la grande raréfaction de la masse des humeurs, & l'impétuosité de la circulation du sang.

VII.

Si la chaleur de la fiévre indique la saignée?

On est continuellement occupé à modérer la chaleur de la fiévre par des remedes humectans & raffraîchissans, & par les saignées abondantes. On a crû que la saignée raffraîchissoit non-seulement en évacuant & en affoiblissant, mais encore en procurant la dissipation de la chaleur, la ventila-

tomata enim sunt fortiora, dispositio morbi non est fortior, sed melior est quam initio, quia natura est potentior, & victrix futura est, & si tum ab opere naturam revocas, quantum in commoda ægri pecces ipse videris. *Ballon. Cons. Med. lib. 2.*

tion & le raffraîchissement de la masse du sang. Dans ces vûes, les fréquentes saignées ont parû très-avantageuses dans les fiévres continues & violentes; (*a*) mais les vrais Médecins ont regardé la chaleur comme le principe, l'agent & la cause directrice de la guérison, la loi, le guide & l'objet principal du Médecin; (*b*)

(*a*) At per ventilationem sanguinis ejusdem vacuandi necessitas indicatur, quoniam continenter accensus in corde, non potest istud incendium deponere, nisi refrigeretur & flabelletur. *Riolan. Enchyr. lib. de circul. sanguin.*

(*b*) Calor naturalis primus motor est in corpore, ut primus à Medicis consideratus, quatenùs primus motor in arte medicâ, salubris per se, insalubris per accidens, ad artem medicam coarctatus primus indicatus ita primus: Per quem omnes Medici reguntur ad operationes rectè administrandas ut caloris hujus ministri, æmuli, & imitatores; ut primus auctor, Rex, ac Imperator supremus omnia regens in arte: Ideo à virtute calidi innati prima indicatio desumitur, quæ cœterarum indicationum est Regina. Calor innatus naturaliter per se sanans; ille est qui permitit præsidii adhibendi mensuram administrandam. *Valer. Martinius. de certitud. Medicinæ in Indice.* Voyez sur cette matiere l'Essai Physique de l'Auteur, sur l'Œconomie Animale, au Traité du feu, le foyer des animaux, tom. 1. & tom. 3. la chaleur de l'action des arteres.

c'eſt la chaleur même de la fiévre qui opere la coction, & qui procure les criſes : Le Médecin doit la reſpecter, la ménager, la ſoutenir, & non l'opprimer & la débiliter, comme font ces Praticiens qui ne l'enviſagent que comme une qualité exceſſive, nuiſible, incommode aux malades, & qui ſont continuellement occupés à la combattre, & à l'éteindre par des ſaignées abondantes, & par des remedes raffraîchiſſans. Mais ils s'oppoſent par cette conduite à la guériſon de la fiévre; ſur-tout lorſque la cauſe de cette maladie eſt difficile à dompter, & qu'il faut une puiſſante chaleur pour la vaincre par la coction. (*a*)

(*a*) Neque revera cogitando aſſequi poſſum quid ſibi velint Medici, cum ſua præcepta toties ingeminant de remediis ad promovendam febrilis materiæ concoctionem adminiſtrandis, id quod in morbi initio accerſiti ſæpè faciunt; nihilominus tamen eodem ipſo tempore medicamenta ejuſmodi imperare non dubitant, quæ febrim ſcilicet attemperare poſſint. Profectò enim eſt febris ipſa naturæ inſtrumentum, quo partes impuras à puris ſecernat : hoc illa modo plane imperceptibili præſtat ab initio, atque etiam in ἀκμῇ morbi, verum in ejuſdem declinatione

VIII.

La ſimple chaleur fébrile eſt cauſée par la force & la vîteſſe du jeu des arteres, & ſon effet eſt de convertir en matiere purulente une partie des humeurs qui, dans ce changement, s'uniſſent à la cauſe morbifique, l'incorporent dans leur propre ſubſtance, & l'entraînent avec elles par les voyes excrétoires. Or, un tel changement, & une telle mixtion ne ſe peuvent faire que par la chaleur même de la fiévre, c'eſt-à-dire, par une cauſe qui puiſſe agir intimement dans les molécules des humeurs, au point qu'elle en change la texture intrinſeque, & forme avec leurs parties in-

Effets ſalutaires de la chaleur fébrile.

apertiùs atque manifeſtiùs idem opus aggreditur, id quod ex urinâ cernere licet. Materiæ febrilis concoctio nihil aliud revera ſignificat, quam peccantis materiæ à ſanâ ſeparationem. Hanc igitur ut acceleres, non ſatagendum neſcio quibus attemperantibus, ſed febris effervеſcentia tamdiù permittenda eſt, quamdiù ſalus ægrorum paſſa fuerit; cum autem finem ſpectat atque declinationem ſecretione jam conſpicuâ, tunc quidem calidioribus medicamentis illam à tergo inſequemur, ad rem eo celeriùs ac certiùs perficiendam. *Sydenham, sect. 1, cap. 4.*

tégrantes & celle de la cauſe de la maladie, d'autres parties intégrantes, où la malignité de cette cauſe eſt détruite par une nouvelle combinaiſon, & un nouvel arrangement : C'eſt cette opération de la nature qu'on a appellée coction ; parce qu'elle s'opere par la chaleur. Mais cette coction differe de la coction qui forme nos humeurs, & qui s'opere par la chaleur naturelle ordinaire ; c'eſt une coction extraordinaire qui ne peut s'exécuter que par une chaleur extraordinaire, c'eſt-à-dire, par la chaleur violente de la fiévre. Or, c'eſt cet effet ſalutaire de la chaleur de la fiévre, que le Médecin doit enviſager, & favoriſer dans la cure de ce genre de maladie. L'indication de raffraîchir, que la ſimple chaleur de fiévre ſemble préſenter, n'eſt donc qu'une fauſſe indication, qui ſuggere au Médecin une conduite entierement oppoſée au méchaniſme de la guériſon de la maladie.

Si la chaleur fébrile parvient à un excès qui peut s'oppoſer à la guériſon de la fiévre.

Cependant il ſemble que cette chaleur, lorſqu'elle eſt exceſſive, doit rendre la coction plus difficile ; parce qu'elle durcit la ſubſtance des ſucs albumineux ſur leſquels s'opere la coction. Il paroît en effet par les observations des anciens Médecins, qui saignoient moins que nous, que les crises étoient plus laborieuses & plus dangereuses qu'aujourd'hui, & que les abscès critiques étoient plus fréquens. Je dis qu'il paroît, car il est difficile de comparer ce qui arrivoit alors, avec ce qui arrive à présent ; mais en supposant que les crises fussent plus pénibles, il n'est pas évident que cette difficulté fut occasionnée par l'excès de la chaleur de la fiévre. Le méchanisme de la coction doit être distingué de celui de la crise ; le dernier dépend de l'accord de toutes les fonctions organiques qui doivent coopérer à l'évacuation salutaire dans laquelle consiste la crise : Or, cette évacuation dépend au moins autant de la disposition des organes, que des humeurs qui doivent être évacuées ; ainsi les effets de la saignée sur ces organes, peuvent contribuer à faciliter plus la crise, que ceux que ce remede produit sur les humeurs ; ce qui revient à l'indication qui se tire pour la saignée, de l'état des parties organiques ; & surtout de l'affection spasmodique, qui peut non-seulement s'opposer à l'évacuation critique, mais aussi à l'évacuation des sucs excrémenteux qui doit se faire pendant tout le cours de la maladie. Ainsi ce n'est pas toujours, mais seulement dans un tel cas que les saignées multipliées sont nécessaires pour faciliter ces évacuations : Or, c'est l'état du pouls, & non la chaleur fébrile qui peut indiquer la nécessité de recourir à ce remede.

Les concrétions polypeuses sont-elles produite : par un excès de chaleur ?

Les concrétions polypeuses qu'on trouve dans les cops morts, peuvent encore être attribuées à la chaleur ; mais ces concrétions ne se forment point dans les vaisseaux où la circulation est libre, & souvent celles qu'on découvre dans les cadavres se sont formées après la mort ; ainsi elles ne dépendent pas immédiatement de la chaleur, & n'indiquent point directement la saignée pour tempérer cette chaleur.

Trois sortes de chaleur leur à distinguer dans les fiévres.

Ce que nous venons de dire concerne uniquement la simple chaleur de la fiévre. Mais nous devons faire remarquer que les fiévres peuvent être accompagnées de trois sortes de chaleurs fort différentes, qu'il est important de distinguer exactement ; sçavoir,

ſçavoir, la chaleur fébrile, la chaleur étrangere, & la chaleur d'acrimonie.

La chaleur fébrile eſt, comme nous l'avons dit, la chaleur naturelle augmentée par une plus grande force & une plus grande vîteſſe du jeu des arteres; telle eſt, par exemple, la chaleur de l'eſpece de fiévre que les Anciens ont nommée ſynoche non putride, ou fiévre ſanguine; telle eſt auſſi la chaleur des inflammations ſimples, &c.

Ce que c'eſt que la chaleur propre de la fiévre.

I X.

La chaleur étrangere, eſt celle des ſubſtances qui ſe corrompent & qui corrompent nos humeurs. C'eſt un mouvement ſpontané, qui s'excite dans ces ſubſtances, & qui ſe communique à nos humeurs, indépendamment du jeu des arteres. Ce mouvement putréfactif, ou cette chaleur étrangere, ſe trouve ſouvent joint avec la chaleur fébrile; mais elle n'eſt pas toujours remarquable par le ſentiment de chaleur; on ne la reconnoît ordinairement que par ſes effets, c'eſt-à-dire, par la diſſolution

Ce que c'eſt que la chaleur étrangere à la fiévre.

putride qu'elle cauſe dans les humeurs, & par les caracteres de la pourriture qu'on obſerve dans les excrétions. Cette ſorte de chaleur, quand même elle ſeroit fort ſenſible, n'indique point la ſaignée; parce qu'elle détruit elle-même beaucoup la partie rouge de la maſſe du ſang, & parce qu'il ne faut pas affoiblir par la ſaignée l'action des arteres ou la chaleur naturelle, qui s'oppoſe, du moins en partie, aux effets de cette chaleur étrangere & deſtructive. (*a*)

X.

Chaleur d'acrimonie dans la fiévre.

La chaleur d'acrimonie n'eſt pas formellement une chaleur, comme nous l'avons remarqué ailleurs, (*b*) c'eſt un ſentiment de chaleur produit par une autre cauſe que le mouvement eſſentiel de la chaleur qui agit dans les corps & qui s'y manifeſte & s'y diſtingue par des effets qui lui

(*a*) Voyez ce qui eſt dit ſur cette chaleur dans l'Eſſai Phyſique de l'Auteur ſur l'Œconomie Animale, Tom. 16.

(*b*) *Ibid.* Ch. du Feu, Foyer des mouvemens ſpontanés, & tom 2. Chap de la putréfaction. Tom. 1. au Traité du feu, art. de la chaleur, Traité de l'Auteur ſur la Gangrene, part. 2.

ſont propres & qui la caractériſent exactement. Cependant on a confondu cette ſimple ſenſation de chaleur cauſée par l'impreſſion que font ſur nous les ſubſtances âcres, avec la vraie chaleur corporelle & phyſique ; parce que cette même ſenſation nous préſente l'idée d'une chaleur réelle. Il eſt néanmoins très-important dans la pratique de la Médecine, de la diſtinguer de celle-ci ; parce qu'elles préſentent ſouvent des indications fort différentes. (*a*)

Trois ſortes de chaleur d'acrimonie.

Nous diſtinguerons ici trois ſortes de chaleur d'acrimonie, qui ſe remarquent dans les fiévres; ſçavoir, 1°. La chaleur mordicante, qui s'obſerve dans les fiévres, qu'on appelle vulgairement, *fiévres putrides*, & qui

(*a*) Quo circà calor innatus, & calor adventitius igneus : Ille ut ſalubris, iſte vero ut inſanabilis, ambo ut diſſimilaris mixtus eodem genere guſtabili conveniunt, ſpecies verò contrariæ exiſtunt in eorum ſubſtantiâ guſtabili. Undè caloris innati ſubſtantia mitis dulcis ut euchyma, & caloris ignei aëris & mordax ſubſtantia ut cacochyma, contrariè opponuntur. Et licet non ſemper calor mordax & acer cum febre ſit, attamen, ait Galenus, quod is ſub generali caloris febrilis reponendus ſit. *Valer. Martinius lib.* 1. *de certitudine Medicinæ cap* 33.

tes distingue des autres fiévres. 2°. La chaleur ardente, telle que celle de la fiévre ardente. 3°. La chaleur caustique, telle que celle qu'on ressent dans les charbons, dans les antrax, dans les furoncles, dans les gangrens séches & brûlantes.

XI.

La chaleur mordicante des fiévres appellées putrides.

Ces chaleurs différent par le dégré d'activité de l'acrimonie qui les cause. La chaleur mordicante n'a gueres d'autre effet que la sensation vive qu'elle produit; car elle ne cause pas sur les humeurs, ni sur les solides de notre corps, de changemens remarquables qu'on puisse lui attribuer évidemment. Ainsi quoiqu'elle se fasse sentir vivement, on peut la regarder, par rapport aux vûes du Médecin, dans la cure de la fiévre, presque comme n'ayant d'autre réalité que la sensation, qui la constitue, & qui la caractérise; on doit seulement être attentif à observer si l'acrimonie qui cause cette sensation, n'entretient pas, en irritant les membranes des arteres, une disposition spasmodique dans la tunique musculeuse des vais-

Si elle indique la saignée.

ſeaux, qui gêneroit leur mouvement, & qui pourroit s'oppoſer aux ſécrétions qui doivent ſe faire journellement: C'eſt pourquoi la fiévre qu'on appelle putride (quoiqu'elle ne le ſoit pas) & qui dure ordinairement quatorze jours, peut exiger plus de saignées qu'une autre fiévre privée de chaleur d'acrimonie: mais ces saignées ne doivent pas être faites au hazard, ni ſuggérées par des opinions incertaines & conteſtées. La ſeule connoiſſance de l'état du pouls, comme nous l'avons déja dit, fournit, en pareil cas, les indications qui doivent diriger le Praticien dans l'uſage de ce remede; car ſi le pouls eſt déployé & libre, la fiévre putride, ou la fiévre avec chaleur âcre & mordicante, n'exige pas plus de ſaignées qu'une fiévre ſimple où la ſaignée n'eſt indiquée de même, que pour donner une entiere liberté au jeu des arteres.

Comment cette chaleur indique la ſaignée.

C'eſt par l'état du pouls.

X I I.

La chaleur ardente, telle que celle qui eſt propre aux fiévres ardentes, eſt accompagnée de ſymptômes qui ſemblent déſigner une véritable cha-

Caracteres des fiévres ardentes.

leur. Ces ſymptômes ſont entr'autres une grande aridité, & une ſoif intolérable; mais l'une & l'autre ſont produites par l'acrimonie de la cauſe de la fiévre, laquelle cauſe irrite & fronce les ſécrétoires, & arrête la ſécrétion des ſucs qui doivent continuellement arroſer & humecter les différentes parties du corps; ces parties doivent donc reſter dans la ſécheresſe & dans l'aridité, tant que ces ſucs leurs ſont ſupprimés: En effet, on ne peut pas attribuer cette aridité à une autre cauſe, qu'à une chaleur réelle & exceſſive qui a deſſéché la maſſe des humeurs, au point qu'elle ne peut plus fournir de ſucs pour humecter les parties ſolides: Car non-ſeulement on apperçoit que cet état des humeurs ne pourroit pas ſubſiſter un inſtant avec la vie; mais on voit encore que cette aridité des ſolides qui dure pendant toute la maladie, ceſſe dès le moment que la coction & la criſe terminent cette maladie, c'eſt-à-dire, dans le tems même où la ſécheresſe des humeurs ſeroit parvenue à ſon plus haut dégré. L'aridité, dans les fiévres ardentes, ne peut donc être attribuée qu'à la ſuppreſ-

Sécheresſe & aridité, d'où elles dépendent dans cette fiévre.

Etat de froncement dans la fiévre ardente.

ſion des ſécrétions qui devroient fournir aux ſolides ſes ſucs deſtinés à les humecter & à les arroſer continuellement ; & cette ſuppreſſion ne peut arriver que par une acrimonie qui irrite & qui fronce les glandes par leſquelles ces ſucs doivent être filtrés.

La ſoif exceſſive réſulte de la même cauſe : Car non-ſeulement l'aridité de la bouche, de l'œſophage, de l'eſtomach, &c. cauſe un preſſant beſoin de boire ; mais l'acrimonie elle-même ſollicite vivement à y ſatisfaire ; cependant on ne peut y parvenir par la boiſſon la plus abondante ; parce que ces parties demeurent toujours privées des ſucs qui devroient les pénétrer & les humecter intimement. Auſſi remarque-t'on que malgré la boiſſon, les parties de la bouche ſe noirciſſent, ſe gercent, & s'ulcerent de plus en plus à meſure que la maladie fait du progrès. Heureuſement la coction qui termine ordinairement cette maladie en ſept jours, termine auſſi en même tems ces déſordres.

Soif exceſſive de la fievre, d'où elle dépend.

Il n'eſt pas douteux que la chaleur fébrile qui accompagne cette chaleur ardente, ou pour parler plus préciſément, cette ſenſation de chaleur

Diſtinction de la chaleur ardente & de la chaleur fébrile dans cette fiévre.

ardente, ne soit elle-même très-considérable; la vîtesse & la force du mouvement des arteres qui sont excitées par la grande acrimonie de la cause de la maladie, & qui se manifestent à l'examen du pouls, le prouvent évidemment. Mais c'est précisément cette grande chaleur de la fiévre qui accélere la coction, & qui termine fort promptement une maladie si dangereuse: Ainsi c'est par cette chaleur même que le malade est délivré du péril; car cette sorte de chaleur ne peut produire par elle-même aucun effet qui puisse nous la rendre redoutable. On l'accusera peut-être d'augmenter l'acrimonie de la cause de la maladie, & d'exciter son action; mais n'est-il pas visible que c'est cette acrimonie elle-même qui excite, & qui entretient & augmente cette chaleur fébrile, laquelle dompte enfin la cause qui l'a produit, & qui produit de plus la sensation d'une chaleur ardente qui n'a d'autre réalité que cette sensation même.

Effets de la chaleur ardente sur les solides.

Mais cette sensation accuse une acrimonie très-vive qui produit de fâcheux effets; auxquels il seroit avantageux de remédier s'il étoit possible; surtout si cela se pouvoit sans nuire au méchanisme de la guérison de la maladie; c'est-à-dire, à la chaleur qui doit opérer la coction, & la crise d'où dépend le salut du malade. Ces effets, comme nous l'avons remarqué, consistent dans un froncement qui bride le jeu des arteres, & supprime la filtration des sucs qui doivent arroser les solides, & sans doute aussi d'une partie des sucs excrémenteux qui doivent s'évacuer pendant le cours de la maladie. Ce froncement s'oppose donc en plusieurs manieres aux opérations de l'œconomie animale, entr'autres à la liberté de l'action organique des arteres; or, c'est de cette action même que dépend le méchanisme de la guérison de la maladie. Ainsi, en ce point, les indications que fournit un tel froncement, ne contrarieroient point les vues que le Médecin peut se proposer dans la cure de cette fiévre, si ces indications ne s'étendoient pas trop loin. Mais ce froncement est entretenu par une cause trop puissante, pour pouvoir le dissiper, sans tomber dans des inconvéniens beaucoup plus fâcheux que les mauvais effets

Ces effets paroissent indiquer d'abondantes saignées.

Circonspection à l'égard de la saignée.

auxquels on voudroit remédier; encore ſeroit-il très-douteux qu'on pût y réuſſir, même en ſe livrant ſans ménagement aux indications qu'ils préſentent. La ſaignée fort multipliée paroît être le remede le plus efficace pour détendre & relâcher les membranes des vaiſſeaux, & pour établir dans les humeurs une crudité qui ſemble devoir modérer l'acrimonie de la cauſe de la maladie; mais, comme nous l'avons dit, le froncement ne pourroit céder à ce remede, juſqu'à un dégré remarquable, qu'en le porportant à un tel excès, qu'il épuisât les forces, & causât dans les humeurs une crudité qui formeroit un obſtacle à la coction, laquelle feroit d'ailleurs languiſſante par l'affoibliſſement des organes par leſquels elle s'exécute: Or, il n'y a rien de plus eſſentiel pour le ſalut du malade, qu'une prompte coction, qui dompte parfaitement une cauſe ſi redoutable: Auſſi les avantages de la ſaignée dans la fiévre ardente ſont-ils ſi mal conſtatés par l'expérience, qu'il n'y a rien qui ſoit plus conteſté entre les Médecins. Ceux qui y prodiguent le plus la ſaignée, & ceux qui la ménagent le plus, croyent également leur pratique fort autoriſée par les ſuccès. En effet, la guériſon de cette fiévre, comme de toutes les autres qui peuvent ſe terminer par la coction, étant une opération naturelle, elle peut s'exécuter elle-même ſans le ſecours du Médecin, toutes les fois que la nature ne trouvera pas d'obſtacles inſurmontables; ainſi un Médecin oiſif pourra peut-être avoir, pour autoriſer ſa conduite, plus d'exemples de réuſſite, qu'un autre Médecin trop entreprenant.

Si l'hémorrhagie du nez dans les fiévres ardentes marque la néceſſité des ſaignées abondantes?

Cependant les hémorrhagies du nez, par leſquelles les fiévres ardentes ſe terminent ordinairement, ſemblent prouver évidemment la néceſſité de la ſaignée dans ces fiévres; mais cette vraiſemblance n'en a pas impoſé aux grands Médecins: Car, comme le remarque le célebre *Duret*, ces évacuations de ſang ſont critiques, c'eſt-à-dire que, lorſque la cauſe de la maladie eſt domptée par la coction, elle entraîne avec elle le ſang expulſé par l'opération critique qui dirige cette évacuation: Ce n'eſt donc pas par le retranchement du ſang qui s'écoule, que le malade eſt

En tant que critique, elle n'a point de rapport avec la ſaignée.

délivré; car le ſang proprement dit, n'eſt pas vicieux par lui-même: La guériſon arrive par l'expulſion de l'hétérogêne qui eſt dirigée vers une iſſue que la nature lui ouvre par l'effort du ſang même, qui rompt le vaiſſeau par lequel elle opere cette évacuation: Ainſi l'éruption du ſang n'eſt donc que le moyen dont la nature ſe ſert méchaniquement pour expulſer la cauſe de la maladie. Cette opération ſalutaire ne prouve donc point la néceſſité de la ſaignée; au contraire, la ſaignée pourroit s'oppoſer au méchaniſme de cette criſe: Auſſi voyons-nous que cette ſorte de criſe, qui eſt pour ainſi dire, la criſe naturelle des fiévres ardentes, arrive moins fréquemment dans les Pays où l'on ſaigne abondamment.

Elle n'eſt pas cauſée par l'abondance du ſang, elle eſt ſpaſmodique.

Cependant il ne faut pas croire que c'eſt uniquement par l'abondance de ſang qui cauſe ces hémorrhagies critiques, c'eſt comme nous l'avons prouvé ci-devant, une opération de la nature qui s'exécute par une direction ſpaſmodique excitée, & réglée par le méchaniſme même de la maladie.

Utilité des ſaignées mul-

Mais toutes ces raiſons ne s'oppoſent pas à la ſaignée; on eſt aſſuré

de ſon utilité par des indications qui ſe concilient avec le méchaniſme même de la guériſon de la maladie: Il eſt évident que ce méchaniſme dépend eſſentiellement de l'action organique des vaiſſeaux; ainſi on doit la faciliter cette action, & diminuer le ſpaſme autant qu'il eſt poſſible, ſans cependant débiliter cette action au point de la rendre inſuffiſante pour opérer la guériſon. Un Médecin qui ſe contiendra dans ces vues, n'aura donc aucun doute ſur la régularité de ſa conduite. Galien faiſoit tirer du ſang dans ces fiévres juſqu'à défaillance, & ſe bornoit ordinairement à une telle ſaignée: Quand l'évacuation étoit conſidérable, c'eſt-à-dire, quand on enleveroit deux ou trois livres de ſang, comme il devoit arriver à ceux qui ſoutenoient bien la ſaignée; cette pratique pouvoit être avantageuſe, parce qu'une telle évacuation pouvoit procurer dans l'inſtant un grand relâchement, & parce que dans la fiévre ardente, la criſe arrive ordinairement le ſeptiéme jour, la coction doit commencer dès les premiers tems de la maladie. Ainſi on ne peut trop

tipliées dans les fiévres ardentes.

Tems le plus convenable pour la ſaignée.

promptement, pour ne point troubler cette opération essentielle de la nature, satisfaire aux indications que l'on a à remplir pour la saignée. Mais la saignée continuée jusqu'à défaillance pourroit être funeste à ceux qui soutiendroient une trop grande évacuation, avant que de tomber en foiblesse, & elle pourroit être insuffisante à ceux qui y tomberoient trop tôt; c'est pourquoi on a abandonné cet usage qui est trop incertain & trop irrégulier. Cependant on doit en obtenir les avantages, autant qu'il est possible, par plusieurs saignées répétées promptement & autant qu'il convient, dès le commencement de la maladie: Deux ou trois saignées un peu copieuses, peuvent fournir une évacuation égale à celle que Galien pouvoit obtenir par une saignée jusqu'à défaillance, dans ceux qui ne tomboient pas facilement en foiblesse; mais on ne doit pas se régler sur cette évacuation, surtout à l'égard des sujets fort robustes, & dont la masse du sang est fort chargée de partie rouge: Car il faut satisfaire le plus avantageusement & le plus judicieusement qu'il est possible à l'indication qu'on a à remplir, qui consiste, comme on l'a déja remarqué, à détendre & à relâcher les tuniques des arteres, afin de faciliter autant qu'on le peut, l'action organique de ces vaisseaux, sans néanmoins préjudicier à la force qui lui est nécessaire pour satisfaire parfaitement au méchanisme de la guérison de la maladie.

Inconvéniens des saignées excessives.

XIII.

Chaleur caustique dans les fiévres.

La chaleur caustique n'est, de même que les précédentes, qu'une sensation de chaleur excitée par une cause fort différente de la chaleur réelle; cette sensation est quelquefois très-vive & très-brulante, & quelquefois peu sensible: Dans le premier cas, elle accuse une acrimonie extrême; dans le second, elle dénote une cause qui agit beaucoup plus par sa malignité sur le principe vital des nerfs, que par son acrimonie sur les solides. Mais l'une & l'autre éteignent la vie des parties sur lesquelles elles agissent, & toutes les deux sont presque toujours au-dessus des ressources de la nature & de l'art; (*a*) la saignée alors

Si elle indique la saignée.

[a] Voyez le Traité de l'Auteur sur la Gangrene, Ch. de l'inflammation.

n'eſt jamais un remede qu'on puiſſe oppoſer directement à ces cauſes; car il eſt viſible que la ſaignée ne peut pas plus empêcher leurs effets, qu'elle empêcheroit celui d'une pierre à cautere, qui ſeroit appliquée ſur une partie du corps. Si quelquefois elle peut être de quelque utilité, c'eſt indirectement, & lorſqu'il y a d'ailleurs quelque indication pour ce remede.

XIV.

Si la raréfaction des humeurs dans la fiévre indique la ſaignée?

La raréfaction de la maſſe des humeurs dans la fiévre, fournit à ceux qui aiment à verſer le ſang, un prétexte très-ſpécieux pour le répandre avec profuſion. Cette raréfaction eſt un ſymptôme du ſecond ordre: C'eſt un effet de la chaleur fébrile; ainſi pour le combattre, il faut remonter à la cauſe de la chaleur, afin d'éteindre la chaleur elle-même. Les raiſons qu'on allegue pour réprimer la raréfaction ſont, qu'en augmentant le volume du liquide, elle force le calibre des vaiſſeaux, elle les rompt & occaſionne par-là des hémorrhagies mortelles; mais où ſont les preuves de ces funeſtes effets? Rien n'eſt plus commun que les fiévres violentes, où cette raréfaction est fort considérable, & où elle n'est point réprimée par les saignées, ce qui est ordinaire chez les Nations qui font peu d'usage de ce remede; cependant l'ouverture des cadavres prouve que rien n'est plus rare que ces prétendues hémorrhagies. D'ailleurs, s'il s'en trouve quelques-unes, on n'est pas en droit de les attribuer à la raréfaction du sang: Car, comme nous l'avons remarqué ailleurs, elles sont presque toujours l'effet de quelques crispations spasmodiques des vaisseaux, qui en causant de l'irrégularité dans la distribution & dans la circulation du sang, occasionne une rupture & une hémorrhagie; mais cette hémorrhagie arrive presque toujours extérieurement, ou à des parties intérieures qui ont une issue, par laquelle le sang peut être chassé au dehors. Sans de telles contractions spasmodiques, ces hémorrhagies n'arrivent point par la simple raréfaction du sang; parce que la distribution & la circulation du sang sont régulieres, & parce que l'effort de la raréfaction est égal partout, & que les vaisseaux sont susceptibles d'une grande dilatation sans aucun danger de rupture : Aussi les anciens Médecins ne redoutoient ils point cet accident, ils auguroient au contraire très-favorablement d'une grande fiévre, lorsque le pouls étoit fort dilaté, & que ses pulsations étoient grandes & véhémentes ; parce que cette grande liberté du pouls dissipe tout soupçon d'affection spasmodique qui puisse contraindre l'extension & l'action des arteres. La raréfaction du sang n'est donc pas à craindre dans ces dispositions, elle ne présente point par elle-même d'indication pour la saignée ; ce ne peut être que l'état de contrainte spasmodique du pouls qui peut, comme nous l'avons déja dit, nous obliger à recourir à ce remede & à le répéter, autant que les autres dispositions dont nous avons parlé peuvent le permettre.

X V.

Douleur de tête dans la fiévre, sa cause.

La douleur de tête, dans les grandes fiévres simples, est un symptôme qu'on peut attribuer à la raréfaction du sang, qui cause une distension dans les vaisseaux de la tête, & dans les membranes du cerveau. Cependant toutes les grandes fiévres, où le ſang eſt fort raréfié, ne ſont pas accompagnées de douleur de tête; doù il eſt à préſumer que ce ſymptôme ne dépend pas uniquement de la raréfaction du ſang, mais auſſi de quelque affection ſpaſmodique, ſoit dans les membranes du cerveau où elle cauſe une contraction douloureuſe, ſoit dans les vaiſſeaux où elle cauſe de l'irrégularité dans la diſtribution & dans la circulation du ſang qui ſe porte à la tête, où il cauſe dans ces mêmes membranes une grande diſtenſion; & ſi il ſurcharge ou dilate exceſſivement les vaiſſeaux ſanguins de la ſubſtance même du cerveau, il cauſera un aſſoupiſſement plus ou moins conſidérable, ſelon que la circulation y ſera plus ou moins contrainte, & que l'engorgement ſera plus ou moins grand.

L'aſſoupiſſement dans la fiévre; ſa cauſe.

Le délire dans la fiévre; ſa cauſe.

Le délire paſſager, ou qui n'arrive que dans les exacerbations de la fiévre, paroît auſſi dépendre de la même cauſe, ſurtout d'un engorgement qui n'eſt pas aſſez conſidérable pour former un véritable aſſoupiſſement, car le délire eſt réellement un rêve plus ou moins tranquille, ou plus ou moins impétueux, car le délire; comme le rêve, consiste dans l'interception d'une partie des idées du malade, (*a*) tandis qu'une autre partie de ses idées reste présente à l'esprit. Ainsi le malade étant privé des idées ou des connoissances qui devroient être liées à celles qui sont présentes, il ne peut former que des raisonnemens faux, irréguliers & extravagans; or, cette interception d'idées est souvent l'effet d'une espece de sommeil qui suspend le mouvement des esprits qui devroient procurer ces idées. Mais dans ce cas, ce n'est point encore la raréfaction par elle-même qui indique la saignée, c'est la cause même qui occasionne de l'irrégularité dans la distribution & dans la circulation du sang: Et comme elle dépend toujours de quelque irritation particuliere ou locale, dans la partie douloureuse, où dans des parties éloignées, qui déterminent les esprits animaux à causer médiatement ou immédiatement une affection spasmodique particuliere, ou plus ou moins bornée, les effets de cette affection dépendent

(*a*) V. l'Essai Physique de l'Auteur sur l'Œconomie Anim. tom. 3. à l'art. du sommeil.

immmédiatement de l'irrégularité du mouvement des esprits: C'est pourquoi on ne doit pas être étonné de ce qu'on a souvent observé que le seul bain chaud des pieds, sans ouvrir la veine, a dissipé ces accidens: C'est sans doute de-là aussi que dépend le mérite de la saignée du pied dans les mêmes cas, car l'eau chaude que l'on employe pour exécuter cette saignée, forme de même pour les pieds un bain chaud qui dilate les vaisseaux, qui appelle les esprits animaux, qui change leur détermination, & dissipe par cette diversion l'affection spasmodique & ses effets. Peut-être qu'un pareil bain agiroit de même sur d'autres parties, & auroit les mêmes avantages pour la tête, si on pouvoit y avoir recours aussi commodément, & dans une aussi grande étendue qu'aux pieds & aux jambes. On voit par-là du moins combien il est essentiel de connoître exactement la cause de la douleur de tête, de l'affection comateuse, & du délire qu'on attribue à la seule raréfaction du sang dans les fiévres; afin de saisir avec précision les indications qu'on a à remplir. Mais toujours appercevons-nous que

Comment la saignée du pied convient à ces accidens.

c'eſt l'affection ſpaſmodique principalement qu'on doit avoir en vûe dans les indications qu'on a à remplir par la ſaignée dans les fiévres ſimples, lorſqu'une telle affection peut être diſſipée entierement, ou en partie, par ce remede.

Pourquoi la ſaignée n'y remédie pas toujours.

Il faut en même tems faire attention que ces affections ſpaſmodiques ne ſont pas toujours cauſées immédiatement par l'irritation de l'hétérogêne fébrile diſperſé dans la maſſe des humeurs; car le plus ſouvent ces affections dépendent d'une léſion ou d'une irritation particuliere des nerfs de quelque partie du corps, d'où naît ſympathiquement une affection ſpaſmodique dans quelque autre partie plus ou moins éloignée, & ſouvent auſſi dans tous les vaiſſeaux du corps. Or, il eſt néceſſaire, pour tirer en pareil cas, des indications juſtes, de démêler autant qu'il eſt poſſible les ſources de ce ſpaſme ſympathique. Car quelquefois il dépend d'une inflammation ſimple, ou d'une inflammation gangréneuſe de quelque viſcere, d'autres fois de la préſence de quelques matieres irritantes retenues dans les premieres voyes; ſouvent aussi de l'irritation que l'hétérogêne fébrile cause dans quelque partie avec laquelle il a une affinité particuliere; & quelquefois cette irritation particuliere cause un spasme sympathique dans une autre partie, & d'autres fois dans la partie même où est la cause irritante. Souvent les différentes causes & ler différens effets de ces spasmes sympathiques sont très-difficiles à discerner; ce qui occasionne de grandes erreurs dans la pratique.

Distinction des symptômes de la fiévre d'avec les accidens qui lui sont étrangers.

Le spasme, la prostration des forces, les suppurations, & les gangrenes intérieures, sont les causes les plus ordinaires de la mort des malades dans les fiévres; mais ces causes sont elles-mêmes des maladies très-distinctes de la fiévre; des maladies dont les symptômes & les effets ne doivent pas être confondus avec ceux de la fiévre; c'est à ces symptômes étrangers qu'on doit presque toujours rapporter les signes funestes qui nous font craindre pour la vie des malades: Ainsi dans cette complication de maladies que l'on ne connoît ordinairement que sous le nom de fiévre maligne, ce n'est pas la fiévre que nous devons redouter, ce n'est pas la

Cette distinction est essentielle dans la cure des fiévres.

fiévre non plus qui fournit les indications que l'on peut avoir à remplir pour prévenir la perte du malade. Il ne faut donc point confondre avec les symptômes de la fiévre, comme l'on fait ordinairement, des maladies & des symptômes qui ne dépendent point de la fiévre, qui au contraire doivent être le principal objet de la cure, & qui le plus souvent ne présentent point réellement d'indication pour la saignée. En effet, plus on parviendra à débrouiller ce cahos de complications de maladies, d'effets & de symptômes que l'on confond avec la fiévre, & avec ses propres effets & ses propres symptômes, plus on reconnoîtra que l'abus de la saignée dans la cure des fiévres a été suggéré par cette confusion, & plus on pourra former des regles judicieuses sur le traitement de ce genre de maladies.

X V I.

Si la rapidité de la circulation dans la fiévre indique la saignée.

La rapidité du mouvement de la circulation est encore un symptôme qui effraye beaucoup de Médecins, & qui les détermine à répandre beaucoup de sang. Les Médecins ont eû des

des idées fort différentes sur l'usage de la saignée, par rapport à la vîtesse de la circulation. Les uns ont crû que plus on tiroit du sang, plus la circulation devenoit rapide. (*a*) Les autres croyent que la saignée la rallentit; parce qu'elle affoiblit l'action organique du cœur & des vaisseaux. Ils pensent même que la saignée est indispensable dans la fiévre, par la seule raison que la fiévre accélere beaucoup la circulation, & qu'il y a à craindre que ce mouvement impétueux ne rompe les vaisseaux, ou ne forme dans quelques parties des engorgemens mortels. Dans cette crainte, on croit qu'il est nécessaire de vuider beaucoup les vaisseaux, afin de procurer à la masse du sang un grand espace pour y circuler si librement, qu'elle ne puisse point s'y former d'obstacles à elle-même, ni faire d'efforts sur les parois des vaisseaux; ce n'est, dit-on, qu'avec de telles précautions qu'on évite les désordres que peut causer une circulation trop rapide: Non-seulement on ne pense pas que ces grandes effusions de sang puissent

Opinions opposées des Médecins sur l'usage de la saignée, pour accélérer ou rallentir la circulation.

Idées fausses sur la déplétion des vaisseaux par la saignée.

(*a*) Riolan. lib. de circul. sang. in Enchir. anat. pag. 151.

être en aucune maniere préjudiciables aux malades; mais on ne s'est pas même douté que malgré ces grandes évacuations de sang, le calibre des vaisseaux se trouve toujours proportionné à la quantité du liquide qu'ils contiennent; ou bien il arrive que l'air, engagé dans le liquide, se débarrasse, se rassemble, & interrompt le fil du liquide: Ces Praticiens sont tellement séduits par leur imagination, que ce qui est plein leur paroît vuide, & que ce qui est contenu & renfermé étroitement, leur paroît n'occuper qu'une partie d'un lieu fort spacieux où il peut se mouvoir en pleine liberté. Ils retranchent même au liquide la cause de son mouvement, je veux dire, l'action immédiate des vaisseaux qui le presse de toutes parts, & le fait circuler.

Cette déplétion s'opposeroit aux opérations de l'œconomie animale.

Il est nécessaire pour l'exécution des opérations de l'œconomie animale, que les vaisseaux qui contiennent & qui font mouvoir les liquides soient toujours pleins, & que les vaisseaux puissent se prêter exactement aux différens volumes des colonnes de liquides qu'ils contiennent;

Elle ne peut exister.

en effet la nature y a pourvû d'une maniere infaillible : (*V.* Chap. 2.) Ainsi elle n'a pas abandonné à notre foible intelligence, la conduite de cette grande partie du méchanisme du corps humain. Ce n'est que dans des cas extrêmes où il peut être nécessaire d'y apporter quelques réformes, pour rétablir l'équilibre des solides & des liquides dans l'ordre naturel, en remédiant seulement à ce qui excede ou à ce qui manque ; en sorte qu'on doit être au moins aussi attentif à éviter une trop grande diminution des liquides, qu'à retrancher l'excès de plénitude ; car on doit plus craindre les erreurs de l'art que celles de la nature ; parce que celles-là sont beaucoup plus fréquentes & beaucoup plus excessives quecelles-ci, qui naissent d'un méchanisme réglé, & institué, pour ne produire que des effets utiles à sa propre conservation.

Prévention à éviter par rapport à la pléthore.

Dans les bornes étroites où la nature retient un Médecin instruit & circonspect, quelles indications peut-il tirer de la vîtesse de la circulation dans les fiévres, pour verser le sang avec profusion ? La sûreté de la circulation ne dépend pas du plus ou du moins de liquide qui circule, mais

Si la vîtesse de la circulation dans la fiévre indique par elle-même la saignée ?

de la facilité & de la force suffisante & uniforme de l'action organique des vaisseaux qui le contiennent & qui le font circuler. La facilité de cette action s'obtient par la saignée, lorsque la masse du sang est trop garnie de partie rouge; mais alors quelques saignées suffisent pour dissiper cette espece de pléthore, qui est la seule qu'on puisse envisager dans l'usage de la saignée simplement évacuative, & la seule qui puisse gêner les vaisseaux qui renferment, & qui font circuler la masse du sang. On peut encore par la saignée, comme nous l'avons déja remarqué plusieurs fois, faciliter l'action organique de ces vaisseaux, lorsqu'elle est contrainte par une affection spasmodique qui réside dans les tuniques musculeuses des parois de ces mêmes vaisseaux, & alors les saignées peuvent être même plus multipliées. Mais dans les cas où cette affection résiste à beaucoup de saignées, on doit présumer qu'elle n'est pas de nature à céder à ce remede, soit qu'elle affecte fortement les tuniquer nerveuses, soit qu'elle soit sympathique & dépendante de quelque cause particuliere que la saignée ne

Comment la saignée peut convenir dans ce cas.

Cas où elle peut être alors inutile.

peut dissiper : Or, dans ce cas, on ne doit pas, sans de grandes raisons, porter ce remede à un excès qui seroit fort nuisible aux opérations essentielles de l'œconomie animale ; surtout dans les fiévres où cette affection spasmodique est accompagnée de langueur, & de foiblesse du pouls ; parce que ce genre de spasme est de nature à ne pas céder aux saignées mêmes les plus abondantes ; car ce n'est qu'en diminuant la force organique des arteres, que la saignée dissipe le spasme qui dépend de cette force même ; mais ici où le spasme est de nature à subsister avec l'abbattement même des forces ; les saignées abondantes ne peuvent être que funestes au malade.

Utilité de la saignée dans l'accablement des forces par la pléthore sanguine.

Cependant il ne faut pas confondre cet abbattement avec l'oppression des forces qui se trouve souvent au commencement des maladies par la pléthore sanguine qui favorise l'affection spasmodique, & bride tellement l'action organique des vaisseaux, qu'elle tient le pouls dans une sorte de contrainte & d'irrégularité où les forces paroissent manquer, & où on remédie facilement par la saignée à cet espece d'accablement. (*a*)

D'où se tirent les indications pour la saignée, par rapport à la vîtesse de la circulation.

Ainsi toutes les indications qu'on peut tirer de la vîtesse de la circulation dans la fiévre simple, se réduisent à celles que présente la pléthore sanguine, & la disposition spasmodique des arteres, & elles doivent être subordonnées aux opérations de l'œconomie animale, d'où dépend le méchanisme de la guérison de la maladie; surtout dans les fiévres simples qui se terminent par dépuration; telles sont les éphémeres synoches qu'on appelle sanguines, & autres fiévres de quelques jours; ou par coction & par crise, comme la fiévre ardente, qui se termine le septiéme jour; la fiévre qu'on appelle synoche putride, qui se termine au quatorziéme ou au vingt-uniéme jour; la fiévre topique au quarante-uniéme jour, &c. car je ne parle point ici des fiévres malignes ou compli-

(*a*) Si à viribus sumitur indicatio, fortè id fallax est. Nam videmus sæpè, in principiis morborum, & pulsus intermissionem, & inæqualitatem summam: Et tamen audaciter purgatio instituitur & venæ sectio. An hoc tutò fit? ab oppressione potius est ea infirmitas, proindè natura deoneranda est, ut recreari possit. *Ballon. Epidem. lib.* 2. *pag.* 216.

quées, dont les cauſes ne ſont point ſoumiſes aux opérations de la nature, ni de celles qui dégénerent en fiévres malignes par un traitement, qui en troublant le méchaniſme de leur guériſon, met la nature hors d'état de vaincre la cauſe de ces maladies.

Il ne s'agit pas ſimplement de la fiévre dans ces cas; mais de complications, où ordinairement la ſaignée eſt peu indiquée, Nous allons ſeulement parler de quelques maladies qui exigent par elles-mêmes, ou par la fiévre qui les accompagnent, qu'on multiplie les ſaignées.

Diſtinction de la fiévre d'avec ſes complications.

XVII.

Parmi tous les différens genres de fiévres compliquées, il n'y a gueres que celles qui ſont compliquées d'inflammations ſimples, où les ſaignées abondantes ſoient indiquées; mais on prend ſouvent pour inflammations ſimples, divers genres d'inflammations qui ſont de nature fort différentes de celle de l'inflammation ſimple, & où les ſaignées abondantes ſont fort nuiſibles. (*a*) & ſouvent

Uſage de la ſaignée dans les inflammations.

Il faut diſtinguer les eſpeces d'inflammations

(*a*) Traité de la Gangrene, Chap. 5.

aussi on soupçonne dans les fiévres des inflammations qui n'existent point, & qui suggerent au Médecin une conduite par laquelle il pervertit tout le méchanisme de la guérison de la maladie ; ensorte qu'une fiévre qui se seroit guérie par elle-même, devient funeste au malade par le ministere du Médecin. Heureusement il arrive souvent aussi que l'irrégularité de la conduite du Médecin ne fait qu'importuner, tourmenter & débiliter la nature, sans la troubler assez pour la dérouter & la mettre hors d'état d'opérer la guérison du malade, & de sauver l'honneur du Médecin.

Différentes terminaisons des inflammations simples.

Les inflammations simples se terminent de deux manieres ; par simsimple *détumescence*, ou par *coction*. (*a*) Celles qui peuvent se terminer par *simple détumescence*, comme l'esquinancie, l'inflammation des intestins, les inflammations des parties membraneuses, les érésipeles, &c. se dissipent radicalement, ou se portent sur d'autres parties. Cette derniere sorte de déterminaison s'appelle *délitescence* ; parce que ce n'est qu'une

(*a*) Voyez le Traité de la Suppuration, Chap. 2.

disparition de la maladie qui abandonne une partie pour se transporter sur une autre ; ainsi cette terminaison n'est point une guérison. L'autre espece de *tumescence* qui est sans retour, est une terminaison parfaite qu'on obtient ordinairement par le moyen des saignées abondantes & précipitées. Il n'y a point de cas où les grandes effusions de sang soient plus indiquées & plus avantageuses ; surtout lorsque l'inflammation occupe des parties où elle met la vie du malade dans un danger pressant ; car dans ce cas, on doit répandre le sang avec profusion & sans mesure. Mais alors il faut distinguer si ces inflammations simples sont idiopathiques, c'est-à-dire, si elles consistent uniquement dans la lésion de la partie qu'elles occupent, ou si elles sont sympathiques, ou dépendantes de l'irritation de quelque cause qui agit sur une partie, & excite par communication de lésion organique, une inflammation dans une autre partie ; car dans ce dernier genre d'inflammations, il faut s'adresser à la cause éloignée qui a excité & qui entretient ces inflammations, & souvent

Espece de terminaison que les saignées abondantes peuvent procurer & accélerer.

Cas où elles sont insuffisantes.

cette cauſe n'indique pas la ſaignée : Car on obſerve fréquemment, par exemple, qu'elle réſide dans les premieres voyes, & qu'un purgatif ou un émétique guériſſent ſur le champ un éréſipéle au viſage, une eſquinancie, une pleuréſie qui dépendoit d'une telle cauſe.

Eſpece de terminiſon d'inflammation qu'il faut éviter.

Quand une inflammation paroît d'un mauvais caractere, & ſuſpecte de déliteſcence, & qu'elle occupe une partie extérieure où elle n'eſt pas redoutable pour la vie du malade, il y auroit de l'imprudence à s'expoſer par la ſaignée à occaſionner une *deliteſcence* qui ſeroit peut-être funeſte au malade, par le nouvel emplacement de la maladie, qui pourroit ſe faire ſur une partie dont les fonctions ſont eſſentielles à la vie ; ce qui arrive ſouvent dans les éréſipéles ambulantes, dans les inflammations arthritiques, les dépôts & les éruptions inflammatoires, &c.

Eſpece de terminaiſon d'inflammation que la ſaignée ne peut accélérer.

Les inflammations qui ne peuvent finir que par coction, comme la plûpart des phlegmons, la petite vérole, la pleuréſie & autres qui ſe terminent par réſolution, ou par ſuppuration ou abſcès ; les ſaignées alors, quelque abondantes & quelque nombreuses qu'elles soient, n'avancent point la guérison; elles ne sont point véritablement *curatives*, mais seulement *moderatives*; & dans cette idée, elles doivent être prescrites avec discernement selon le besoin, en se réglant sur l'espece, le tems, les effets, le genre de terminaison, la grandeur, la situation, le danger de la maladie, pour la conduire régulierement à son terme. Ainsi les saignées abondantes ne sont pas toujours nécessaires dans ce genre d'inflammation; car n'avançant point la guérison, & cette guérison étant nécessairement l'ouvrage de la nature, le Médecin doit être oisif, lorsque la condition de la maladie ne lui présente point d'indications qui soient de son ministere. (*a*)

Utilité des saignées dans ces cas.

XVIII.

Dans la petite vérole simple ou purement inflammatoire, par exemple, lorsqu'on a rempli par la saignée les indications qui se tirent de l'état de la

Usage de la saignée dans la petite vérole simple.

(*a*) Voyez le Traité de la Suppuration, 2. Sect. Chap. 5. & Chap. 9.

fiévre, ou de l'état du malade, l'éruption & les pustules inflammatoires n'offrent par elles-mêmes aucune indication pour la saignée, parce que c'est la nature qui doit opérer cette éruption, & la suppuration par laquelle se terminent nécessairement les pustules. Ainsi, tant que le méchanisme de la guérison de cette maladie s'exécute réguliérement, le Médecin doit bien se garder de le troubler & de prescrire des saignées inutiles, & peut-être fort nuisibles.

XIX.

Usage de la saignée dans les inflammations de poitrine.

Il y a une multitude de maladies différentes cachées aux Médecins, sous les noms de *pleurésie* & de *péripneumonie*. L'inflammation de la plévre & du poulmon est l'objet unique que ces mots présentent à l'esprit ; ainsi dès que certains signes semblent caractériser assez une inflammation de poitrine, pour appliquer à la maladie le nom de pleurésie ou de péripneumonie ; c'est un tel nom qui lui-même décide alors de la cure, selon des regles simples, banales & uniformes, C'est la nature elle-même qui guérit par la voye de la coction ; cependant on n'a de confiance qu'aux saignées abondantes ; parce qu'on croit que réellement ce remede guérit par lui-même les inflammations de poitrine, & qu'on croit, dans les différens cas, n'avoir toujours à combattre qu'une simple inflammation ; ainsi on se borne à la cure générale des inflammations, sans discerner les différens genres d'inflammations de poitrine. Mais les inflammations, entr'autres celles qu'on confond sous les noms de pleurésies & de péripneumonies, sont de tant d'especes différentes (*a*) qui fournissent chacune des indications particulieres & essentielles, que cette confiance aveugle dans les saignées abondantes, est souvent pernicieuse aux malades. Malheureusement parmi ces divers genres d'inflammations, il y en a beaucoup qui sont épidémiques, & d'autant plus funestes, qu'on les confond avec les inflammations simples, & qu'on entreprend opiniatrement de les dissiper par de nombreuses saignées : Or dans la plûpart de ces es-

Inflammations de poitrine où la saignée peut être dangereuse.

(*a*) Voyez le Traité de la Suppuration, Sect. 2. Ch. 9.

peces d'inflammations, ce remede est ordinairement inutile, & même souvent meurtrier; (*a*) surtout lorsque dans ce genre de maladies, la fiévre se déclare avant que l'inflammation arrive, c'est-à-dire, lorsque la fiévre est la maladie primitive; car ces inflammations qui surviennent à la fiévre, sont presque toujours formées par le dépôt d'une cause maligne & peu susceptible de coction, que le mouvement fébrile jette sur le poulmon, où elle cause sovent la gangrene. Au contraire, la pleurésie ou vraie péripneumonie, est presque toujours la maladie primitive & essentielle; la fiévre n'en est qu'une dépendance. Mais toutes les pleurésies ou péripneumonies de ce genre même, ne sont pas des inflammations simples qu'on puisse assujettir à la cuie générale des inflammations qui cédent à la saignée, ni même à la cure de celle qui se terminent par coction.

(*a*) Ballon. Epid. lib. 2. pag. 20. Ibid. pag. 24. Ibid. pag. 145. Idem Consil. 115. lib. 1. Annot. 566. Idem Epid. lib. 2. Annot. 9. pag 154. Ibid. pag. 230 & 232. Gesner. lib. 2. Epist. pag. 19. Ibid. Epist. 49. Wierus in obs. pag. 59. Sidenh. obs. circa morb. acut. pag. 362. Idem lib. 6. de feb. pleur.

Nous ne pouvons pas nous étendre ici ſur tous ces différentes ſortes de pleuréſies & de péripneumonies; parce que nous ſortirions de notre ſujet, où il ne s'agit que des maladies dont la cure conſiſte du moins en partie dans l'adminiſtration des ſaignées abondantes.

La terminaiſon des inflammations de poitrine eſt rarement accélérée par les ſaignées.

Il eſt très-rare que la pleuréſie ou la péripneumonie même purement inflammatoires, cédent aux ſaignées les plus multipliées; ainſi il faut comprendre ces ſortes d'inflammations ſous le genre de celles qui ne ſe terminent que par coction, où l'on ne doit point regarder la ſaignée comme un remede abſolument curatif. Mais les Médecins n'ont point déterminé au juſte quelles ſont les indications qu'ils ſe propoſent en verſant le ſang avec profuſion dans ces maladies. A la vérité, l'expérience y a fait connoître aſſez déciſivement l'utilité de la ſaignée; mais les différentes opinions que les Praticiens ſe ſont formées ſur ſon uſage, ſont ſi vagues & ſi fauſſes, qu'elles ne préſentent aucunes idées exactes des vrayes indications qu'on a à remplir par rapport à ce remede, & par rapport à la quantité du ſang qu'on doit tirer pour ſatisfaire à ces indications, ſans préjudicier au méchaniſme par lequel la nature guérit elle-même la maladie: Auſſi les idées des Médecins ſont-elles en effet extrêmement diſcordantes ſur le nombre des ſaignées qu'on doit preſcrire. Sydenham le borne à quatre; il croit même que pour l'ordinaire deux ſaignées peuvent ſuffire. Les Médecins Allemands ſont dans les mêmes idées; & de plus, l'expérience paroît favoriſer leur pratique. Mais l'expérience eſt à cet égard fort équivoque; parce que c'eſt la nature qui guérit ces inflammations, & qu'elle peut ſouvent ſe ſuffire à elle-même, indépendamment des ſaignées abondantes: De-là vient que quand on ne conſulte que l'expérience ſur l'uſage de ce remede, dans tous les cas où il n'eſt pas abſolument curatif, on attribue facilement aux ſaignées diverſement adminiſtrées, des ſuccès que la nature ſeule opére, même malgré le mauvais uſage de ce remede. Nos anciens Médecins François n'étendoient ordinairement gueres plus loin la ſaignée (*a*) Nous avons cepen-

Les Médecins penſent différemment ſur la qualité du ſang qu'il faut tirer dans les inflammations de poitrine.

(*a*) Ballon. Conſ. 88. lib. 1. Idem. Conſ. lib. 1.

dant quelques exemples, où l'on voit qu'ils ſaignoient plus amplement (*a*). Aujourd'hui nos Médecins répetent aſſez ordinairement la ſaignée juſqu'à 12 ou 15 fois, & même plus. Un ſçavant Médecin a ſecoué les préjugés de ſa Nation pour en établir d'autres plus favorables à la multiplicité des ſaignées. Dans ces maladies, il voit un épaiſſiſſement & une ténacité dans le ſang, qui lui fourniſſent des indications pour le verſer en abondance. Il ordonne même que l'on continu- les ſaignées juſqu'à ce qu'il ne paroiſ- plus d'humeur glaireuſe & ténace ſur le ſang, comme ſi la préſence de cette humeur dans les inflammations qui ſe terminent par coction, fourniſſoit préciſément les indications qu'on a à remplir par la ſaignée dans ces inflammations. Souvent ce n'eſt pas

S'il faut ſaigner dans ces inflammations juſqu'au changement de couleur du ſang.

(*a*) *Idem. tract. particul. de eod. morbo*, où l'Auteur dit avoir fait ſaigner ſept fois dans une pleuréſie dorſale deſcendante, parce que, ſelon lui, on doit moins compter pour la guériſon de cette eſpece de pleuréſie, ſur l'évacuation des crachats. Mais lorſque la maladie étoit placée à la partie ſupérieure du poulmon, il eſpéroit plus dans l'expectoration que dans la ſaignée. *Epid. lib. 2. pag. 230 & 232.*

dans le cas où cette humeur glaireuſe abonde le plus, que l'on doit multiplier davantage les ſaignées; plus elle eſt abondante, plus il y a de fluidité & de diſſolution dans la maſſe du ſang; plus la coction eſt difficile, & plus on ſaigneroit, moins on favoriſeroit cette coction, qui peut ſeule faire diſparoître l'humeur glaireuſe. Je reſpecte fort les déciſions d'un ſi grand Maître; mais je ne puis m'empêcher de remarquer que la regle qu'il établit n'eſt pas fondée ſur les véritables indications qui doivent nous guider ici dans l'adminiſtration de la ſaignée. Baillou attribue la même pratique aux Barbiers de ſon tems (*a*). Il

(*a*). Cùm quis laborat dolore lateris, nullus non magnus Medicus eſt. Imò barbitonſor hac in re egregius Magiſter eſt. Secatur vena, demitur liberaliter ſanguis. Si quid vitii in ſuperficie habeat, legitimè iterum ſecandi capitur occaſio. Bifariam peccatur. Cum ſanguis floridus ſuâ naturâ facile immutetur, non tam leviter capere oportet occaſionem ita phlebotomandi, ex immutatione iſtâ ſanguinis. Deinde cum thorax facile putredinem concipiat ob humiditatem & calorem loci..... Sic mutatur ſemper ſanguis, & rurſus ſanguis demitur. Quam tumultuaria hæc medendi ratiò. *Ballon. Epid. lib. 2. pag 162.* Non nos ad ſectionem venæ iteratò imò pluries facien-

eſt cependant vrai qu'elle étoit auſſi aſſez généralement celle des fameux Médecins du même tems, à quelques modifications près qui, quoique mal fondées, favoriſoient moins l'excès des ſaignées.

Embarras où jette la lecture des Auteurs ſur la quantité des ſaignées dans les inflammations de poitrine.

Quelles connoiſſances eſt-il donc poſſible d'acquerir par la lecture des Auteurs ſur l'adminiſtration de la ſaignée dans ces inflammations? Leur conduite & leurs opinions ſont ſi différentes; leur expérience même, & leur réputation ne peuvent ſervir qu'à manifeſter l'infidélité de leur art, & l'illuſion de leur ſcience. Ceux qui veulent pratiquer utilement la Médecine, n'ont-ils donc pas d'autres reſſources pour s'inſtruire, que les Livres des Praticiens? Si ces Maîtres s'étoient appliqués ſcrupuleuſement à nous communiquer avec diſcernement ce qu'ils ont obſervé réellement, & s'ils n'avoient point interprêté & défiguré l'expérience par leurs opinions, ils nous auroient procuré des

dam incitabit impuri ſanguinis effluxus : Quod pleriſque occaſionem porrexit celebrandæ Phlebotomiæ ſæpius, & virium frangendarum non ſine magno vitæ periculo. *Idem Conſil. Med. lib. 1. pag. 473.*

Ce que la prudence peut suggérer à cet égard.

connoissances essentielles & fixes, qui auroient au moins marqué dans l'obscurité même de l'art, une voye que les hommes sages & intelligens pourroient suivre avec quelque sécurité ; car l'expérience bien constatée & bien appréciée fourniroit quelques points fixes qui assujettiroient l'esprit. Elle a, par exemple, décidé de tous tems que la saignée est avantageuse dans les inflammations dont il s'agit présentement ; c'est-à-dire, dans les inflammations mêmes qui ne cedent à ce remede, & qui se terminent par coction, spécialement les inflammations de poitrine. Tous les Praticiens les plus dignes de notre confiance ont remarqué cette vérité. Voilà donc pour ceux qui veulent exercer la Médecine, une connoissance importante dont ils seront instruits par la lecture de leurs ouvrages. Mais c'est une connoissance vague, indéterminée, & même portée par des conjectures & de fausses opinions à des excès opposés ; ces excès à la vérité se manifestent assez par leur contradiction : Ainsi des hommes sages qui, au défaut d'autres connoissances, se fixeront à cette expérience qui est aussi certaine qu'elle est indéterminée, ne se livreront pas du moins à des excès si remarquables, ils se conduiront dans la pratique avec tout le discernement possible à la faveur de cette connoissance fondamentale, & ils pourront même par leurs observations, entrevoir à peu près les véritables limites dans lesquelles ils doivent se contenir. Voilà, dans cette obscurité, la regle que la prudence prescrit aux hommes qui sont assez intelligens, assez sages pour ne pas adopter légerement les sentimens des Praticiens, où la vérité ne se manifeste pas avec la derniere évidence, & qui dans bien des cas les portent à des extrêmités où l'expérience ne peut être que fort équivoque & fort infidele.

Avantage de la théorie sur la simple expérience.

Il est vrai que la théorie, la vraie théorie, est bien supérieure à l'expérience, parce qu'elle la met à sa juste valeur, qu'elle en dissipe toute l'obscurité & toute l'incertitude, & qu'elle nous instruit bien au-delà de l'expérience même; c'est pourquoi les plus célebres Médecins ont tourné leurs vûes du côté de la théorie: Mais il y en a peu qui se soient livrés aux travaux nécessaires pour en hâter les progrès, & qui se soient assujettis aux loix rigoureuses qui en fixent la certitude avec évidence. Pour éviter la peine & la contrainte, l'esprit se livre à la vraisemblance qui se présente d'elle-même, & qui le séduit agréablement. Cet exercice qui a amusé presque tous les Médecins qui ont voulu cultiver la science de leur art, a également retardé les progrès de la théorie & de l'expérience: Au lieu de découvrir la vérité, ils ont embrassé l'erreur, & au lieu d'observer exactement la nature, ils l'ont troublée dans ses opérations, & n'ont acquis dans leur pratique qu'une fausse expérience, ou tout au plus une expérience erronée, équivoque & confuse, insuffisante pour guider dans le détail de la cure d'une maladie. Ainsi l'expérience n'ayant décidé que vaguement sur l'utilité de la saignée dans les pleurésies ou péripneumonies vrayes, elle laisse dans un grand embarras ceux qui veulent administrer régulierement ce remede, selon le tems, les circonstances & l'état de ces inflammations. Il faudroit du moins avoir découvert dans la maladie, les signes qui indiquent réellement le besoin de multiplier plus ou moins les saignées, & le tems de les prescrire à propos; mais c'est la nature de la maladie même qui fournit les principales indications pour ce remede. Ainsi il faut en connoître tout le physique & tous ses divers états dans différens tems de sa durée.

Indications pour la saignée, tirées de la nature même des inflammations de poitrine.

On doit envisager dans le principe du mal, une cause irritante qui fronce les capillaires artériels, & y arrête la circulation du sang, d'où naît l'engorgement & l'inflammation. Cette cause ne peut être ni affoiblie ni expulsée par le secours de l'art; il n'y a que la maladie seule qui puisse la dompter; on ne peut se proposer qu'une cure défensive en s'opposant, s'il est possible, ou du moins autant qu'il est possible, aux effets de cet âcre irritant, c'est-à-dire, à la crispation qu'il cause aux capillaires artériels, en rendant ces vaisseaux moins susceptibles de ce dérangement, ce qu'on peut obtenir en deux manieres dans la naissance de la maladie par les saignées abondantes & précipitées. 1°. En dissipant la pléthore sanguine qui peut gêner l'action organique de ces capillaires artériels, & faciliter par cet état la crispation ; ces saignées préviennent une partie du froncement qui rendroit la maladie plus étendue & plus considérable. 2°. En relâchant leurs membranes, & en diminuant leur force organique qui opere elle-même cette crispation. Elles contribuent encore par-là à procurer plus amplement le même avantage.

C'est dans les premiers tems de ces inflammations où les saignées sont plus utiles.

Mais il faut prévenir ce froncement autant qu'il est possible, avant que la cause soit entierement déposée sur la partie attaquée, car lorsqu'elle est déposée, & qu'elle produit son effet sur les capillaires artériels, l'engorgement & l'inflammation qui en sont les suites immèdiates, violentent ces vaisseaux, & augmentent l'irritation de ces mêmes vaisseaux ; & par cet accroissement d'irritation, le froncement est excité & entretenu plus fortement, parce que les vaisseaux mêmes des membranes des capillaires froncés se trouvent plus garnis de sang : Ce sang qui s'y arrête & qui ne peut plus en être retiré par la saignée, contribue à la contraction de ces membranes, en sorte que les saignées mêmes les plus multipliées ne peuvent plus les dégager & les relâcher,

quand

quand ce dérangement eſt parvenu à un certain dégré ; ſurtout dans des parties où, comme au poulmon, les capillaires artériels ſont fort abondans, & où le lacis ou réſeau qu'ils forment par leur dernieres ramifications eſt fort ſerré : Car outre les vaiſſeaux artériels qui, comme dans toutes les autres parties, ſont particuliers à la propre organiſation de ces parties, il y a de plus dans le poulmon ceux qui ſervent à la circulation particuliere, qui ſe fait par les arteres & les veines pulmonaires ; enſorte que dans les engorgemens des capillaires artériels du poulmon, ces vaiſſeaux ſi multipliés ſe gênent & s'entrecompriment facilement les uns les autres. Ainſi lorſque la cauſe fronçante dépoſe ſur une telle partie, le froncement qu'elle produit ſe trouve bientôt tellement fortifié par toutes les différentes cauſes dont nous venons de parler, que la ſaignée ne peut plus le diſſiper, & il faut que l'inflammation ſubſiſte juſqu'au tems où arrive naturellement un changement qui la termine. C'eſt pourquoi les anciens Médecins bornoient l'uſage de la ſaignée aux trois ou quatre premiers

Le double ordre de vaiſſeaux du poulmon rendent les inflammations de ce viſcere indomptables par la ſaignée.

Uſage des Anciens par rapport à la ſaignée dans les inflammations du poulmon.

jours de la maladie ; au-delà de ce tems, ils la croyoient même plus nuisible qu'avantageuse, & ils ne la prescrivoient alors que dans des cas extraordinaires.

Utilité de la saignée au commencement de ces inflammations.

Mais dans la naissance de l'inflammation, on peut par les saignées abondantes & précipitées, en arrêter les progrès, & les retenir dans des bornes moins étendues, & rendre par ce secours la maladie moins grande & moins périlleuse ; surtout lorsque la cause qui se dépose n'est pas, par son acrimonie, fronçante à un dégré supérieur aux effets de la saignée.

On est en effet presque assuré de la grande utilité de la saignée dans la naissance de la maladie, par ses succès dans beaucoup d'inflammations où ce remede suffit par lui-même pour les éteindre & les dissiper entierement, lorsqu'elle est administrée promptement & abondamment ; on a même quelques exemples d'un pareil succès dans le genre d'inflammation dont il s'agit ici ; Or, ces succès prouvent évidemment que la saignée est réeilement un puissant remede contre le froncement qui produit les inflammations. Ainsi il est à préſumer qu'il doit auſſi être très-avantageux lorſqu'on l'employe à propos, pour borner, & affoiblir celles qu'il ne peut pas diſſiper.

Utilité de la ſaignée dans le progrès de la maladie.

Dans le progrès même de la maladie, il peut être encore fort utile ; parce que l'irritation que cauſe l'inflammation elle-même dans la partie qu'elle occupe, s'étendant au-delà de cette partie, peut y étendre auſſi la maladie. Cette irritation ſe fait remarquer aſſez ordinairement par la dureté du pouls; ainſi s'il y a quelques ſignes qui puiſſent indiquer le beſoin de continuer l'uſage de la ſaignée, c'eſt cet état du pouls ; principalement quand la maladie eſt fort grande; & on peut alors la continuer juſqu'à ce que la dureté du pouls ſoit diſſipée, & qu'on ſoit aſſuré par ce changement, que la diſpoſition ſpaſmodique des vaiſſeaux artériels n'eſt plus à craindre. En effet, la ſaignée ne peut plus être enſuite d'aucune utilité, à moins que quelque accident ne parût l'exiger.

Cas qui peut obliger de recourir à la ſaignée dans l'état de la maladie.

L'oppreſſion ou l'extrême difficulté de reſpirer dans les inflammations ſimples du poulmon, eſt l'accident le plus redoutable, lorſqu'on juge qu'il

Oppression causée par engorgement veineux.

est causé par l'inflammation même qui étrangle les principaux vaisseaux de ce viscere, & qui y retarde la circulation, surtout dans les veines pulmonaires; car le sang qui est envoyé par le cœur au poulmon ne pouvant pas revenir au cœur par ces veines, cause nécessairement dans ce viscere un engorgement mortel: La dissolution glaireuse qui est ordinairement fort considérable dans ces maladies, donne à la vérité une grande fluidité à la masse du sang dans les vaisseaux où la circulation est libre; mais par la disposition que l'humeur glaireuse a à s'épaissir, & à acquerir beaucoup de consistance & de ténacité, lorsque son mouvement n'est pas suffisamment entretenu; elle forme facilement des concrétions polypeuses dans les vaisseaux où la circulation est fort retardée ou arrêtée: Ainsi lorsque la circulation n'est pas libre dans les gros vaisseaux, spécialement dans les vaisseaux veineux, cette humeur s'y condense, & oppose de surcroit à la circulation un obstacle invincible, d'où s'ensuit un engorgement auquel on ne peut plus remédier, & qui fait nécessairement pétir le malade. L'ouverture des corps de ceux qui meurent des inflammations ſimples du poulmon, prouve manifeſtement que ces funeſtes effets ſont une cauſe aſſez ordinaire de la perte des malades. On ne peut donc être trop attentif à les prévenir; car lorſqu'ils ſont arrivés, il n'y a plus de reſſource dans la nature ni dans l'art pour la vie du malade. Or, la ſaignée eſt le ſeul remede par lequel on puiſſe les éviter: Il réuſſit en diminuant le ſang & l'humeur glaireuſe, & en rendant la partie ſéreuſe plus abondante; alors cette partie ſéreuſe ſurpaſſant de beaucoup par ſa quantité le ſang & l'humeur glaireuſe, elle les délaye & les rend fort fluides, fort coulans, & beaucoup moins ſuſceptibles de coagulation & de concrétion. La ſaignée produit sûrement ces heureux effets; car on s'apperçoit fort ſenſiblement par l'inſpection du ſang que l'on a tiré, que plus les ſaignées ont été multipliées, plus le coagulum formé par le ſang & l'humeur glaireuſe diminue, & plus au contraire le véhicule augmente; ainſi on peut juger par l'état de l'oppreſſion, & par l'inſpection même du ſang, s'il faut continuer ou ceſſer de preſcrire la ſaignée.

Attention ſur l'oppreſſion dans l'uſage de la ſaignée.

Mais on doit dans ces cas ſe conduire avec diſcernement, pour ne pas tomber par une terreur panique, dans un excès dangereux, ce qui peut arriver ſurtout à ceux qui n'ont pas acquis aſſez d'habitude par le traitement des maladies dont il s'agit, pour juger de la nature & de l'état de l'oppreſſion qui eſt ordinaire dans ces maladies, & qui n'effraye pas mal-à-propos les grands Maîtres verſés dans la pratique: En effet, lorſqu'on a ſatisfait aux ſaignées qui ſont indiquées dans les premiers tems de la maladie, & qu'on a remarqué à l'inſpection du ſang que la partie ſéreuſe de la maſſe du ſang eſt devenue fort abondante, il n'y a dans la ſuite qu'une oppreſſion exceſſive qui puiſſe obliger à recourir de nouveau à la ſaignée.

Précis des indications pour la ſaignée dans les inflammations du poulmon.

Voilà les indications pour la ſaignée les plus certaines & les plus ſenſibles qui ſe préſentent dans la naiſſance & dans les progrès de l'inflammation. On ſatisfait le plus promptement qu'il eſt poſſible à celles que préſente la maladie dans le tems qu'elle ſe forme, & enſuite à celles qui ſe tirent de l'effet que l'irritation de l'inflammation même peut cauſer, & par lequel cette inflammation peut s'étendre. Dans ce dernier cas, c'eſt l'état du pouls qui peut guider le Médecin dans les inflammations du poulmon; néanmoins dans les inflammations malignes, le pouls dur & ſerré n'autoriſeroit pas à continuer les ſaignées; car alors l'état ſpaſmodique des vaiſſeaux ne cede gueres à ce remede; mais dans ce cas, le pouls dur n'eſt pas ordinairement gros & fort, comme dans la ſimple inflammation. Ainſi les Praticiens expérimentés peuvent diſtinguer ces cas par l'état même du pouls, & ſe conduire avec regle & avec diſcernement dans l'adminiſtration de la ſaignée.

Etat de la maladie où l'on doit ceſſer les ſaignées.

Lorſque le progrès de l'inflammation eſt arrêté à une étendue où les ſaignées ont pû le limiter, & peut-être où il ſe ſeroit borné de lui-même, indépendamment des ſaignées; l'état de la maladie eſt fixé. Cependant c'eſt dans cet état où les ſymptômes paroiſſent avec plus de véhémence, où l'humeur glaireuſe ſe produit en plus grande quantité, & où le mécaniſme de la maladie tend à opérer la coction de cette humeur; tant de celle qui circule dans les vaisseaux, que de celle qui est arrêtée dans la partie enflammée; mais à la réserve de l'excès d'oppression, la violence des autres symptômes qui dépend de ce mécanisme, n'indique point la saignée; ainsi elle ne doit point effrayer le Médecin, ni le déterminer à tirer du sang pour calmer ces symptômes; car en les calmant, il débiliteroit le mécanisme même qui opere la guérison du malade. (*a*)

Exception à la regle précédente.

Cependant il peut arriver quelquefois que dans les premiers tems de la résolution de l'inflammation, l'inflammation elle-même peut, comme nous l'avons remarqué ailleurs, (*b*)

(*a*) An prout augetur & dolor & febris (in pleuritide) consilium capiendum est detrahendi sanguinis? An non auctio & doloris & febris fit ob pepasmum? At quis dubitat quominùs in pleuritide sit expectandus pepasmus, & ei studendum? Cum autem augetur & febris, & dolor, fortassis natura aggreditur coctionem; & detractione sanguinis à penso revocatur. Ut mirum non sit si plerique intereant, in quibus potiùs supersedendum fuerat tam frequenti venæ sectione. *Ballon. Consil. 30 lib. 2. pag. 259. Epid. lib. 1. pag. 46.*

(*b*) Traité de l'Auteur sur la Suppuration, Sect. 2. Ch. 9.

s'oppoſer à cette réſolution, lorſqu'elle ſe fait par l'infiltration de l'humeur purulente, & non par exudation & expectoration; (*a*) alors une ſaignée peut, dans ce tems même de la réſolution, faciliter cette infiltration, en modérant l'inflammation, & en procurant un relâchement favorable à cette eſpece de réſolution.

Danger de la ſaignée quand l'inflammation ſe termine par expectoration.

Mais quand la réſolution ſe fait par la voye de l'expectoration, ſoit que l'humeur purulente s'ouvre des iſſues à travers les vaiſſeaux capillaires des membranes enflammées du tiſſu du poulmon, ſoit qu'elle s'échappe par les ſecrétoires mêmes des crachats, cette réſolution qui ſe manifeſte par elle-même, & qui opere la guériſon du malade, en expulſant cette humeur à meſure que la coction la produit, exige qu'on s'abſtienne de tout procédé qui pourroit être contraire à ces deux opérations de la nature, c'eſt-à-dire, à cette coction qui forme l'humeur purulente, & à cette exudation qui ſe fait par la voye la plus facile & la plus ſûre pour la guériſon du malade, & qui s'annonce par les crachats abondans, jaunâtres, ſan-

(*a*) Ibid. Chap. 7. pag. 108.

guinolens, & ensuite purulens. Il faut favoriser dès les premiers tems ces heureuses dispositions par de légers expectorans, relâchans & adoucissans, & en supprimant de bonne heure les saignées, de crainte qu'elles ne s'opposent à la coction, ou qu'elles ne la rendent plus difficile, & ne fasse périr le malade par la suppression des crachats, (*a*) par abscès, ou par l'engorgement glaireux du poulmon; surtout lorsque l'humeur glaireuse est fort dominante & fort crue, & que l'inflammation & la fiévre sont peu vives, comme dans les fausses pleurésies ou fluxions de poitrine.

(*a*) Itaque si admodum biliosus humor est, ea (humiditas) flava tantùm erit; sin autem sanguineus rubra; quod si ex utroque mixtus, rubra simul & flava. Ac talis humiditas in bonis ducenda, si facilem habet copiosumque exitum, cum accessione laudabilium urinarum. Tale sputum promoveri debet iis quæ expurgationem juvant, molliendo, leniendo, & sputum ciendo; non autem sanguinis detractione retrahi & impediri, quod usu venire videmus, non sine mœrore & nemesi, ab istis pragmaticis vulgò dictis, qui omnem pleuritidis curationem exigunt in sanguinis detractractione sæpiùs iteratâ, quamdiu pleuriticus hujusmodi sputa expurgat, cum spe salutis prædivite. O homines Reipublicæ calamitosos atque funestos. *Duret in Coac. pag.* 252.

X X.

Engorgemens veineux des viſceres.

Il y a un autre genre d'embarras de circulation dans les vaiſſeaux ſanguins, qu'on confond ordinairement avec l'inflammation, ſurtout lorſqu'on les découvre par l'ouverture des corps après la mort ; ces embarras ſe forment dans les veines, & engorgent ces vaiſſeaux. De tels engorgemens, particulierement ceux des capillaires veineux, ſont difficiles à diſtinguer des inflammations dans les inſpections anatomiques; parce que l'abondance du ſang qui eſt arrêté dans ces capillaires, & qui augmente beaucoup le volume de la partie que l'engorgement occupe, offre aux yeux de ceux qui ſont peu inſtruits, l'aſpect d'une inflammation ; d'autant plus que le ſang ne peut être arrêté dans les capillaires veineux, qu'il ne ſoit retardé dans les capillaires artériels qui répondent à ceux-là, & qu'il ne s'excite de l'inflammation dans ceux-ci ; en ſorte que ces engorgemens veineux ſe trouvent effectivement accompagnés d'inflammation. Mais cette inflammation eſt affoiblie

On les confond avec les inflammations.

de plus en plus par une ſorte d'œdématie qui ſurvient toujours aux engorgemens veineux ; à cauſe de l'infiltration qui arrive par ces engorgemens, & qui eſt même ſouvent ſuivie d'épanchemens ſéreux, particulierement dans les engorgemens veineux du cerveau : Les engorgemens veineux différent donc eſſentiellement de l'inflammation, non-ſeulement par rapport au peu d'inflammation qui naît de l'engorgement des capillaires artériels, & qui l'accompagne, & à l'œdématie qui y ſurvient ; mais encore plus par rapport à l'engorgement veineux même, qui en ſon particulier ne contracte point d'inflammation ; parce que les veines n'ont pas une action capable d'exciter dans les humeurs, une chaleur d'inflammation ; elle n'eſt pas même ſuffiſante pour entretenir ſa fluidité du ſang ; il s'y condenſe & s'y fige, ſurtout lorſque l'engorgement s'étend juſque dans les troncs des veines. Ainſi l'état du ſang arrêté dans les veines eſt entierement différent de celui du ſang qui eſt arrêté dans les vaiſſeaux artériels. Ces deux ſortes d'engorgemens diffé-

Différence de ces genres d'embarras de circulation.

rent donc entr'eux essentiellement.

Les engorgemens veineux arrivent par quelque compression ou étranglement des veines, qui intercepte la circulation du sang dans ces vaisseaux. Deux causes surtout peuvent occasionner cette compression ou cet étranglement. 1°. L'inflammation d'une partie, principalement d'une partie membraneuse traversée par des branches ou des troncs veineux ; quelquefois aussi, comme on l'a remarqué, cet étranglement arrive par l'inflammation même des veines. 2°. Il est souvent causé par une simple contraction spasmodique de quelques parties membraneuses qui peuvent par cette contraction étrangler des branches ou des troncs veineux.

Cause des engorgemens veineux.

On conçoit facilement que les visceres sont fort exposés à ces deux genres de causes, principalement les visceres doublement fournis de vaisseaux sanguins, comme le poulmon & le foye, ou les visceres qui ont un tissu spongieux sanguin, comme la rate & la matrice. Le cerveau dont les veines & les sinus sont engagés presque partout, dans des membranes, est aussi très-sujet aux engorgemens

Les visceres sont fort exposés à ces engorgemens.

veineux, ſur-tout par contraction ſpaſmodique, comme en effet on l'a remarqué ſouvent dans les inſpections anatomiques. Ainſi les engorgemens veineux auſquels on eſt ſi peu attentif, & qui ſont ſi peu connus, ſont cependant des accidens très-fréquens, & preſque toujours funeſtes aux malades. Nous ne nous attacherons ici qu'à ceux qui arrivent intérieurement. Nous avons parlé ailleurs des étranglemens & des engorgemens veineux des parties extérieures. (*a*)

Utilité des ſaignées abondantes dans les engorgemens veineux cauſés par des inflammations.

Lorſque l'engorgement veineux eſt cauſé par une inflammation qui comprime des branches ou des troncs de veines, ou qui occupe elle-même ces canaux, & y intercepte la circulation, il eſt viſible que les ſaignées, même les ſaignées les plus abondantes, ſont notre principale reſſource, & que ces ſaignées doivent être adminiſtrées fort promptement; car lorſque l'engorgement devient exceſſif, & que le ſang y perd ſa fluidité, ce ſang forme lui-même un obſtacle invincible au rétabliſſement de la circulation: Ainſi l'indication pour les

(*a*) Traité de la Gangrene, Chap. 9.

ſaignées abondantes eſt dans ce cas très-preſſante. C'eſt à quoi on doit être fort attentif dans les inflammations ſimples de la poitrine, qui ſont dès les premiers tems accompagnées d'une grande oppreſſion : & dans les inflammations de matrice qui arrivent après l'accouchement, où les ſaignées deviennent inutiles, lorſque l'engorgement du tiſſu ſpongieux de ce viſcere eſt devenu exceſſif. Il n'en eſt pas de ces engorgemens comme des inflammations que les ſaignées ne peuvent diſſiper, & où la nature peut procurer une réſolution purulente qui ſauve la vie aux malades; car il y a peu de reſſource dans la nature contre des engorgemens veineux que l'art ne peut vaincre.

Peu d'utilité de la ſaignée dans les engorgemens veineux cauſés par une ſimple contraction ſpaſmodique.

Quand les engorgemens veineux ſont cauſés par de pures contractions ſpaſmodiques, ce qui arrive ſouvent ſurtout au cerveau, dans les fiévres qu'on appelle malignes, les ſaignées ſont ordinairement inſuffiſantes pour combattre ces ſortes d'engorgemens. On réuſſit plus ſûrement par le moyen des diverſions que l'on cauſe par les émétiques, par les purgatifs, par les ſinapiſmes, par les véſicatoires, par les caustiques, par les bains, les demi-bains, les bains des pieds, par les frictions, &c. Les anti-spasmodiques, surtout l'usage suivi du sel sédatif, sont très-utiles pour prévenir ces fâcheux accidens, dans les maladies dont on vient de parler, où le spasme est redoutable.

Autre cas où la saignée seule ne suffit pas.

Souvent l'inflammation & le spasme contribuent en même tems à former les engorgemens veineux, & dans ce cas, les seules saignées ne sont point encore un remede suffisant pour dissiper ces engorgemens; tels sont assez ordinairement ceux qui arrivent à la matrice après l'accouchement, ceux qui se forment dans les fausses péripneumonies ou fluxions de poitrine, ceux qui arrivent quelquefois vers la fin des fiévres continues, aux visceres de l'abdomen, &c. Ainsi les Médecins doivent se conduire avec beaucoup de discernement dans le traitement de pareils engorgemens, afin de ne pas borner les secours de l'art à des saignées fort multipliées, qui peuvent être alors inutiles & même pernicieuses.

XXI.

Dans les maladies des femmes grosses, & particulierement dans les fiévres aigues, on recommande les saignées abondantes, (*a*) & on est aujourd'hui dans l'usage de satisfaire amplement à ce précepte ; & c'est toujours dans la vue de désemplir les vaisseaux pour prévenir des hémorrhagies & des avortemens que la plénitude des vaisseaux & la force du mouvement du sang pourroient occasionner. Mais ces préventions en faveur de la déplétion ne peuvent se concilier avec les connoissances exactes du mécanisme du corps. C'est par ses effets sur les tuniques mêmes mes des arteres que la saignée peut prévenir ici les accidens que l'on re-

Usage de la saignée dans les maladies aigues des femmes grosses.

Fausses indications pour la saignée dans ces cas.

(*a*) Cum gravida mulier morbo tenetur qui maximè sectionem venæ postulat ; an graviditas à crebrâ sectione & larga profusione sanguinis avocabit ? Cùm enixæ sunt, ingentem evacuationem sanguinis habent & impunè sustinent : Imò mulieres crebriores & largiores venæ sectiones ferunt quàm viri, hic ne restrictiores esse oportet. *Epid. lib.* 1. *pag.* 23.

doute; & c'eſt en tirant de-là des indications juſtes, qu'on peut régler l'uſage de ce remede.

Effets de la ſaignée dans ces cas.

Dans la groſſeſſe, les vaiſſeaux de la matrice ſe prêtent à une extenſion où ils ſont dans une ſorte de gêne & d'irritation qui ſe communiquent à toutes les arteres, & qui apportent quelque contrainte dans l'action organique de ces vaiſſeaux; en ſorte que l'hématoſe ou la formation du ſang & des humeurs, comme on l'obſerve dans l'inſpection du ſang des femmes groſſes, eſt fort défectueuſe pendant la groſſeſſe, & peut-être eſt-ce de-là que dépend l'abondance des ſucs laiteux qui ſont néceſſaires dans ce tems-là pour la nourriture de l'enfant. Mais dans cet état extraordinaire des vaiſſeaux de la matrice, il eſt à craindre que dans une fiévre violente où leur action eſt fort excitée, où leurs membranes ont beſoin de beaucoup d'agilité, & où il eſt important que le ſang circule partout réguliérement, il eſt à craindre, dis-je, que l'irritation fébrile ne ſuſcite alors dans ces vaiſſeaux des contractions ſpaſmodiques capables de cauſer des hémorrhagies dangereuſes; or, dans ces cas, les ſaignées multipliées ſont fort convenables, pour diminuer la force de ces mêmes vaiſſeaux, pour donner de l'agilité à leurs membranes, & pour les rendre moins ſuſceptibles d'irritation. Ainſi par le ſecours de ces ſaignées, la circulation pourra s'exécuter plus sûrement & plus régulierement dans les vaiſſeaux de la matrice. Par-là on évite les hémorrhagies qui arrivent dans la groſſeſſe par l'irrégularité de la circulation & de l'action des vaiſſeaux de ce viſcere, dans les maladies violentes.

Uſage de la ſaignée à certains termes de la groſſeſſe.

On eſt fort dans l'uſage auſſi de preſcrire la ſaignée à certains termes de la groſſeſſe dans l'état de ſanté; cet uſage s'eſt établi principalement ſur ce que les regles étant alors ſupprimées, la pléthore doit devenir fort conſidérable : Par cette prétendue pléthore, on entend préciſément la plénitude même des vaiſſeaux. Mais ce n'eſt pas, comme on l'a prouvé, une telle raiſon qui peut fournir ici des indications pour la ſaignée, c'eſt uniquement la quantité de la partie rouge de la maſſe des humeurs qui peut nous obliger de recourir à cette évacuation : Or, la groſſeſſe, comme on l'a remarqué, s'oppoſe beaucoup à la formation du ſang. Ainſi la pléthore ſanguine eſt alors peu à redouter ; cependant il eſt certain que la ſaignée, même la ſaignée répétée pluſieurs fois pendant la groſſeſſe, eſt quelquefois très-avantageuſe dans les femmes d'un tempérament ſanguin, & dans celles dont la matrice eſt alors fort ſuſceptible d'irritation, & de contractions ſpaſmodiques, capables d'occaſionner des hémorrhagies & de cauſer l'avortement. Mais il n'y a que l'ignorance la plus groſſiere qui puiſſe avoir introduit la regle ridicule de ſaigner à certains termes de la groſſeſſe, toutes les femmes de quelque conſtitution & de quelque tempérament qu'elles ſoient. La groſſeſſe n'eſt pas une maladie, & la nature n'a pas confié à la lancette du Chirurgien la ſûreté de la propagation. Ce ne peut donc être que dans les cas extraordinaires ou dans les dérangemens des opérations de l'œconomie animale, que l'on doit

Abus de cet uſage.

venir ici au ſecours de la nature.

On doit enviſager trois choſes dans la groſſeſſe par rapport à la ſaignée. 1°. L'état des femmes groſſes. 2°. Les diſpoſitions & les accidens qui peuvent nuire à la groſſeſſe. 3°. Les effets de la ſaignée, même par rapport à l'enfant.

Trois choſes à enviſager ici pour la ſaignée.

La mere peut avoir des maladies ou des incommodités qui exigent pour elle-même la ſaignée; mais elle peut être d'ailleurs d'un tempérament où la ſaignée peut lui être déſavantageuſe.

La mere.

Il y a des diſpoſitions, ou des accidens contraires à la groſſeſſe, où la ſaignée peut être utile, telles ſont la pléthore ſanguine, les hémorrrhagies, les coliques convulſives, les affections hyſtériques, les oppreſſions ſpaſmodiques, &c. Il y en a d'autres où elle peut être nuiſible; telles ſont les cours de ventre, la leucophlegmatie par apauvriſſement de la partie rouge du ſang, l'abondance des fleurs blanches, le flux immodéré & habituel des hémorrhoïdes dans un tempérament phlegmatique, &c.

La groſſeſſe.

Dans la pléthore ſanguine des fem-

L'enfant.

mes grosses, les enfans peuvent se ressentir des effets de cette pléthore, & alors la saignée peut leur être favorable; mais elle doit leur être fort préjudiciable, surtout si elle est répétée plusieurs fois pendant la grossesse, quand les femmes sont d'un tempérament débile & phlegmatique; parce que la crudité & la cacochimie que cause ces saignées, ne fournissent aux enfans que de mauvais sucs qui peuvent, dans ce tems où leur conformation est si susceptible de dérangemens, changer leur constitution naturelle en des dispositions fort désavantageuses qu'ils conservent toute leur vie, qui les rendent infirmes, ou qui les exposent à des maladies qui les font périr dès leur enfance.

REMARQUE
*Sur une Lettre d'un Chirurgien, Aide-Major d'Armée, à M. ***. sur plusieurs Chapitres du Traité de la Gangrene, par* M. QUESNAY.

L'OBJET de cette Lettre est de prouver que je me suis trop déclaré dans mon Traité de la Gangrene contre l'usage des incisions dans les Playes d'Armes à feu. Cependant je les ai fort recommandées dans ce Traité même, pour dégorger les chairs contuses, pour débrider les étranglemens, pour faciliter les écoulemens de la suppuration, pour introduire les remedes dans les playes, pour aider la séparation des escarres, pour extraire les corps étrangers. Mais il s'en faut beaucoup que j'aye satisfait aux vûes de l'Auteur; car après s'être fort étendu sur l'utilité des incisions dans les playes d'armes à feu en général, il dit * que „ tant d'avantages & tant de succès ont cependant trouvé „ un adversaire. On ne peut pas cependant „ soupçonner que l'Auteur, (M. Q.) déguise „ sa pensée, il condamne les incisions, parce „ qu'il les croit condamnables; peut-être que „ la méthode des Chirurgiens étrangers l'a „ séduit; je le crois d'autant plus volontiers, „ qu'il dit formellement que, *les Chirurgiens „ de quelques Nations traitent au moins avec autant de succès les playes d'armes à feu sans incisions* (que les Chirurgiens qui ne les font „ que par routine & sans regle.)

* page 58.

L'Auteur n'a pas lû ce qui suit immédiatement, & même il seroit mal séant de présumer qu'il l'a lû; car je dis, * *mais toujours est-ce tomber dans une autre extrémité, que de méconnoître les cas où elles sont inévitables, & de laisser périr les blessés, faute de recourir à des moyens nécessaires & indispensables.* Or, on ne doit pas imputer à l'Auteur d'avoir retranché à dessein cette suite du même endroit qu'il vient de citer; je serois très-fâché d'en faire naître l'idée, j'aime mieux croire qu'il m'a critiqué sans m'avoir lu exactement, que de donner la moindre atteinte à sa candeur; sa modération & les éloges qu'il me prodigue, & encore plus son mérite, m'obligent à avoir pour lui tous les égards qui lui sont dûs.

* *Voyez* mon Traité de la Gangrene, p. 43.

Un seul endroit de mon livre l'a induit à croire que je rejettois les incisions de la cure des playes d'armes à feu en général; c'est le Chapitre où je traite de la cure des playes accompagnées de stupeur dans la partie blessée, où je marque combien les incisions me sont suspectes dans ce genre de playe, & où je les recommande cependant lorsque la nature de la playe l'exige. L'Auteur me rend cette justice, en rapportant mon texte même que je vais remettre sous les yeux du Lecteur; * *mais si la playe contuse est profonde & étroite, & si les chairs qui ont été écrasées dans tout le trajet de cette playe, se trouvent comme enfermées dans cette playe profonde, ce qui est ordinaire dans les playes d'armes à feu qui pénetrent profondément dans une partie qui a beaucoup de volume, on ne doit pas en pareil cas compter sur la suppuration simplement pour détacher & pour entrainer ces chairs mortes; car non-seulement on ne peut pas porter dans le fond de la playe les remedes*

* *Voyez* le même, page 28, &c.

des propres pour procurer & hâter cette suppuration ; mais ces chairs, & les humeurs qui les engorgent ne trouvent pas non plus une issue assez libre pour sortir à mesure qu'elles se détachent. Ces deux inconvéniens exigent qu'on dilate la playe assez, s'il est possible, pour pouvoir y porter les remedes, & donner une issue suffisante aux sucs arrêtés & aux chairs contuses qui doivent se séparer.

Je dis immédiatement après dans le même esprit, & ayant égard au ménagement, que le genre de playe dont il s'agit dans ce Chapitre, exige par rapport aux incisions : *Quand ces playes contuses & étroites ne traversent que des parties charnues où l'on puisse placer un séton, on pourra éviter les grandes dilatations, du moins tant qu'il ne surviendra point d'accidens qui les exigent ;* c'est-à-dire, des étranglemens ou quelques obstacles à l'écoulement des matieres de la suppuration. Or, l'Auteur a conclu de-là que je n'admettois plus alors d'incisions ni grandes ni petites dans la cure de ces playes; cependant quand je dis, *qu'on pourra* (dans ce cas, *éviter les grandes incisions*, je crûs que mes lecteurs entendroient simplement qu'on *pourra étendre moins les incisions* ; c'est néanmoins cette expression seule, *grandes incisions*, placée dans un cas particulier, qui m'a attiré de la part de l'Auteur le reproche d'avoir banni presque entierement les incisions de la cure des playes d'armes à feu en général. Mais c'est ma faute ; pourquoi ne me suis-je pas exprimé d'une maniere encore plus intelligible ?

L'Auteur porte plus loin ses réflexions, il prétend que la stupeur ou la commotion ne devroit pas m'inspirer tant de circonspection par rapport aux incisions ; selon lui, elles ne ſont ni déſavantageuſes ni utiles, parce que, *Page 18. dit-il, * la ſtupéfaction dont il eſt queſtion eſt néceſſairement mortelle, & pour le prouver, il cite une obſervation que je rapporte d'une commotion qui a fait périr le bleſſé; mais il n'a pas fait attention à un autre exemple que j'ai donné d'une grande commotion, dont le malade eſt échappé, & dont la ſtupeur fut cependant ſi conſidérable, que la partie frappée reſta pendant dix jours froide, & ſans mouvement ni ſentiment. Il eſt même naturel de croire que, puiſqu'il y a de telles commotions, il doit y en avoir de moins conſidérables, & de tous dégrés, c'eſt ce qu'on pourroît prouver s'il étoit néceſſaire par beaucoup d'obſervations; mais je m'apperçois que ma réponſe devient trop longue; elle eſt même inutile à ceux qui ont lû, ou qui liront mon Traité, qu'au reſte l'Auteur a attaqué avec beaucoup d'érudition, d'élégance & de politeſſe.

FIN.

TABLE DES MATIERES.

A.

D.

Avantages

Elle est moins considérable que le rallentissement du mouvement du sang dans les autres veines de la partie, serrées par la ligature. *ibid.*

Elle est d'autant moins grande & moins étendue dans la partie & dans tout le trajet des arteres qui y portent le sang, que le rallentissement causé par la ligature est considérable. 181

Il n'y a point, rigoureusement parlant, de *dérivation* dans les arteres, pourquoi? 182, 183

Elle s'étend moins loin dans l'Artériotomie que dans la Phlébotomie. 334

Elle est bornée aux capillaires artériels qui communiquent immédiatement avec les ramifications de la veine piquée. 319

La grandeur de la *dérivation* est la même, soit qu'il y ait peu ou beaucoup de sang dans les vaisseaux, pourquoi? 189, 190

La quantité de sang que la saignée retranche de la masse, est la mesure de la *dérivation.* 213

La *dérivation* n'excede jamais la quantité du liquide retranché par la saignée. 199

Elle répare dans les vaisseaux où elle se fait, la diminution du liquide, mais elle ne peut y causer une plus grande plénitude. *ibid.* & 200

Les effets de la *dérivation* se réduisent presque toujours à ceux de la simple évacuation. 276

L'évacuation se partage également dans les canaux où il y a *dérivation*, & dans ceux où il y a révulsion. 164

La quantité de sang qui passe de plus dans les vaisseaux où il y a *dérivation*, que dans ceux où il y a révulsion, est égale à l'évacuation de la saignée, dans le cas où elle se fait sans ligature. 158, 159

La plénitude des vaisseaux doit être égale dans ceux où il y a *dérivation*, & dans ceux où il y a révulsion. 163, 210

Les effets de la *dérivation* se réduisent à une plus grande vîtesse du mouvement du sang dans les vaisseaux où elle se fait, que dans ceux où il y a révulsion. 165, 219

Les vaisseaux où il y a *dérivation* contiennent toujours moins de liquide pendant la saignée qu'auparavant, & ils se désemplissent de plus en plus, à mesure que la saignée approche de sa fin. 215

La *dérivation* suppose toujours une moindre résistance dans les vaisseaux où elle se fait. 190

Elle attire le sang vers la saignée, & elle accélere son mouvement. 363

E.

F.

Cette

H.

Vices des Humeurs.

Effets de la Saignée sur les Humeurs.

Divers genres d'Humeurs.

I.

M.

N.

O.

P.

R.

S.

Changement que les saignées causent dans l'ordre de la circulation, dans le tems qu'elles s'executent : & selon les parties où elles se font.

Erreurs

Effets particuliers de la Saignée. Quels ils sont.

Saignées abondantes.

Qualités de la partie rouge du Sang.

Masse du Sang.

Circulation de la masse du Sang.

Hémorrhagies & Epanchemens de la masse du Sang.

T.

Leur

V.

Y.

Fin de la Table des Matieres.

FAUTES PRINCIPALES
à corriger.

PAGE 11, *au Titre*, qualité; *lisez*, quantité.

Page 94, *ligne* 9, rendent, *lis.* rende.

Page 104, *ligne* 13, parfaite, *lis.* imparfaite; *même page*, *à la note*, cacochymiam, *lis.* cacochimiæ.

Page 145, *ligne* 29, cours sang, *lis.* cours du sang.

Page 160, *ligne* 3, *effacez la virgule entre* les deux, courans.

Page 228, *au Titre*, *ligne* 1, circulation, *lis.* dérivation.

Page 315, *ligne* 15, pudendis, *lis.* pudendi.

Page 347, *ligne* 5, car les,, *lis.* car dans les.

Page 351, *ligne* 8, se charge, *lis.* se chargent; *même page*, *ligne* 9, l'enveloppe, *lis.* l'enveloppent; *même pag. ligne* 10, l'entraîne avec elle, *lis.* l'entraînent avec elles.

Page 380, *ligne* 16, ou, *lis.* du.

Page 395, *ligne* 5, crapus, *lis.* crassus.

Page 397, *ligne* 19, réduire, *lis* réduite; *même page à la note*, *ligne* 2, albidinem, *lis.* albedinem.

Page 413, *ligne* 7, son chyle, *lis.* un chyle.

Page 421, *ligne* 26, conrre, *lis.* contre.

Page 467, *ligne* 10, subbstances, *lis.* substances; *ligne* 19, hnmeurs, *lis.* humeurs.

Page 469, *ligne* 23, petivre, *lis.* petite.

Page 472, *ligne derniere*, huis, *lis.* huit.

Page 517, *à la note*, *ligne* 1, spafme, *lis.* spasme.

Page 528, *ligne* 13, cops, *lis.* corps.

Page 538, *ligne* 14, *supprimez* par.

Page 540, *ligne* 22, *supprimez* par.

Page 541, *ligne* 19, enleveroit, *lis.* enlevoit; *ligne* 26, ardente la, *lis.* ardente où la.

Page 560, *ligne* 27, de détermination, *lis.* de terminaison.

Page 561, *ligne* 5, espece de *tumescence*, *lis.* espece de *détumescence.*

Page 562, *ligne* 15, *mettez* dans *avant* les inflammations; *ligne* 21, cuie, *lis.* cure; *ligne* 24, celle, *lis.* celles.

Page 569, *ligne* 13, continu-, *lis.* continue.

Page 572, *ligne* 13, *ajoutez* pas *après* cedent.

Page 577, *ligne* 19, *ajoutez* se *après* fronçante.

Page 586, *ligne* 13 *de la notte*, detractractione, *lis.* detractione.

Page 588, *ligne* 23, sa, *lis.* la.

www.ingramcontent.com/pod-product-compliance
Lightning Source LLC
Chambersburg PA
CBHW031533210326
41599CB00015B/1884

9782012159822